PRERNA AGALE
S SAVITA

ENGENHARIA DE TECIDOS

PRERNA AGALE
S SAVITA

ENGENHARIA DE TECIDOS

ScienciaScripts

Imprint

Any brand names and product names mentioned in this book are subject to trademark, brand or patent protection and are trademarks or registered trademarks of their respective holders. The use of brand names, product names, common names, trade names, product descriptions etc. even without a particular marking in this work is in no way to be construed to mean that such names may be regarded as unrestricted in respect of trademark and brand protection legislation and could thus be used by anyone.

Cover image: www.ingimage.com

This book is a translation from the original published under ISBN 978-620-8-06544-7.

Publisher:
Sciencia Scripts
is a trademark of
Dodo Books Indian Ocean Ltd. and OmniScriptum S.R.L publishing group

120 High Road, East Finchley, London, N2 9ED, United Kingdom
Str. Armeneasca 28/1, office 1, Chisinau MD-2012, Republic of Moldova, Europe
Printed at: see last page
ISBN: 978-620-8-20720-5

Conteúdo

RECONHECIMENTO

Antes de mais, permitam-me que agradeça a Deus todo-poderoso por me ter dado e infundido uma força indefinida para levar a cabo este trabalho e por estar comigo em todos os meus esforços.

*Gostaria de dedicar este trabalho aos meus **PAIS** pelo seu amor e fé sem fim. Agradeço sinceramente aos meus queridos pais, os pilares da minha vida, pelo seu amor e fé inabaláveis, pelo apoio constante e interminável, pelo encorajamento intemporal e pelas orações constantes durante o estudo. Estou muito grata por ser filha deles.*

*Estou muito grata à minha estimada professora e orientadora, **Dra. S. Savita**, Professora, Departamento de Periodontologia, Rajarajeswari Dental College and Hospital, Bangalore, pela sua dedicação, presença sempre inspiradora, observação crítica, orientação inestimável e pelo estímulo intelectual dado, sem o qual a compilação deste livro não teria sido possível.*

É com grande prazer que agradeço ao Dr. Vinaya Kumar, Chefe do Departamento, e ao Dr. Krishna Kripal, Professor, à Dra. Nalini, ao Dr. Rithesh.K, ao Dr. Senthil Readers, à Dra. Alina, à Dra. Sharika, à Dra. Sravani e à Dra. Nimmi, Professora Sénior do Departamento de Periodontologia da Faculdade de Medicina Dentária Rajarajeswari e do Hospital, Bangalore, pela sua valiosa orientação.

Expresso a minha gratidão ao nosso querido reitor, Dr. Edwin Devadoss, do Rajarajeswari Dental College and Hospital, pelo seu incentivo e apoio.

Agradeço a todos os meus superiores, Dr. Gaganashree, Dr. Amitha, Dr. Madhurya, Dr. Navyashree, Dr. Blaina, pelas suas valiosas sugestões e assistência clínica. Agradeço sinceramente aos meus colegas de turma e aos meus alunos mais novos pela sua cooperação e apoio altruísta durante a preparação desta dissertação.

Dr. PRERNA AGALE

CAPÍTULO-1

INTRODUÇÃO

A engenharia de tecidos é uma disciplina da engenharia biomédica que utiliza uma combinação de células, engenharia, métodos de materiais e factores bioquímicos e físico-químicos adequados para restaurar, manter, melhorar ou substituir diferentes tipos de tecidos biológicos. A engenharia de tecidos envolve frequentemente a utilização de células colocadas em suportes de tecidos para a formação de novos tecidos viáveis para fins médicos, mas não se limita a aplicações que envolvam células e suportes de tecidos. Embora tenha sido anteriormente classificada como um subcampo dos biomateriais, tendo crescido em termos de âmbito e importância, pode ser considerada como um domínio próprio.[1]

Embora a maioria das definições de engenharia de tecidos abranja uma vasta gama de aplicações, na prática, o termo está estreitamente associado a aplicações que reparam ou substituem partes ou tecidos inteiros (ou seja, órgãos, ossos, cartilagens, vasos sanguíneos, bexiga, pele, músculo, etc.). Frequentemente, os tecidos envolvidos requerem certas propriedades mecânicas e estruturais para um funcionamento correto. O termo também tem sido aplicado aos esforços para realizar funções bioquímicas específicas utilizando células num sistema de suporte criado artificialmente (por exemplo, um pâncreas artificial ou um fígado bio artificial). O termo medicina regenerativa é frequentemente utilizado como sinónimo de engenharia de tecidos, embora as pessoas envolvidas na medicina regenerativa coloquem mais ênfase na utilização de células estaminais ou células progenitoras para produzir tecidos.

Uma definição comummente aplicada de engenharia de tecidos, tal como afirmado por Langer e Vacanti, é "um campo interdisciplinar que aplica os princípios da engenharia e das ciências da vida para o desenvolvimento de substitutos biológicos que restauram, mantêm ou melhoram a função [do tecido biológico] ou de um órgão inteiro".[2] Para além disso, Langer e Vacanti também afirmam que existem três tipos principais de engenharia de tecidos: células, substâncias indutoras de tecidos e uma abordagem células + matriz (frequentemente designada por scaffold). A engenharia de tecidos também foi definida como "a compreensão dos princípios do crescimento dos tecidos e a sua aplicação para produzir tecidos de substituição funcionais para utilização clínica". Uma outra descrição prossegue dizendo que uma "suposição subjacente à engenharia de tecidos é que o emprego da biologia natural do sistema permitirá um maior sucesso no desenvolvimento de estratégias terapêuticas destinadas à substituição, reparação, manutenção ou melhoria da função dos tecidos".[3]

Os desenvolvimentos no domínio multidisciplinar da engenharia de tecidos deram origem a um novo conjunto de peças de substituição de tecidos e de estratégias de implementação. Os avanços científicos em biomateriais, células estaminais, factores de crescimento e diferenciação e ambientes biomiméticos criaram oportunidades únicas para fabricar ou melhorar tecidos existentes em laboratório a partir de combinações de matrizes extracelulares ("scaffolds"), células e moléculas biologicamente activas. Um dos principais desafios que a engenharia de tecidos enfrenta atualmente é a necessidade de uma funcionalidade mais complexa, estabilidade biomecânica e vascularização em tecidos cultivados em laboratório destinados a transplante.[4]

O objetivo da engenharia de tecidos é fornecer substitutos biológicos que possam manter, restaurar ou melhorar a função de tecidos danificados. O sucesso da engenharia de tecidos em enxertos de pele aumentou o interesse na aplicação de conceitos semelhantes a outros tecidos e órgãos. No entanto, a estrutura relativamente simples, as exigências vasculares limitadas da pele e a facilidade de crescimento de queratinócitos in vitro não são comuns à maioria dos tecidos. O sonho de regenerar tecidos in vitro enfrentou grandes obstáculos associados à engenharia de tecidos multicelulares complexos, tridimensionais (3D) e vascularizados.[5]

CAPÍTULO 2

HISTÓRIA

Os seres humanos sempre ansiaram por uma existência melhor para si próprios, para aqueles que amam e para a raça humana. Sempre procurámos formas de melhorar a condição humana. As lesões, as doenças e as malformações congénitas sempre fizeram parte da experiência humana. Se ao menos os corpos danificados pudessem ser restaurados, a vida poderia continuar para os entes queridos, como se a tragédia não tivesse intervindo. Na história registada, este desejo manifestou-se primeiro através do mito e da magia, como na lenda grega de Prometeu e da regeneração eterna do fígado. Depois, a lenda deu lugar ao milagre, com a criação de Eva no Génesis, ou o transplante milagroso de um membro pelos santos Cosmos e Damien. Com a introdução do método científico, surgiu uma nova compreensão do mundo natural. A desvendagem metódica dos segredos da biologia foi associada à compreensão científica das doenças e dos traumatismos. Materiais artificiais ou protéticos para substituir membros, dentes e outros tecidos resultaram na restauração parcial da função perdida.[6]

No século XVI, Tagliacozzi de Bolonha, Itália, relatou na sua obra "Decusorum Chirurgia per Insitionem" a descrição de uma substituição do nariz que construiu a partir de um retalho do antebraço. No século XIX, através da compreensão científica da teoria germinal das doenças e da introdução da técnica estéril, a cirurgia moderna teve seu surgimento. O advento da anestesia, em meados do século XIX, permitiu a rápida evolução de muitas técnicas cirúrgicas. Com os pacientes anestesiados, os cirurgiões inovadores e corajosos podiam salvar vidas examinando e tratando áreas internas do corpo: o tórax, o abdómen, o cérebro e o coração. Inicialmente, as técnicas cirúrgicas eram principalmente extirpativas, por exemplo, a remoção de tumores, o bypass do intestino em caso de obstrução intestinal e a reparação de lesões que ameaçavam a vida. No entanto, a manutenção da vida sem ter em conta os efeitos incapacitantes da perda de tecido ou o impacto psicossocial da desfiguração não era um objetivo final aceitável. As técnicas que resultavam no restabelecimento da função através da substituição estrutural tornaram-se essenciais para o avanço da terapia humana.[7]

Atualmente, surgiram campos inteiros da cirurgia reconstrutiva para melhorar a qualidade de vida, substituindo as funções em falta através da reconstrução das estruturas do corpo. Na nossa era atual, as técnicas modernas de transplante de tecidos e órgãos de um indivíduo para outro foram revolucionárias e salvaram vidas. Os acontecimentos moleculares e celulares da resposta imunitária foram suficientemente elucidados para suprimir a resposta no contexto clínico da transplantação e para produzir uma sobrevivência e uma função prolongadas do enxerto nos doentes. De certa forma, a transplantação pode ser vista como a forma mais extrema de cirurgia reconstrutiva: a transferência de tecido de um indivíduo para outro. Como em qualquer projeto bem sucedido, surgiram novos problemas. As técnicas que utilizam materiais de corpo estranho implantáveis provocaram deslocamento, infeção na interface corpo estranho/tecido, fratura e migração ao longo do tempo.[8]

As técnicas que movem o tecido de uma posição para outra produziram alterações biológicas devido à interação anormal do tecido na sua nova localização. Por exemplo, desviar a urina para o cólon pode produzir cancros do cólon fatais 20-30 anos mais tarde. Fazer tubos esofágicos a partir da pele pode resultar em tumores de pele 30 anos mais tarde. A utilização de intestino para substituição do trato urinário pode resultar em cicatrizes e obstruções graves ao longo do tempo. O transplante de um indivíduo para outro, embora muito bem sucedido, tem graves limitações. O principal problema é o acesso a tecidos e órgãos suficientes para todos os doentes que deles necessitam. No momento em que este artigo foi escrito, em 2012, 115.940 pessoas estavam em listas de espera para transplante nos Estados Unidos, e muitas morrerão enquanto aguardam por órgãos disponíveis. Além disso, os problemas com o sistema imunitário produzem rejeição crónica e destruição ao longo do tempo. A criação de um desequilíbrio da vigilância imunitária devido à imunossupressão pode causar a formação de novos tumores.[9]

Os condicionalismos geraram a necessidade de novas soluções para fornecer os tecidos necessários. Foi neste contexto que surgiu o domínio da engenharia de tecidos. Essencialmente, um tecido vivo novo e funcional é fabricado utilizando células vivas, que estão normalmente associadas, de uma forma ou de outra, a uma matriz ou a um suporte para orientar o desenvolvimento do tecido. Nos últimos anos, foram identificadas novas fontes de células, incluindo muitos tipos de células estaminais, o que despertou um novo interesse neste domínio. De facto, a emergência da biologia das células estaminais deu origem a um novo termo: medicina regenerativa.

Os progressos neste domínio têm sido tão rápidos que o Prémio Nobel da Fisiologia ou Medicina de 2012 foi atribuído aos Drs. Gurdon e Yamanaka pelos seus conhecimentos sobre a reprogramação de células e a produção de células estaminais pluripotentes induzidas (células iPS). A última edição deste livro não fazia referência a esta tecnologia, tal tem sido o progresso. Os andaimes podem ser naturais, fabricados pelo homem ou um composto de ambos. Um grande avanço nos andaimes ocorreu com a descrição da descelularização suave de órgãos vitais com preservação da arquitetura do fornecimento vascular por Harald Ott e colegas. Através da perfusão através do esqueleto dos vasos sanguíneos num bioreactor, as células podem ser reintroduzidas e, assim, reanimar o órgão antes do transplante. Mais uma vez, esta tecnologia não foi descrita na nossa última edição. As células vivas podem migrar para o implante após a implantação, ou podem ser associadas à matriz em cultura celular antes da implantação. Estas células podem ser isoladas como células totalmente diferenciadas do tecido que se pretende recriar, ou podem ser manipuladas para produzir a função desejada quando isoladas de outros tecidos ou de fontes de células estaminais.[10]

Em termos conceptuais, a aplicação desta nova disciplina aos cuidados de saúde humana pode ser considerada como um aperfeiçoamento de princípios de medicina previamente definidos. Historicamente, o médico tem tratado certos processos de doença apoiando a nutrição, minimizando os factores hostis e optimizando o ambiente para que o corpo se possa curar a si próprio. No campo da engenharia de tecidos, a mesma coisa é realizada a nível celular. O tecido nocivo é eliminado; as células necessárias para a reparação são então introduzidas numa configuração que optimiza a sobrevivência das células num ambiente que permitirá ao corpo curar-se a si próprio. A engenharia de tecidos oferece uma vantagem sobre o transplante de células, na medida em que é concebido e desenvolvido um tecido funcional tridimensional organizado.[11]

CAPÍTULO-3

CRESCIMENTO E DIFERENCIAÇÃO CELULAR

As células são os blocos de construção básicos dos organismos vivos, no sentido em que podem sobreviver isoladamente. Alguns organismos, como as bactérias, os protozoários ou muitas algas, consistem, de facto, em células isoladas de vida livre. Mas a maioria das células são constituintes de organismos multicelulares e, embora possam sobreviver isoladamente, necessitam de condições cuidadosamente controladas para o fazer. Uma célula animal típica, suspensa num líquido, é uma esfera com cerca de 20 microns de diâmetro. A maioria das células não se desenvolve bem em suspensão, pelo que são normalmente cultivadas ligadas a um substrato, onde se achatam e podem ser bastante grandes em dimensões horizontais, mas apenas alguns micrómetros em dimensão vertical. Todas as células eucarióticas contêm um núcleo no qual está localizado o material genético que, em última análise, controla tudo o que compõe a célula e todas as actividades que realiza. Este é rodeado por citoplasma, que tem uma estrutura muito complexa e contém subestruturas chamadas organelos, que se dedicam a funções bioquímicas específicas. A superfície externa da célula é a membrana plasmática, de importância crucial, pois constitui a fronteira através da qual todos os materiais devem passar para entrar ou sair.[12]

A complexidade de uma única célula é impressionante, uma vez que contém milhares de tipos diferentes de moléculas de proteínas, dispostas em muitos agregados multimoleculares muito complexos que compreendem tanto fases hidrofóbicas como aquosas; e também muitos milhares de metabolitos de baixo peso molecular, incluindo açúcares, aminoácidos, nucleótidos, ácidos gordos, fosfolípidos e muitos outros. Embora algumas etapas individuais do metabolismo possam estar próximas do equilíbrio termodinâmico, a célula como um todo está muito longe do equilíbrio e é mantida nesta condição por uma troca contínua de substâncias com o ambiente. Os nutrientes são transformados quimicamente com libertação de energia que é utilizada para manter a estrutura da célula e para sintetizar as dezenas de milhares de macromoléculas diferentes das quais depende a sua existência contínua. Manter as células num estado saudável significa fornecer-lhes continuamente todas as substâncias de que necessitam, no ambiente global correto de substrato, temperatura e osmolaridade; e também remover continuamente todos os produtos residuais potencialmente tóxicos.[13]

Os tecidos multicelulares existem num de dois tipos de arranjos celulares: epitelial ou mesenquimal. As células epiteliais aderem firmemente umas às outras nas suas superfícies laterais e a uma ECM (matriz extracelular) organizada no seu domínio basal, produzindo assim uma folha de células assente numa lâmina basal com uma superfície apical. As células mesenquimais, por outro lado, são células individuais com uma morfologia bipolar que são mantidas juntas como um tecido dentro de uma ECM tridimensional. A conversão de células epiteliais em células mesenquimatosas, uma "transição epitelial-mesenquimal" (EMT), é fundamental para muitos aspectos da morfogénese embrionária, para a reparação de tecidos no adulto e para uma série de estados patológicos. O processo inverso, em que as células mesenquimatosas se fundem num epitélio, é uma "transição mesenquimal-epitelial" (MET). A compreensão das moléculas que regulam esta transição entre os estados epitelial e mesenquimal oferece conhecimentos importantes sobre a forma como as células e os tecidos se organizam. O embrião inicial está estruturado como um ou mais epitélios. Uma EMT permite que os rearranjos das células criem caraterísticas morfológicas adicionais.[14]

Exemplos bem estudados de EMTs durante o desenvolvimento embrionário incluem a gastrulação em Drosophila, a emigração de células mesenquimatosas primárias (PMCs) em embriões de ouriço-do-mar e a gastrulação em amniotas (répteis, aves e mamíferos) na linha primitiva. As EMTs também ocorrem mais tarde no desenvolvimento dos vertebrados, como a emigração das células da crista neural do tubo neural, a formação do esclerótomo a partir de somitos epiteliais e durante a fusão do palato. O processo inverso da EMT é igualmente crucial para o desenvolvimento, e os exemplos incluem a condensação de células mesenquimatosas para formar a notocorda e os somitos, a formação de túbulos renais a partir do mesênquima nefrogénico e a criação de válvulas cardíacas a partir do mesênquima cardíaco. No organismo adulto, as EMTs e as METs ocorrem durante a cicatrização de feridas e a remodelação de tecidos. A conversão de células epiteliais neoplásicas em células cancerígenas invasivas é há muito considerada um processo de EMT. No entanto, existem também exemplos de células tumorais que possuem junções de adesão célula-célula funcionais, mas que continuam a ser migratórias e invasivas enquanto grupo. Esta "migração colectiva" também ocorre durante o desenvolvimento. Por conseguinte, discute-se se um modelo de EMT descreve com precisão todos os cancros epiteliais metastáticos. Do mesmo modo, a fibrose do tecido epitelial cardíaco, renal, do cristalino e do fígado também tem sido classificada como um evento de EMT. No entanto, a investigação recente sobre o rim in vivo mostra que os miofibroblastos induzidos após uma lesão renal derivam de pericitos mesenquimatosos e não das células epiteliais proximais. Por conseguinte, a origem das células que contribuem para a formação de cicatrizes no tecido fibrótico (epiteliais ou não) poderá ter de ser cuidadosamente reexaminada. Ao longo dos últimos 30 anos, desde que o termo "EMT" foi cunhado, foram feitas importantes descobertas neste campo de investigação em rápida expansão. Os eventos EMT e MET ocorrem durante o desenvolvimento, a reparação de tecidos e a doença, e muitas moléculas que regulam os vários EMTs ou METs foram caracterizadas, em grande parte graças ao advento dos modelos de cultura de células. No entanto, a rede reguladora da EMT como um todo ainda está incompleta. A melhor compreensão das vias EMT e MET no futuro conduzirá a novos alvos terapêuticos para o tratamento de doenças e a estratégias mais eficazes para a engenharia de tecidos.[15]

Nos últimos 40 anos, os esforços de investigação conduziram a conhecimentos significativos sobre a composição das matrizes extracelulares e a estrutura e função dos principais componentes. Sabemos agora que a evolução dos vertebrados e dos mamíferos esteve associada a uma expansão de várias famílias de moléculas de matriz, fornecendo às células um repertório crescente de isoformas e homólogos para construir diferentes tecidos. É também evidente que o número crescente de diferentes famílias de genes que codificam moléculas matriciais durante a evolução de organismos mais complexos envolveu a baralhação e a recombinação de genes que codificam um número relativamente pequeno de módulos estruturais e funcionais. Por último, os dados sugerem que as células estão a construir matrizes adicionando camadas sobre camadas de componentes que podem interagir com várias afinidades (mas sobretudo com pouca afinidade) e de várias formas com os seus vizinhos. O resultado é uma matriz extracelular que pode ser facilmente ajustada para satisfazer as exigências do momento, mas que é relativamente resistente aos efeitos de mutações que podem causar disfunção de componentes específicos. À medida que aprendemos a utilizar estes conhecimentos para identificar as propriedades mais críticas da matriz de um ponto de vista celular, deverão seguir-se avanços rápidos e interessantes na engenharia de tecidos.[16]

A morfogénese é a cascata de desenvolvimento da formação de padrões, o estabelecimento do plano corporal e da arquitetura de simetria bilateral em espelho das estruturas músculo-esqueléticas, que culmina na forma adulta. A engenharia de tecidos é a disciplina emergente do fabrico de peças sobresselentes para o corpo humano, incluindo o esqueleto, para o restauro funcional e o envelhecimento de partes perdidas devido a cancro, doença ou trauma. Baseia-se em princípios racionais da biologia molecular do desenvolvimento e da morfogénese e é ainda regida pela bioengenharia. Os três ingredientes fundamentais para a morfogénese e a engenharia de tecidos são os sinais morfogenéticos indutivos, as células estaminais que respondem e os suportes da matriz extracelular. Os recentes avanços na biologia celular molecular da morfogénese contribuirão para os princípios de conceção e arquitetura da engenharia e regeneração de tecidos.[17]

O objetivo a longo prazo da engenharia de tecidos é produzir tecidos funcionais in vitro para implantação in vivo, a fim de reparar, melhorar e substituir tecidos danificados e preservar a função fisiológica. A engenharia de tecidos baseia-se nos princípios da biologia do desenvolvimento, da evolução e da auto-montagem de conjuntos supramoleculares e de tecidos hierarquicamente superiores e mesmo de embriões e organismos inteiros. A regeneração recapitula o desenvolvimento embrionário e a morfogénese. Entre os muitos tecidos do corpo humano, o osso tem poderes consideráveis de regeneração e, por conseguinte, é um modelo protótipo para a engenharia de tecidos. Por outro lado, a cartilagem articular, um tecido adjacente ao osso, é recalcitrante à reparação e regeneração. A implantação de matriz óssea desmineralizada em locais subcutâneos resulta numa indução óssea local. A cascata sequencial da morfogénese óssea imita a morfogénese esquelética sequencial nos membros e permite o isolamento dos morfogénios ósseos. Embora seja tradicional estudar os sinais morfogenéticos em embriões, as proteínas morfogenéticas ósseas (BMPs), os sinais indutores primordiais do osso, foram isoladas da matriz óssea desmineralizada de adultos. As BMPs iniciam, promovem e mantêm a condrogénese e a osteogénese e têm acções para além do osso. As proteínas morfogenéticas derivadas da cartilagem (CDMPs), recentemente identificadas, são fundamentais para a morfogénese da cartilagem e das articulações.[18]

CAPÍTULO-4

CÉLULAS ESTAMINAIS NA ENGENHARIA DE TECIDOS

POTENCIAIS FONTES DE CÉLULAS ESTAMINAIS PARA UTILIZAÇÃO NA ENGENHARIA DE TECIDOS

Uma célula estaminal é definida como uma célula que tem a capacidade de auto-renovação e o potencial de se diferenciar em qualquer tipo de célula do corpo. Em contrapartida, uma célula progenitora "tem a capacidade" de gerar células específicas do tecido ou órgão de onde foi retirada, mas não tem a capacidade de atravessar linhas germinativas. Ao longo de várias décadas, foram descritos muitos tipos de células estaminais adultas. No entanto, as células estaminais que seriam úteis na engenharia de tecidos têm de ser: 1) Facilmente obtidas em grandes quantidades, 2) Seguras para implantar, 3) Capazes de se diferenciar nas células necessárias. Por conseguinte, os tipos de células estaminais que podem ser úteis para a engenharia de tecidos são limitados. As células estaminais adultas potenciais para utilização na engenharia de tecidos, como as células estaminais mesenquimais, as células estaminais hematopoiéticas, as células estaminais adiposas e as células estaminais da pele, são de fácil acesso e relativamente fáceis de obter em grandes quantidades. São basicamente seguras porque são colhidas de tecidos adultos. As células estaminais pluripotentes, como as células ES e as células iPS, são capazes de fornecer um número suficiente de células porque têm um potencial de proliferação infinito, mas o seu potencial tumorigénico impede frequentemente a sua aplicação clínica.[19]

Como já foi referido, cada fonte de células para a engenharia de tecidos coloca desafios diferentes. O sangue, a pele e o tecido adiposo têm sido considerados boas fontes de células estaminais, porque são de fácil acesso e permitem uma colheita relativamente não invasiva. No entanto, as células estaminais colhidas de tecidos adultos suscitam sempre preocupações quanto ao número limitado de células obtidas. Nos últimos anos, esperava-se que as células ES e as células iPS fossem fontes celulares adequadas para a engenharia de tecidos devido à sua pluripotência e potencial proliferativo. Ainda não foi determinado qual a fonte de células mais adequada para cada aplicação de engenharia de tecidos. Para elucidar a verdadeira natureza das células estaminais, serão necessários mais dados para abrir a porta a potenciais aplicações.[20]

Há ainda uma série de desafios a enfrentar antes que a terapia baseada em células estaminais embrionárias (CTE) possa tornar-se clinicamente viável. Estes desafios incluem a orientação da diferenciação das CTE (ou seja, utilizando microambientes controlados ou engenharia genética), a garantia da sua segurança (ou seja, eliminando a tumorogenicidade), a integração funcional das células diferenciadas no organismo, a obtenção de compatibilidade imunitária a longo prazo e a melhoria do custo e da viabilidade das terapias baseadas em células. Cada um destes desafios está atualmente a ser abordado. Em particular, uma vez que as CTE podem dar origem a muitos tipos de células diferentes, a resolução destes desafios para os vários tipos de tecidos possíveis será uma tarefa importante. É necessária mais investigação para controlar e dirigir a diferenciação das CTE, em paralelo com o desenvolvimento de métodos para gerar tecidos de vários órgãos, para realizar os objectivos finais da engenharia de tecidos. É possível que estejamos a aproximar-nos do dia em que as CTE possam ser manipuladas em cultura para produzir células totalmente diferenciadas que possam ser utilizadas para reparar órgãos específicos. É evidente que a nossa capacidade para ultrapassar estas dificuldades não está confinada a uma única disciplina científica, mas envolve antes uma abordagem interdisciplinar. A resolução destes desafios poderá levar a uma melhoria da qualidade de vida de uma série de doentes que poderão beneficiar de abordagens de engenharia de tecidos.[21]

CAPÍTULO-5

PRINCÍPIOS DA ENGENHARIA DE TECIDOS

5.1 TERAPÊUTICA PROTEICA E CICATRIZAÇÃO ÓSSEA

5.2 PRINCÍPIOS BÁSICOS DOS SUPORTES EM TECIDOS

ENGENHARIA

5.3 AVANÇOS NA TERAPIA GENÉTICA PARA A DOENÇA PERIODONTAL

BIOENGENHARIA

5.4 APLICAÇÃO DA ENGENHARIA DE TECIDOS PRINCÍPIOS PARA A PRÁTICA CLÍNICA

5.1 TERAPÊUTICA PROTEICA E CONSOLIDAÇÃO ÓSSEA

Nas últimas duas décadas, investiu-se uma quantidade significativa de esforços e dinheiro para testar a potencial utilização de factores de crescimento e morfogénios na engenharia de tecidos e na medicina regenerativa. Embora várias outras proteínas se mostrem promissoras, apenas duas proteínas humanas recombinantes estão disponíveis para utilização generalizada, nomeadamente o fator de crescimento derivado das plaquetas BB (rhPDGF-BB) e a proteína morfogenética óssea 2 (rhBMP-2). rhBMP-7 também está disponível em circunstâncias especiais. rhPDGF-BB, rhBMP-2 e rhBMP-7 (também conhecida como proteína osteogénica 1 {OP-1]) são enfatizadas principalmente por duas razões:

1. Existe uma base de dados significativa, revista pelos pares, sobre a eficácia e a segurança destas moléculas para a regeneração óssea.

2. A Food and Drug Administration (FDA) dos EUA autorizou a utilização clínica do rhPDGF-BB para feridas cutâneas crónicas em doentes diabéticos (Regranex, Ethicon) e para defeitos ósseos relacionados com o período (GEM 2IS, BioMimetic Therapeutics) e a rhBMP-2 (InFuse, Medtronic Therapeutics e Bone Healing Sofamor Danek) para a fusão inter-corpos anterior da coluna vertebral, fracturas abertas da tíbia, elevações do seio maxilar e defeitos associados à extração de dentes.[22]

DOMÍNIOS ANATÓMICOS REGIONAIS

O conceito de domínios anatómicos regionais (RADs) integra propriedades anatómicas, embriológicas, biomecânicas e fisiológicas nas áreas anatómicas dos esqueletos craniofacial, axial e apendicular. As RADs têm pistas mecânicas regionais distintas, associadas a informações moleculares e celulares, que fornecem orientações para a cicatrização de feridas ósseas e, por conseguinte, para a conceção de terapias. O conceito de RAD evoca questões convincentes e clinicamente relevantes:

• A intervenção terapêutica com um fator de crescimento recombinante (por exemplo, rhBMP ou rhPDGF) terá um efeito regional único e específico (ou seja, efeito local) ou um efeito pan-esquelético geral?

• Se o fator de crescimento actua na tíbia (esqueleto apendicular), será que esse mesmo fator de crescimento actua na região mandibulo-dentária (esqueleto craniofacial) e vice-versa?

A experiência clínica e a literatura responderam a estas questões. Não parece haver um resultado de cicatrização diferente entre o local apendicular (por exemplo, tíbia) e o craniofacial (por exemplo, mandíbulo-dentário). No entanto, o processo de cicatrização biológica no osso endocondral apendicular envolve um elemento condrogénico. O processo de cicatrização biológica nos ossos intramembranosos dentários e maxilofaciais não envolve a condrogénese. No entanto, ocorrerá uma fase condrogénica se a fixação da fratura no osso intramembranoso for instável. O exemplo clássico que sublinha a semelhança entre as RADs em resposta à terapêutica é o enxerto ósseo autógeno. Os enxertos ósseos autógenos são eficazes a nível pansquelético.[23]

A cicatrização de uma lacuna óssea ou fratura ocorre por processos biológicos semelhantes, independentemente da FAD (esqueleto apendicular axial ou craniofacial) ou da origem embriológica (intramembranosa, como os ossos curvos do crânio, bem como a mandíbula e a maxila, ou endocondral, como os ossos longos tubulares [tíbia, rádio e fémur]). O que distingue a biologia óssea endocondral da intramembranosa é a ausência de condrogénese durante a embriogénese intramembranosa e a cicatrização. Os locais de FAD têm unidades mecano-anatómicas (MAUs) distintas como consequência da entrada mecânica regionalmente específica. Apesar de terem MAUs diferentes, as RADs têm caraterísticas comuns que incluem fenótipos celulares (por exemplo, osteoblastos, osteoclastos e osteócitos) e sinais moleculares (por exemplo, BMPs e PDGFs). Por conseguinte, é razoável esperar que os FADs respondam de forma semelhante e previsível ao mesmo fator de crescimento terapêutico (por exemplo, rhBMP-2, rhBMP-7 ou rhPDGF-BB). No entanto, não é irracional, à luz da complexidade fisiológica dos FADs, assumir e esperar que existam diferenças biológicas fundamentais durante o processo de regeneração óssea. Os conceitos de FAD e MAU foram inspirados na biologia do desenvolvimento do esqueleto1-6 e foram reconhecidos primeiramente por Urist e Reddi. Reddi, em 1975, sublinhou o campo anatómico do qual a matriz óssea era derivada e afirmou: "A potência transformadora [da matriz óssea] varia muito nas matrizes de diferentes ossos".[24]

Urist, em 1980, escreveu: "Cada osso e cada parte do esqueleto humano responde à lesão da sua forma individual e incorpora um enxerto ósseo à sua própria taxa de reparação. Os factores intrínsecos ao processo de reparação são a idade, o padrão anatómico de vascularização, a imobilização, a compressão por contacto e a condição patológica." A hipótese de que os locais de RAD respondem de forma diferente ao mesmo fator de crescimento não foi testada. Os processos biológicos fundamentais da cicatrização óssea nos locais de RAD são surpreendentemente constantes em diferentes regiões. Consequentemente, a divisão do sistema esquelético em RADs (locais) e MAUs (zonas de carga funcional) não limita as oportunidades para o mesmo resultado clínico benéfico da mesma terapia de factores de crescimento. No entanto, no futuro, os conceitos de FAD e MAU poderão aumentar a eficácia e a eficiência do projeto terapêutico.

Caraterísticas únicas de carregamento funcional

A conceção e o desenvolvimento de terapêuticas com rhPDGF e rhBMP devem integrar elementos básicos da dimensão da lesão óssea, da cinética de libertação do fator de crescimento a partir do sistema de entrega e dos determinantes fisiológicos do doente; estes factores irão distinguir os resultados clínicos em locais específicos. O tamanho da lesão é a distância entre as extremidades do osso após a lesão. Os determinantes fisiológicos incluem a idade, condições clínicas como a diabetes, a osteoporose, medicamentos esteróides e a utilização de produtos do tabaco. Os determinantes fisiológicos e o tamanho afectarão o processo biológico de cicatrização da ferida óssea. Os determinantes fisiológicos, a cinética de libertação de factores de crescimento e os sistemas de administração merecem uma atenção independente significativa que ultrapassa o âmbito deste capítulo. Neste capítulo, é destacado o processo biológico da cicatrização óssea nos esqueletos apendicular e craniofacial.[25] A localização periodontal (ou seja, o osso alveolar na mandíbula e na maxila) será o foco no esqueleto craniofacial.

CURA DE OSSOS

Várias revisões sobre a consolidação óssea explicaram a consolidação de fracturas no esqueleto apendicular. Estas revisões constituem a base para a discussão que se segue. Existem inúmeras semelhanças no processo de biologia da cicatrização de feridas ósseas entre diferentes locais. No entanto, podem existir diferenças subtis. Não se sabe se estas diferenças influenciarão o resultado terapêutico. Para além disso, é necessário considerar uma série de outras questões:

• Existem diferenças fundamentais de cicatrização entre fracturas e lacunas ósseas? Existem diferenças biológicas fundamentais na cicatrização óssea à medida que o tamanho de uma ferida óssea aumenta de uma fratura, que cicatriza espontaneamente após redução e fixação, para uma lacuna que se torna um defeito de tamanho crítico (DTC). O CSD não se regenerará espontaneamente com osso devido a deficiências biológicas qualitativas e quantitativas. Consequentemente, um CSD cura-se por fibrose.

• A tíbia cicatriza de forma diferente do osso alveolar periodontal? No entanto, a fase condrogénica da cicatrização do osso apendicular derivado do endocondral distingue-o da formação óssea direta que ocorrerá durante o processo de cicatrização do osso craniofacial derivado do intramembranoso.

• Uma ferida óssea na tíbia responderá a um fator de crescimento de forma diferente de uma ferida no osso alveolar periodontal? Não existem provas de investigação clínica nem mecanicista de que os factores de crescimento promovam um resultado único em diferentes locais ou que um fator de crescimento seja eficaz apenas num local e não noutro.[26]

A biologia do fator de crescimento influencia os resultados da cicatrização óssea. A resposta no local recetor (ou seja, leito de fusão da coluna ou osso alveolar) ao fator de crescimento é modificada por determinantes fisiológicos do doente e pelo tipo (por exemplo, tamanho) da lesão óssea. Além disso, a cinética de libertação do sistema de administração determina a dose e o momento da administração do fator de crescimento em qualquer local específico. A dose e o tempo de administração devem ser calibrados de acordo com o processo de cicatrização da ferida no local específico. Com estes fundamentos enunciados, as secções seguintes analisam o processo de cicatrização óssea. Uma discussão geral sobre a cicatrização de feridas ósseas em locais ortopédicos e periodontais fornece a orientação básica para aplicações clínicas de rhPDGF-BB, rhBMP-2 e rhBMP-7 em ortopedia, cirurgia maxilofacial e periodontia. Além disso, é demonstrado que, à luz do processo quase universal de cicatrização óssea, o rhPDGF e as rhBMPs devem apoiar a regeneração óssea em locais ortopédicos, maxilofaciais e periodontais.[27]

Cicatrização de fracturas ortopédicas

❖ Reparação

Uma sequência previsível de eventos biológicos segue-se à fratura óssea e às lesões por fenda (Fig. 5.1-1). Os modelos de fratura identificaram células e factores solúveis e as suas relações temporais e espaciais. A lesão óssea (por exemplo, fratura) incita uma resposta inflamatória; segue-se a ativação do complemento e os danos nos vasos sanguíneos (ou seja, laceração) no local da lesão provocam extravasamento.[28]

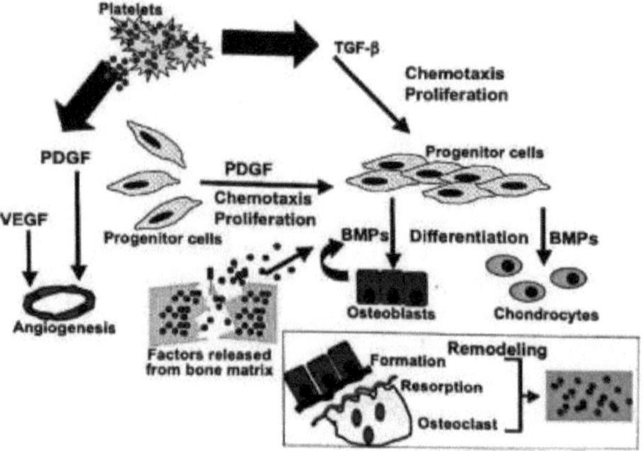

Fig 5.1-1 Muitas moléculas e células sinalizadoras estão envolvidas na cicatrização óssea. A ênfase no PDGF e nas BMP é sublinhada durante o processo de cicatrização da ferida óssea, desde o início até à remodelação. As plaquetas libertam grânulos alfa contendo PDGF para angiogénese, quimiotaxia e mitogénese. As BMPs tornam-se localmente disponíveis na ferida óssea à medida que são libertadas da matriz óssea danificada e promovem a diferenciação dos osteoblastos. As BMPs e o PDGF contribuem para um poderoso controlo coregulador do processo de remodelação para restaurar a forma e a função. (VEGF) Fator de crescimento endotelial vascular; (TGF-p) Fator de crescimento transformador p.

A degradação proteolítica da matriz extracelular produz restos quimiotácticos, atraindo monócitos e macrófagos para o leito da ferida. Os macrófagos activados libertam o fator de crescimento básico dos fibroblastos (bFGF) e o fator de crescimento endotelial vascular (VEGF), estimulando as células endoteliais a expressarem o ativador do plasminogénio e a procolagenase. Os factores de crescimento libertados pelos grânulos alfa das plaquetas degranuladas incluem os três isómeros do PDGF, o fator de crescimento transformador в1 (TGF- в1), o TGF- в2 e o VEGF, que iniciam o módulo de cicatrização da ferida. A coleção de sangue extravasada e localizada coagula, forma um hematoma, estabelece um tampão hemostático e evita a depleção do volume sanguíneo. A orquestrar a cascata de coagulação estão as plaquetas, que têm a dupla função de controlo da hemostase e de sinalização de mediadores, especificamente a sinalização de PDGF, TGF- в e FGF. O ambiente inicial da ferida óssea é caracterizado por uma diminuição da tensão de oxigénio e do pH (para aproximadamente pH 4 a 5), condições necessárias para as actividades operacionais dos leucócitos neutrófilos polimorfonucleares e dos macrófagos.[29]
Os leucócitos neutrófilos polimorfonucleares removem as infestações microbianas e os microdetritos, ao passo que os macrófagos purgam o local da lesão de detritos maiores e insidiosos e podem transformar-se em policariões (células gigantes multinucleadas) para gerir uma barragem contínua de invasores e fragmentos ósseos necróticos. Os macrófagos fornecem uma capacidade de síntese formidável ao local da ferida, fabricando e segregando factores de crescimento para fortalecer a atividade celular, recrutar células e provocar mitogénese e quimiotaxia ao longo da cascata de reparação da lesão até à sua redução. Nos dias 3 a 5 após a fratura óssea e a lesão, desenvolve-se um sistema de reparação organizado, constituído por novos vasos sanguíneos, isótipos de colagénio e

células (por exemplo, fibroblastos e macrófagos). É provável que a ligação selectiva dos factores de crescimento aos colagénios possa localizar, proteger e posicionar temporariamente os factores de crescimento para otimizar a interação celular. Por conseguinte, o componente colagénico da ferida em reparação é um substrato instrucional fundamental para a apresentação de factores moduladores, tais como o TGF- B, o FGF, o PDGF e as BMPs às células receptivas.[30]

Além disso, o substrato colagénico funciona como uma matriz provisória em estado sólido para a fixação celular diferencial. Por exemplo, as células indiferenciadas que atravessam os novos vasos sanguíneos e as células osteoprogenitoras localizadas no periósteo e no endósteo, atraídas para o local da fratura por sinais quimiotácticos (por exemplo, TGF- B s e PDGF), ancoram-se no colagénio do tecido de granulação e diferenciam-se em condrócitos e osteoblastos sob a influência de moléculas diferenciadoras, como o TGF- B s e as BMPs). As actividades combinadas de ancoragem celular, transdução e interação célula-fator promovem a diferenciação celular para fenótipos específicos, conduzindo à reparação óssea. A diferenciação gradual das células, a acumulação de produtos de expressão celular e a maturação da matriz extracelular ao longo de várias semanas resultam na formação de calos.

Os componentes do calo são elementos vasculares, produtos do estroma, cartilagem e células. A cartilagem é substituída por osso tecido: celular; espículas de osso imaturo orientadas aleatoriamente. O osso trançado amadurece em osso lamelar, que é menos celular do que o osso trançado, consistindo em lâminas ósseas orientadas para suportar fragmentos de fratura. O papel funcional de um calo é estabilizar os fragmentos ósseos. Equipas de células e um consórcio de factores de sinalização molecular (hormona paratiroideia, TGF- B, FGFs, VEGF, BMPs, PDGF, citocinas e metaloproteases) constituem o repertório de ingredientes para assegurar que a consolidação da fratura no adulto se completa cerca de 6 a 8 semanas após a lesão. No entanto, se não existirem quantidades suficientes de células residentes no local da lesão, estas têm de ser recrutadas, aumentadas em número e influenciadas pela combinação adequada de factores de crescimento.[31]

No local da lesão, os fragmentos do fator de ligação ubíquo fibronectina e os produtos de degradação da matriz extracelular parecem ser o chamariz para os formonócitos que se converterão em osteoclastos. Além disso, os macrófagos no local da ferida expressam FGF e VEGF e, em combinação com PDGF, instigam a neoangiogénese para a renovação vascular. A formação de novos vasos sanguíneos e o fluxo sanguíneo proporcionam o trânsito de células para reporem as células perdidas devido à lesão, por exemplo, osteoblastos, cujas origens podem ser atribuídas às células estromais da medula óssea; pericitos vasculares; e células precursoras indiferenciadas do endósteo e do periósteo. A relevância clínica das células na reparação de feridas reside no facto de representarem a via final comum dos elementos que contribuem para a regeneração dos tecidos. Ou seja, a combinação de factores de crescimento, moléculas de fixação celular e substrato da matriz tem de interagir para impulsionar a maquinaria celular responsável pela síntese de osso novo. Quando a maquinaria celular é limitada em quantidade ou defeituosa, o que é indicativo do processo de envelhecimento, é previsível a corrupção na dinâmica da regeneração óssea. Consequentemente, a intervenção terapêutica com factores de crescimento é muito promissora e podem prever-se oportunidades únicas para a utilização da terapia com factores de crescimento.[32]

❖ Remodelação

A remodelação é a fase final da cicatrização óssea que "esculpe" um calo de fratura e restaura a forma e a função, produzindo uma estrutura que é biológica e mecanicamente indistinguível do estado anterior à lesão. O processo de remodelação envolve uma série de elementos celulares e moleculares interligados ao longo do espaço e do tempo em etapas discretas e previsíveis.[33]

Através de uma sequência precisa de interações celulares e moleculares agrupadas no tempo, os osteoblastos e os osteoclastos adicionam e subtraem osso. Um sinal de ativação deve ser evocado para iniciar o processo de remodelação. O sinal pode ser humoral (por exemplo, hormona paratiroide) ou biomecânico (por exemplo, tensão) ou ambos. O efector do sinal é uma célula. O sinal ativa a célula, o osteoblasto, que abandona a superfície óssea, deixando para trás uma isca para os osteoclastos. O osteoclasto chega à superfície livre de osteoblastos, liga-se através de uma ligação do tipo integrina, reabsorve um volume de osso e, por razões ainda por determinar, cessa a sua atividade, sucumbe à morte celular programada e separa-se. Os osteoblastos são atraídos para o local livre de osteoclastos. Os osteoblastos ligam-se a uma linha de cimento remanescente rica em osteopontina e, em forma de folha, segregam uma matriz osteoide que se calcifica. O osteoide é produzido a uma taxa de cerca de 1 a 2 pm por dia e, atingindo uma espessura de aproximadamente 20 pm (após um período de maturação de cerca de 10 dias), mineraliza a uma taxa de 1 a 2 pm por dia. A remodelação é dividida numa via de formação de ativação-resorção. Os osteoblastos são activados, desocupam e são substituídos por osteoclastos. Estes osteoclastos, por sua vez, reabsorvem o osso, desocupam e são substituídos por osteoblastos que depositam osso. Embora tenham sido elucidadas algumas das pistas que activam e desactivam a atividade funcional destas células, muitas mais têm de ser descobertas. As células responsáveis pela remodelação constituem a unidade multicelular básica (BMU), e a duração temporal (tempo de vida) de uma BMU é denominada sigma.[34]

Cicatrização óssea craniofacial e periodontal

É altamente provável que o processo biológico de cicatrização em locais apendiculares e craniofaciais seja muito semelhante, com base nos resultados clínicos favoráveis dos enxertos ósseos. Além disso, revisões independentes da cicatrização óssea sublinham a semelhança do processo biológico de cicatrização entre os ossos apendiculares e craniofaciais. O ligamento periodontal, os dentes e a gengiva são um conjunto distinto de estruturas no sítio periodontal do esqueleto craniofacial. Numa revisão exaustiva efectuada por Wong, as fases de cicatrização do osso alveolar periodontal são minuciosamente descritas em termos das respostas hemorrágicas e inflamatórias e das subsequentes fases coagulativa, destrutiva, proliferativa, osteogénica e de remodelação. Os aspectos temporais e espaciais da cicatrização de feridas ósseas entre o osso alveolar e o osso apendicular parecem ser surpreendentemente semelhantes.

No entanto, existem caraterísticas que distinguem o sítio periodontal dos sítios ortopédicos. Destaca-se o periodonto, que inclui interações epiteliais-mesenquimatosas, o ligamento periodontal, o cemento, a dentina, o esmalte e os complexos juncionais entre os dentes e os tecidos conjuntivos. O resultado da cicatrização óssea periodontal pode resultar na regeneração de todas essas estruturas, com exceção da dentina e do esmalte. Existem vias de cicatrização celular e biológica comuns entre as anatomias periodontal e ortopédica. Por conseguinte, é altamente provável que possam ser exploradas estratégias terapêuticas comuns. O esqueleto tem a capacidade intrínseca de regenerar a integridade funcional após uma lesão, o que contrasta com a cicatrização de feridas nos tecidos moles, em que o produto final é o tecido cicatricial. Existem sinais biológicos comuns e exclusivos dos tecidos moles e do osso que conduzem a este resultado distinto. Não é objetivo deste capítulo rever todos os sinais biológicos, mas sim realçar o rhPDGF-BB, a rhBMP-2 e a rhBMP-7, que têm um valor terapêutico comprovado.[35]

FACTOR DE CRESCIMENTO DERIVADO DE PLAQUETAS

Expressão e função na cicatrização de feridas

A família PDGF inclui o PDGF-AB, o PDGF-AA, o PDGFBB, o PDGF-CC e o PDGF-DD. Estas moléculas podem estimular a formação de tecido de granulação, que é um pré-requisito para a cicatrização de feridas e a regeneração óssea. A regeneração óssea é iniciada pela ativação da cascata de coagulação e culmina na formação de um coágulo sanguíneo que preenche o local do defeito. As plaquetas agregam-se e libertam os seus grânulos no coágulo sanguíneo em desenvolvimento, incluindo quantidades variáveis de PDGF-AB, PDGF-AA, PDGF-BB e PDGF-CC. Os PDGFs atraem e activam neutrófilos e macrófagos com receptores de PDGF expressos por macrófagos derivados de monócitos humanos, permitindo-lhes responder quimiotacticamente aos seus ligandos. Os macrófagos fornecem uma fonte contínua de PDGFs e outros factores de crescimento que orquestram a formação do tecido de granulação. O tecido de granulação substitui o coágulo de sangue rico em fibrina por fibroblastos, células osteogénicas e novos capilares. Significativamente, o tratamento de úlceras diabéticas com rhPDGFBB tem sido eficaz, provavelmente como consequência do papel do PDGF na formação do tecido de granulação. Assim, esperam-se benefícios do rhPDGF para a cicatrização óssea, em locais de extração dentária, em áreas ósseas peri-implantares e em situações de cicatrização óssea comprometida em indivíduos idosos, osteoporóticos e diabéticos.

É importante considerar o papel terapêutico do rhPDGF na cicatrização de feridas ósseas em doentes com diabetes. Foi demonstrado que existe uma diminuição da proliferação celular no calo da fratura e uma diminuição dos níveis de transcrições de PDGF em ratos diabéticos, sugerindo uma correlação entre os níveis de PDGF e a resposta de cicatrização da fratura. Para além disso, as plaquetas de doentes diabéticos têm menos PDGF do que as de doentes não diabéticos. Consequentemente, a terapia com rhPDGF poderia ajudar profundamente a cicatrização óssea em pacientes com diabetes.[36]

Isoformas e sinalização

A família do fator de crescimento polipeptídico PDGF representa atualmente quatro genes localizados em cromossomas diferentes. Os genes codificam as isoformas PDGF-A, PDGF-B, PDGF-C e PDGF-D. O PDGF-A e o PDGF-B podem ser homodímeros ou heterodímeros, enquanto o PDGF-C e o PDGF-D existem como homodímeros. Os PDGFs têm uma estrutura comum de oito resíduos de cisteína conservados que estão envolvidos na conformação espacial dos monómeros e na sua dimerização. Antes de serem transformadas em moléculas activas funcionais, as moléculas precursoras do PDGF-A e do PDGF-B sofrem uma clivagem proteolítica N-terminal no citoplasma, ao passo que as proteases extracelulares são necessárias para a ativação induzida pela clivagem do domínio CUB do PDGF-C e do PDGF-D. O PDGF-B e uma das duas versões do PDGF-A têm um motivo de retenção no terminal C, que permite a ligação ao colagénio, à trombospondina, à osteopontina e ao sulfato de heparina. Este facto permite a existência de gradientes de concentração locais que são especialmente notáveis na cicatrização de feridas. Os gradientes de concentração biológica são um elemento significativo e poderoso do processo de cicatrização de feridas.[37]

Alvos celulares

As células osteogénicas respondem à ligação do ligando PDGF através da ativação das tirosina-quinases Src. O PDGF também ativa a AKT quinase (também conhecida como proteína quinase B) e a sinalização ERK mediada por Grb2 nas células osteogénicas. A ativação da quinase c-Jun N-terminal (JNK) e da sinalização da proteína quinase activada por mitogénio (MAPK) p38 foi descrita para as células do músculo liso vascular, mas não para os osteoblastos, e ambas as vias estão envolvidas na diferenciação osteoblástica. Os PDGFs exercem atividade mitogénica e quimiotáctica em células osteogénicas derivadas da calvária, periósteo de ossos longos, osso trabecular e células estromais da medula óssea. Esta observação reforça o conceito de carga funcional discutido anteriormente; segundo o qual as MAUs entre os três locais podem invocar diferentes portas reguladoras que controlam as interações das moléculas de sinalização celular. A incubação contínua de células semelhantes a osteoblastos com PDGFs pode suprimir a diferenciação osteogénica. No entanto, as células irão diferenciar-se em osteoblastos. Além disso, a incubação sequencial de células osteogénicas com PDGF aumenta a mineralização in vitro.[38] Estes resultados sugerem uma consideração terapêutica significativa: A administração de PDGF de uma forma contínua ou pulsátil irá afetar a progressão da linhagem e a função da célula. No local de cicatrização da ferida óssea, o PDGF aumenta o conjunto de células osteogénicas (ou seja, actua como agente quimiotático e mitogénico), enquanto a sua subsequente diferenciação em osteoblastos ou condrócitos é dirigida pelas proteínas hedgehog da família BMP e pela ativação da via de sinalização Wnt. Os PDGFs exercem efeitos indirectos na regeneração óssea, aumentando a expressão de moléculas angiogénicas, como o VEGF e o fator de crescimento dos hepatócitos/fator de dispersão, bem como a citocina pró-inflamatória interleucina. O VEGF é uma molécula chave na regeneração óssea. Os PDGFs podem modular a capacidade de resposta das células osteogénicas às BMPs, aumentando a expressão de gremlin (mas não de noggin) e a sinalização IGF. A capacidade de resposta das células osteogénicas aos PDGFs pode ser regulada pela citocina inflamatória interleucina I, que inibe a expressão de PDGFR-a nas células MG-63 e nas células osteoblásticas humanas. Nas células derivadas de calvária de rato e nas células MC3T3-EI, a citocina interleucina I tem efeitos opostos.[39]

Angiogénese e vasculogénese

A angiogénese e a vasculogénese são processos celulares e relacionados com a matriz que resultam na formação de novos capilares a partir de vasos sanguíneos existentes. O desenvolvimento de novos vasos sanguíneos e o fluxo sanguíneo compreendem um processo de várias etapas iniciado pela desestabilização das paredes dos vasos sanguíneos existentes e pela degradação da membrana basal. Os capilares crescem na matriz de granulação extracelular durante a cicatrização de feridas e são essenciais para a regeneração óssea. O PDGF-BB segregado pelas células endoteliais é um forte quimioatractor e um potente mitogénio para as células murais (ou seja, pericitos e células musculares lisas). Os modelos genéticos demonstram que o PDGF-BB derivado das células endoteliais é necessário para recrutar células positivas para PDGFR-в e estimular a maturação dos vasos sanguíneos. Além disso, o PDGF-BB aplicado localmente desestabiliza os vasos sanguíneos, supostamente porque as células murais seguirão o gradiente quimiotático do PDGF. O resultado é que os vasos sanguíneos adjacentes à ferida em cicatrização são capazes de "brotar" e uma rede filamentosa de neovasculatura cresce no tecido de granulação. O tecido de granulação é um antecedente obrigatório da cicatrização óssea. Quando o PDGF-BB é administrado em conjunto com o VEGF e o bFGF, observa-se uma revascularização da córnea e dos membros isquémicos. O mecanismo envolve a regulação positiva dos receptores de PDGF, o que leva a uma maior sobrevivência das células endoteliais e a um aumento da proliferação das células musculares lisas e subsequente estabilização dos capilares recém-formados. Além disso, o PDGF-BB pode aumentar a expressão de VEGF nas células murais, que, por sua vez, têm como alvo as células endoteliais e induzem uma potente resposta angiogénica.[40]

Aplicação em defeitos ósseos da calvária e com matriz óssea desmineralizada

O PDGF-BB, administrado com uma esponja de quitosano-fosfato tricálcico e colagénio, estimulou a cicatrização óssea em defeitos da calvária de ratos e melhorou a formação óssea quando aplicado num gel de metilcelulose. No entanto, o PDGF parcialmente purificado não parece ter afetado a formação óssea num modelo de defeito craniano de ratazana e pode ter diminuído a atividade da osteogenina parcialmente purificada. Do mesmo modo, o rhPDGF-BB a 10 pig/10 mg, misturado com matriz óssea humana desmineralizada (DBM) e implantado subcutaneamente em ratinhos atímicos, suprimiu a formação de cartilagem e, consequentemente, de osso num modelo de ratinho nude. Os resultados destes estudos em locais ortotópicos e heterotópicos não prejudicam a utilidade do PDGF como agente terapêutico, antes sublinham o controlo biológico normal. O PDGF exógeno administrado a roedores adultos normais pode causar uma desregulação da atividade celular e pode diminuir a resposta de cicatrização. Mecanisticamente, este resultado é a biologia normal. Em contraste com os estudos acima citados, Howes et al determinaram uma resposta óssea melhorada em ratos idosos quando o rhPDGF-BB foi implantado subcutaneamente com DBM. A DBM suplementada com rhPDGF-BB aumentou a formação óssea e os marcadores bioquímicos ósseos, e a combinação aumentou a formação óssea e os marcadores ósseos associados em animais mais velhos, em comparação com a DBM isolada. Em ratos mais jovens, o efeito da DBM suplementada com rhPDGF-BB não foi significativo em comparação com a DBM isolada. Estes resultados sugerem que a cicatrização óssea comprometida pode ser melhorada pelo rhPDGF-BB em indivíduos idosos. Esta lógica é sublinhada por relatos de uma diminuição significativa da função dos osteoblastos" e da consolidação de fracturas com a idade, bem como da expressão genética das células estromais da medula óssea.[41]

Aplicações periodontais

O periodonto é composto por epitélio gengival, tecido conjuntivo e cemento, que está ligado ao osso alveolar pelo ligamento periodontal, uma faixa estreita de tecido conjuntivo fibroso denso. A inflamação crónica é a principal causa dos processos catabólicos no periodonto, levando à doença periodontal. Se a inflamação crónica não for tratada, o resultado será a perda das estruturas periodontais. Este resultado, a doença periodontal, ocorre em 87% dos adultos com mais de 70 anos. O tratamento da doença periodontal tem incluído a regeneração óssea guiada (ROG), em que uma membrana é colocada cirurgicamente na área a regenerar para evitar o crescimento epitelial. No entanto, mesmo com uma técnica de ROG, o cemento e o ligamento periodontal normalmente não atingem a sua altura original, resultando em fibrose com uma função mecânica inadequada.

Além disso, a membrana não impede satisfatoriamente o desenvolvimento do epitélio, em vez de um aparelho periodontal. Opções adicionais para regenerar o periodonto incluíram a rhBMP-2. Até à data, a terapia periodontal com rhBMP-2 não produziu resultados suficientemente convincentes, nem a rhBMP-2 foi autorizada pela FDA para aplicação periodontal. O rhPDGF-BB foi bem sucedido na regeneração dos tecidos periodontais e recebeu autorização da FDA para utilização (GEM2IS). O sucesso da utilização do rhPDGF-BB em periodontia é sublinhado pelos princípios fundamentais da biologia das feridas ósseas analisados neste capítulo Especificamente, o PDGF é quimiotático e mitogénico para as células que se diferenciam em osteoblastos, cementoblastos e células do ligamento periodontal.[42]

Além disso, o PDGF exógeno (no GEM21S) e o VEGF endógeno promovem a angiogénese e a vascularização, o que proporcionará um ambiente normoxico e metabolicamente adequado para a regeneração periodontal. Os homodímeros PDGF-AA e PDGF-BB foram detectados no epitélio e no coágulo de fibrina durante a cicatrização de lesões periodontais. Os dados indicam que o epitélio gengival pode ser uma fonte de PDGF-AA e PDGF-BB, e que a expressão dos receptores de PDGF- é uma consequência da lesão tecidular. A concentração de heterodímeros de PDGF-AB no extrato total de proteínas de biópsias gengivais foi aproximadamente três vezes maior em locais inflamados. Num modelo de periodontite em ratos, os níveis de PDGF-BB estavam aumentados, mas não em ratos diabéticos, sugerindo assim que o processo de reparação impulsionado pelo PDGF-BB é suprimido em condições diabéticas. A capacidade de resposta mitogénica das células periodontais à aplicação local de PDGF-BB foi confirmada num modelo de cão. Em defeitos de fenestração no osso alveolar, o PDGF-BB recombinante aplicado nas superfícies radiculares aumentou a proliferação do ligamento periodontal, cementoblastos, osteoblastos, células perivasculares e células endoteliais.[43]

O sistema de administração adequado para a terapia com PDGF tem sido uma realização fundamental e reconhecido como um passo crucial para a eficácia clínica. O material do sistema de administração do GEM2IS é o fosfato tricálcico. O fosfato tricálcico cumpre a farmacocinética do PDGF, está calibrado para a biologia da cicatrização de feridas e proporciona a localização do PDGF no local da ferida durante o período de tempo adequado e numa dose óptima e biologicamente ativa. O PDGF tem uma semi-vida de aproximadamente 4 horas, pelo que o sistema de administração tem uma consequência clínica fundamental. Além disso, outro relatório refere que o PDGF é indetetável no plasma e é eliminado do sangue dos babuínos com uma semi-vida inferior a 2 minutos. A eficácia clínica do PDGF exige que o andaime do sistema de administração liberte uma dose terapêutica de PDGF no momento certo para obter um resultado regenerativo. Um scaffold concebido para PDGF e regeneração periodontal deve basear-se na biologia da cicatrização de feridas do alvo clínico. Durante as primeiras horas após a lesão, o ambiente biológico encontra-se na fase destrutiva da cicatrização de feridas. O ambiente é hipóxico e acidótico; as enzimas líticas segregadas pelos macrófagos corroem a matriz extracelular e os detritos necróticos; a vascularização é insuficiente; e as células construtivas que irão reagir com o PDGF ainda não chegaram. A libertação de PDGF exógeno durante as primeiras horas de cicatrização da ferida deve ser cuidadosamente calibrada.

Após as primeiras 4 horas da sua libertação, a dose terapêutica de PDGF pode diminuir em 50%. Só cerca de 24 a 36 horas após a lesão óssea é que a tensão de oxigénio e o pH, bem como a neovasculatura, permitem um ambiente de cicatrização permissivo para a fase construtiva da cicatrização. Consequentemente, a seleção do sistema de administração de rhPDGFs e rhBMPs deve ser orientada pela biologia da cicatrização de feridas no local específico de aplicação. Foram investigados vários tipos de sistemas de administração para o PDGF. Foi utilizado um gel para o rhPDGF-BB e o fator de crescimento semelhante à insulina I (IGF-1), que foi aplicado nas superfícies radiculares num modelo de cão. O resultado foi um aumento do osso e do cemento. Foram observados resultados semelhantes em primatas não humanos. Para além disso, uma combinação de rhPDGF-BB/IGF-1 aumentou a osseointegração de implantes dentários e a regeneração óssea de defeitos de deiscência bucal peri-implantar. O PDGF-BB promoveu a regeneração do periodonto em macacos cynomolgus. Em defeitos horizontais de furca classe III em dentes de cães beagle, a combinação da terapia com rhPDGF-BB e GBR levou a um preenchimento ósseo de 80% às 8 semanas e 87% às 11 semanas, em comparação com 14% e 60%, respetivamente, quando a terapia com GBR foi utilizada isoladamente.[44]

A adição de rhPDGF-BB aumentou o ligamento periodontal de 5% para 20%, e a fibrose era indetetável às 8 semanas. Num estudo clínico, 38 indivíduos humanos com lesões periodontais ósseas bilaterais foram tratados com rhPDGFBB/IGF-I num sistema de administração em gel. Nos pacientes tratados com 150 pg/mL de PDGF-BB/IGF-1, o osso alveolar após 9 meses aumentou para 2,08 mm de altura óssea vertical e 42,3% de preenchimento do defeito ósseo versus 0,75 mm e 8,5%, respetivamente, nos controlos. Não foram relatados problemas de segurança locais ou sistémicos. Os aloenxertos de rhPDGF-BB administrados a defeitos intra-ósseos em pacientes reduziram a profundidade de sondagem em 6,4 mm, com uma inserção clínica de 6,2 mm e um ganho de 2,1 mm em altura óssea. O tratamento com rhPDGF-BB de defeitos de furca melhorou de forma semelhante os resultados clínicos, resultando numa redução da profundidade de sondagem de 3,4 mm e num ganho de inserção clínica de 4,0 mm. A análise histológica dos locais dos defeitos intra-ósseos e de furca indicou a regeneração do cemento, do ligamento periodontal, do osso alveolar e dos vasos sanguíneos, bem como a ausência de reabsorção radicular, anquilose, inflamação e respostas tecidulares adversas.

Num modelo de cão, o ʙ -tricalcium phosphate (ʙ-TCP) pareceu produzir um melhor resultado clínico do que a matriz óssea mineralizada alogénica particulada, quer isoladamente quer na presença de rhPDGF-BB, no que diz respeito à regeneração periodontal.[29] Cerca de 45% do rhPDGF-BB foi libertado do ʙ -TCP após 10 dias, enquanto aproximadamente 30% do rhPDGF foi libertado da matriz mineralizada em 10 dias. Para além disso, 300 pg/mL de rhPDGF-BB foi superior a 1 mg/mL, sugerindo que uma dose elevada pode ser prejudicial para o resultado clínico. Este ponto foi enfatizado anteriormente pelos dois estudos que pareceram indicar uma diminuição da resposta de cicatrização óssea quando o PDGF foi utilizado para alterar a matriz óssea desmineralizada ou a osteogenina parcialmente purificada. Um ensaio clínico prospetivo, cego e controlado aleatoriamente testou a segurança e a eficácia do rhPDGF-BB administrado com ʙ -TCP para defeitos ósseos periodontais avançados. Onze centros clínicos inscreveram 180 indivíduos, cada um deles necessitando de tratamento cirúrgico de um defeito periodontal intraósseo de 4 mm ou mais. O ʙ -TCP combinado com rhPDGF-BB a 300 pg/mL promoveu um ganho maior do nível de inserção clínica do que o ʙ -TCP sozinho após 3 meses (3,8 mm versus 3,3 mm), embora aos 6 meses a diferença entre os dois grupos não fosse estatisticamente significativa. Os locais tratados com rhPDGF-BB também tiveram um maior ganho ósseo linear (2,6 mm versus 0,9 mm) e percentagem de preenchimento do defeito (57% versus 18%) do que os locais que

receberam o ʙ -TCP com tampão aos 6 meses.[45]
É de salientar que o perfil de segurança do rhPDGF-BB foi bem estabelecido e a FDA autorizou o Regranex, uma formulação contendo rhPDGF-BB, para aplicação tópica em úlceras diabéticas. Não foi observada a formação de anticorpos ou respostas imunológicas em doentes que receberam uma dose diária de Regranex durante um período de 4 meses. Além disso, não foi observada reatividade sistémica nem toxicidade genética quando o medicamento tópico foi testado em modelos in vivo.

Terapêutica com plaquetas autógenas
Os concentrados de plaquetas autógenos e o plasma rico em plaquetas (PRP) podem estimular a regeneração óssea de grandes defeitos ósseos, seios da face e defeitos periodontais. A eficácia do PRP nestes locais é atribuída ao facto de, para além dos PDGFs, o PRP conter quimiocinas e outros factores de crescimento importantes para a cicatrização de feridas. No entanto, os efeitos benéficos globais do PRP são controversos. O número de plaquetas que podem ser recuperadas varia entre as preparações comercialmente disponíveis, bem como entre os dadores de doentes. Significativamente, o PRP não é uma fonte padronizada de factores de crescimento.
O PRP contém sete factores de crescimento, incluindo o PDGF-BB, bem como todas as moléculas de adesão celular como fonte consistente de factores de crescimento. Consequentemente, tanto as preparações de PRP como as reacções dos doentes ao PRP podem ser imprevisíveis e variadas.[46]

Aplicações ortopédicas
Um estudo de reparação de fracturas avaliou o rhPDGF-BB administrado com fosfato tricálcico na cicatrização de fracturas transversais da tíbia em ratas fêmeas ovariectomizadas com 18 meses de idade, imitando uma condição osteoporótica e geriátrica. Os resultados biomecânicos sugeriram que, 5 semanas após a cirurgia, as fracturas tratadas com rhPDGF-BB e fosfato tricálcico demonstraram uma biomecânica de torque até à falha equivalente à dos membros contralaterais não fracturados. Num outro estudo, foi produzida osteoporose induzida por ovariectomia em ratos. O tratamento consistiu em rhPDGF-BB, veículo apenas, ou alendronato, ou uma combinação de rhPDGF-BB e alendronato, administrados por injeção na veia caudal em dias alternados durante 6 semanas. A densidade mineral óssea da coluna vertebral diminuiu 5% após a ovariectomia nas ratas tratadas apenas com o veículo, e a densidade mineral óssea aumentou 9% nos animais tratados com rhPDGF-BB ou alendronato.[47]
Em contraste, a combinação alendronato/rhPDGF-BB aumentou a densidade mineral óssea da coluna em 18%. Para além disso, a tomografia computorizada (TC) quantitativa dos ossos axiais e apendiculares indicou um aumento significativo da massa óssea. Histologicamente, os receptores de rhPDGF-BB tiveram um aumento substancial de osteoblastos, sem uma alteração nos osteoclastos, quando comparados com o grupo não tratado. Biomecanicamente, os ratos tratados com rhPDGF-BB apresentaram um aumento significativo da força de compressão do corpo vertebral e da rigidez torsional do fémur. A combinação de alendronato com rhPDGF-BB aumentou ainda mais estes índices. rhPDGF-BB administrado num gel de colagénio foi administrado a coelhos para tratar osteotomias da tíbia. Radiograficamente, a densidade e o volume do calo em redor das osteotomias tratadas com rhPDGF-BB foram superiores aos dos coelhos que receberam apenas colagénio. As tíbias tratadas apenas com colagénio eram significativamente mais fracas do ponto de vista biomecânico do que as tíbias não osteotomizadas. Em contraste,

as tíbias tratadas com uma combinação de rhPDGF-BB e colagénio tiveram uma força aumentada e não foram significativamente diferentes das tíbias contralaterais que não tinham recebido uma osteotomia. Histologicamente, a combinação rhPDGF-BB/colagénio produziu uma osteogénese mais robusta e avançada, tanto endostealmente como periostealmente, do que o colagénio isolado. No geral, os dados radiográficos, biomecânicos e histológicos indicaram que o rhPDGF-BB administrado localmente num gel de colagénio injetável em osteotomias da tíbia melhorou a reparação funcional da fratura e estimulou significativamente a osteogénese.[48]

PROTEÍNAS MORFOGENÉTICAS ÓSSEAS

Perspetiva histórica

A compreensão dos amplos papéis funcionais das BMPs começou com o estudo da ossificação ectópica. Primeiro Ray e Holloway e depois Urist determinaram que a osteogénese ectópica (equivalente à ossificação ectópica) ocorria quando a DBM era implantada num local não ósseo muscular (ou seja, heterotópico) num roedor. Em 1965, o processo de osteogénese ectópica foi elucidado por Urist no seu artigo de referência, e o termo autoindução foi cunhado. Em 1971, Urist e Strates introduziram os termos proteína morfogenética óssea e osteoindução na comunidade científica e clínica. Reddi e Huggins explicaram claramente a biologia celular e molecular da osteogénese ectópica. Em 1976, Reddi e Anderson refinaram e aperfeiçoaram ainda mais o trabalho de Urist sobre a osteogénese induzida. Posteriormente, Muthukumaran e colegas identificaram factores no extrato solúvel de osso e, em respeito pelo trabalho de referência de Lacroix, chamaram a um desses factores osteogenina, mais tarde também identificada como BMP-3.

A BMP-3 é a BMP mais abundante na DBM. Esta investigação abrangente sobre a DBM permitiu a clonagem e a expressão de rhBMPs. Além disso, em 2000, Reddi reconheceu o trabalho incisivo anterior de Wozney e colegas, que clonaram a BMP-2 e a BMP-4 em 1988. Este feito foi seguido em 1990 por Ozkaynak e colaboradores, que clonaram a BMP-7 e a BMP-8 (também designadas OP-/ e OP-2, respetivamente).[49]

Secreção

As BMPs são sintetizadas como moléculas precursoras que incluem um péptido sinal, um prodomínio e um domínio carboxi-terminal que compreende a proteína madura. No domínio maduro (aproximadamente 30 kD) encontram-se sete resíduos de cisteína conservados, conhecidos coletivamente como nó de cisteína. As sete cisteínas encontram-se universalmente em todas as BMPs. Além disso, a sequência é conservada através das espécies, onde os equivalentes humanos da BMP incluem os genes decapentaplegic e 60A da mosca da fruta (Drosophila melanogaster), Xnrl-3 em Caenorhabditis elegans e o fator de diferenciação do crescimento 5 (GDF-5)/braquipodismo/BMP-14 no rato de orelhas curtas. O domínio maduro da BMP é processado intracelularmente, onde se homodimeriza ou heterodimeriza através de uma ligação de cisteína. A molécula segregada é um dímero ativo, por exemplo um homodímero BMP-2/BMP-2 ou um heterodímero BMP-2/BMP-7.[50]

Sinalização

A atividade das BMP ocorre através de um complexo de ligação a um recetor dimérico transmembranar de serina-treonina quinase. Os receptores são do tipo I e II. Ambos os receptores têm um domínio extracelular rico em cisteína e um domínio intracelular rico em serina-treonina quinase (domínio GS). Existem três receptores de tipo I distintos: activin recetor-like kinase 2 (ALK-2), BMP recetor type 1A/activin recetor like kinase 3

(BMPR-IA/ALK-3) e BMP recetor type IB/activin recetor-like kinase 6 (BMPR-IB/ALK-6). Do mesmo modo, existem três receptores de tipo II: Recetor de BMP de tipo II (BMPR-II), recetor de activina de tipo II (ActR-ll) e recetor de activina de tipo IIB (ActR-IIB). Diferentes BMPs ligam-se com diferentes afinidades aos complexos de receptores BMP. Após a ativação da fosforilação do recetor, os sinais intracelulares são transduzidos através de uma via ERK-MAPK dependente ou independente de SMAD regulada pelo recetor.

Uma proteína que interage com a SMAD, denominada SA/IAD anchor for recetor activation (SARA), facilita a interação de sinalização. Existe uma ligação cruzada entre a via de sinalização BMP-SMAD e a via ERK-MAPK. Existem algumas provas que indicam que a sinalização BMP também pode ocorrer através de uma via MAPK. A atividade das BMP pode ser modulada por anti-BMPs: chordin, noggin, cerebrus, follistatin e fetuin. Gremlin e esclerostina, membros da família de proteínas DAN, também são anti-BMPs. Estas moléculas ligam-se aos complexos BMP (modo de ação da chordin, da noggin, da esclerostina e da gremlin), alterando a sua conformação, ou ligam-se ao recetor transmembranar da serina-etreonina quinase (modo de ação da follistatina, do cerebrus e da fetuina), impedindo o acoplamento das BMP. Os osteoblastos podem segregar anti-BMPs para proporcionar um controlo autorregulador (ou seja, um ciclo autorregulador).[51]

Além disso, a secreção de anti-BMPs pelas células condrogénicas pode influenciar a formação do osso endocondral. Intracelularmente, a sinalização BMP-SMAD é regulada através de um ciclo de feedback negativo. Foi identificado um inibidor ligado à membrana de BMP e activina (BAMBI) em Xenopus, ratinho e peixe-zebra. Além disso, as SMADs inibitórias, SMADs 6 e 7, podem ligar-se aos receptores de BMP (intracitoplasmicamente) e impedir a fosforilação das SMADs receptoras (2, 3, 4 e 5). Além disso, a SMAD 6 pode ligar-se a complexos SMAD intracelulares activados e desativar a transdução de sinal. As SMADs inibitórias constituem um ciclo de feedback negativo da sinalização BMP. O fator regulador da ubiquitina SMAD I, um membro da classe das ubiquitina ligases E3 homólogas a
O terminal C da proteína associada à E3 interage com as SMADs I e 5 e também fornece controlo regulador da sinalização intracelular. No núcleo, a molécula Ski parece atuar como um repressor de transcrição para a sinalização BMP-SMAD. Do mesmo modo, Tob e OAZ (uma proteína semelhante a um dedo de zinco) controlam o processo de sinalização BMP no núcleo da célula.[52]

Papéis fisiológicos e celulares

Urist foi o primeiro a aperceber-se do papel fundamental que uma proteína sinalizadora solúvel da matriz óssea tinha na autoindução. Urist e Strates refinaram o conceito de autoindução como osteoindução. Eles captaram o papel fisiológico essencial das BMP incorporado pelo termo osteoindução, que definiram (com uma ligeira modificação) como o recrutamento e a diferenciação de células mesenquimais pluripotenciais num local não ósseo (por exemplo, um local muscular heterotópico) e a subsequente diferenciação em condrócitos e osteoblastos e a formação de um ossículo. A propriedade caraterística da BMP é ser um fator de diferenciação. A BMP irá diferenciar uma célula mesenquimatosa indiferenciada num osteoblasto. Em contrapartida, o PDGF é um fator quimiotático e mitogénico para os precursores semelhantes aos osteoblastos. As BMPs, tal como o PDGF, desempenham um papel na formação de vasos sanguíneos. Regulam os péptidos angiogénicos, como o VEGF.[53]

Além disso, as BMPs podem ligar-se às células endoteliais, estimular a sua migração e promover a formação de vasos sanguíneos. As BMPs têm diversas funções fisiológicas. As BMPs são fundamentais durante o desenvolvimento embriológico, especificando informações posicionais para o embrião no que respeita às relações dorsais e ventrais dos sistemas esquelético e não esquelético. Durante a embriogénese, foram sugeridos papéis únicos para BMPs selecionadas através de mutações genéticas. Por exemplo, os ratinhos com mutações nulas para a BMP-7 apresentam anomalias no desenvolvimento do rim e do olho, bem como malformações esqueléticas. As mutações em ratinhos para a BMP-5 têm o fenótipo do ratinho de pavilhão curto, bem como uma cicatrização de fracturas deficiente. As mutações da BMP-8 conduzem a defeitos na espermatogénese e no desenvolvimento da placenta.[54]

Sistemas de expressão

A maioria das rhBMPs foi fabricada em sistemas celulares de mamíferos para produção em grande escala. A rhBMP-2 foi expressa em células de ovário de hamster chinês e foi utilizada uma linha celular de mieloma de ratinho para produzir rhBMP-4. As células de ovário de hamster chinês e uma linha celular de primata foram utilizadas para a rhBMP-7. Ao contrário dos sistemas de expressão celular para as BMPs, o rhPDGF pode ser expresso em volumes de produção em grande escala por levedura. Este método reduz significativamente o custo de fabrico. Para compensar os elevados custos de produção da expressão de rhBMP, está a ser experimentada a Escherichia coli. No entanto, as BMP monoméricas têm de ser expressas e purificadas, renaturadas e novamente purificadas para remover os monómeros desdobrados e os contaminantes da E. coli. A renaturação e o redobramento não são triviais, e os baixos rendimentos de BMP activas são problemáticos.[55]

Sistemas de distribuição

A discussão sobre o PDGF sublinhou a importância do sistema de administração para a eficácia terapêutica. O mesmo tema deve ser realçado para a administração de BMP. Mais uma vez, o sistema de administração deve cumprir funções clínicas e de cicatrização de feridas:

• Fornecer um veículo conveniente para o cirurgião colocar o fator de crescimento no alvo clínico

• Ser biocompatível antes da biodegradação; os produtos da biodegradação também devem ser biocompatíveis

• Localizar, proteger e libertar a dose necessária do fator de crescimento no momento ou momentos adequados para o efeito terapêutico

• Permitem o crescimento ósseo (osteocondução), previnem o prolapso dos tecidos moles e biodegradam-se em registo com a formação de novo osso.

Estes objectivos gerais de desempenho fundamentais, mas indefinidos, são bem conhecidos dos cirurgiões e cientistas que concebem e desenvolvem sistemas de administração de factores de crescimento. Lamentavelmente, os pormenores específicos dos objectivos de desempenho não foram suficientemente definidos. Consequentemente, em vez de se dispor de um sistema de administração programável para PDGF e BMP, os scaffolds contemporâneos são não programáveis e arbitrários. Faltam pormenores sobre os objectivos de conceção do desempenho. As especificidades que devem ser definidas para o sistema de administração de cada fator de crescimento, para cada objetivo clínico e para

cada conjunto de determinantes fisiológicos e tipo de ferida óssea incluem
- O período após a lesão em que o sistema de entrega deve libertar o fator de crescimento, ou seja, a farmacocinética.
- A entrega temporal, por exemplo, pulsátil, em bolus.
- A dose do fator de crescimento a ser administrada.
- O ritmo a que o sistema de distribuição deve ser removido do alvo clínico.

Com que rapidez se formará o osso num alvo clínico designado e, por conseguinte, a que velocidade deve o sistema de entrega biodegradar-se? Infelizmente, detalhes específicos, dados e informações quantitativas não foram satisfatoriamente elucidados para cada uma dessas questões. A menos que as especificidades do sistema de entrega sejam claramente definidas, não serão atingidos os objectivos de desempenho ideais para o sistema de entrega e para a terapêutica do fator de crescimento. Por exemplo, na clínica, um fator de crescimento como a BMP pode ser libertado demasiado cedo do sistema de entrega depois de o cirurgião o colocar no alvo clínico. Por conseguinte, pode não ser atingida uma dose terapêutica (ou seja, fisiológica). Consequentemente, para compensar este desfasamento, será necessária uma dose suprafisiológica. Este problema ocorre atualmente quando são necessárias doses de miligramas de rhBMP para fusões da coluna vertebral.[56]

Revisões recentes e lúcidas sobre sistemas de administração de BMPs e outros factores de crescimento abordaram os poli(a-hidroxiácidos): polilactidos e poliglicolidos, matriz óssea desmineralizada, hialuronano, gelatina, uma combinação de hialuronano-polietilenoglicol, fosfatos de cálcio (fosfato tricálcico e hidroxiapatites apáticas) e colagénio. Cada material tem virtudes e defeitos. O colagénio foi selecionado como suporte do sistema de entrega da rhBMP-2 para o produto InFuse. A lógica para a utilização do colagénio é que o colagénio bovino tipo I está autorizado pela FDA e os transportadores de colagénio têm normalmente um perfil de libertação bifásico caracterizado por uma libertação inicial de rhBMP com uma libertação sustentada subsequente. Este perfil pode permitir a disponibilidade de rhBMP para as células que respondem na ferida óssea durante a fase construtiva da cicatrização.

No entanto, pode não ser ideal ter uma libertação rápida em bolus do colagénio durante a fase destrutiva da reparação de feridas ósseas. Na fase destrutiva, o ambiente é acidótico, hipóxico e lítico, e as células construtivas podem ser inadequadas para responder à rhBMR. Além disso, a rhBMP pode ser desperdiçada pela degradação lítica. Por conseguinte, para obter uma dose clinicamente eficaz de rhBMP, é necessária uma carga potencialmente suprafisiológica (em miligramas) de rhBMP. Este facto aumenta substancialmente o custo e o risco para o doente. Existe uma necessidade clínica premente de conceber e desenvolver uma estrutura de sistema de administração programável que liberte rhBMP (ou rhPDGF) durante a fase construtiva da cicatrização de feridas.[57]

Aplicações ortopédicas e da coluna vertebral

Existem centenas de publicações revistas que detalham os estudos pré-clínicos das rhBMPs em aplicações ortopédicas e da coluna vertebral. As pseudartroses tinham pelo menos 9 meses de idade e não tinham progredido na cicatrização durante os 3 meses anteriores ao estudo. Os pacientes foram tratados com uma haste intramedular mais rhOP-1 num suporte de colagénio tipo I ou apenas com enxerto ósseo autógeno. Ao fim de 9 meses, 81% dos doentes tratados com rhOP-1/colagénio e 85% dos doentes tratados com enxerto ósseo autógeno foram considerados curados por critérios clínicos. Consequentemente, concluiu-se que a rhOP-1 num suporte de colagénio tipo I é segura e eficaz no tratamento de não-uniões da tíbia. Noutra investigação que utilizou a rhBMP-2, foi realizado um ensaio prospetivo controlado e aleatório em 450 doentes com fracturas abertas da tíbia. As fracturas foram irrigadas e desbridadas e tratadas com uma haste intramedular bloqueada estaticamente ou suplementação com uma ou duas doses de rhBMP-2. Após 12 meses de seguimento, os pacientes tratados com a dose mais elevada de rhBMP-2 mostraram uma redução de 44% no risco de intervenções secundárias e apresentaram menos falhas de hardware e infecções. A combinação de rhBMP-2 e colagénio bovino tipo I (esponja de colagénio absorvível [ACS]) foi aprovada pela União Europeia para fracturas abertas da diáfise da tíbia e é comercializada como InductOs (Wyeth).

O InductOS também foi aprovado pela União Europeia para fusões anteriores da coluna lombar de nível único (L4-SI). Nos Estados Unidos, a composição rhBMP-2/ACS (InFuse) foi aprovada pela FDA para fusões inter-corpos lombares anteriores. Boden et al209 efectuaram o trabalho clínico original e relataram o primeiro estudo piloto que examinou a capacidade osteoindutora da rhBMP-2 para uma aplicação de fusão da coluna vertebral humana. Num estudo multicêntrico aleatório que envolveu 14 doentes, as gaiolas de fusão intercorporal com rosca foram preenchidas com uma esponja de rhBMP-2/coHagen ou com enxerto ósseo autógeno da crista ilíaca e implantadas para fusão intercorporal lombar anterior. Os pacientes que receberam rhBMP-2 tiveram uma estadia hospitalar mais curta do que os pacientes de controlo com enxerto autógeno (2 dias versus 3,3 dias). Além disso, 10 dos 11 pacientes que receberam rhBMP-2 foram considerados fundidos 3 meses após a cirurgia, e todos os 11 foram fundidos 6 meses depois. Um dos três doentes de controlo teve uma pseudartrose após um ano. As imagens de TC indicaram que as fusões induzidas por rhBMP-2 tinham um novo crescimento ósseo através e anteriormente às cages aos 6 e 12 meses após a cirurgia. Subsequentemente, foi tratada uma população mais abrangente e foram confirmados resultados semelhantes, o que levou à aprovação do InFuse pela FDA em 2002.[58] Além disso, são necessárias doses de nanogramas de BMP in vitro para aumentar a expressão de genes semelhantes aos osteoblastos e são necessárias doses de microgramas in vivo em roedores para a osteoindução. A disparidade entre a dose administrada de rhBMP-2 e o resultado clínico das fusões da coluna vertebral sublinha as deficiências significativas do ACS (colagénio bovino tipo I) como sistema de administração e indica a necessidade de algo melhor. A eficácia da rhBMP-7 em procedimentos de fusão da coluna vertebral humana foi demonstrada. Vaccaro et al utilizaram rhOP-1 para a fusão posterolateral da coluna vertebral em 12 doentes. Não foram observados efeitos adversos e a taxa de fusão radiográfica foi ligeiramente superior à taxa de fusão de 50% obtida apenas com o auto-enxerto. Jeppsson et al avaliaram a rhBMP-7 (rhOP-l) na fusão posterior da coluna cervical em quatro doentes com doença reumatoide. Não foi registada formação óssea em três dos quatro doentes. A ausência de formação óssea pode ser uma consequência da dosagem, do sistema de administração ou do efeito da artrite reumatoide.[59]

Aplicações craniofaciais e dentárias

Existe uma rica base de dados pré-clínica para a utilização da rhBMP-2 no complexo craniofacial, que inclui a mandíbula, a maxila e a calvária. Estes estudos pré-clínicos foram amplamente revistos na literatura e sugerem que a rhBMP-2 tem benefícios substanciais para o tratamento de defeitos ósseos no complexo craniofacial, mas que é inadequado aplicar a rhBMP-2 no tratamento de defeitos periodontais. A osteogénese foi realizada numa série de estudos em humanos utilizando a rhBMP-2 para aplicação em procedimentos de aumento do pavimento do seio maxilar e do rebordo alveolar. O pavimento do seio maxilar e os rebordos alveolares foram aumentados com rhBMP-2 em doses de 1,8 a 3,4 mg. Com uma dose de 0,43 mg/mL, não se registaram efeitos imunológicos ou adversos graves ou inesperados. Os efeitos adversos mais frequentes foram edema facial, eritema oral, dor e rinite. 11 dos 12 pacientes receberam implantes dentários, e os autores relataram que a rhBMP-2 em ACS pode ser um substituto aceitável para o osso autógeno ou outros materiais de enxerto ósseo utilizados em procedimentos de aumento do seio.[60]

Boyne e colaboradores compararam a rhBMP-2 em concentrações de 0,75 mg/mL e 1,5 mg/mL (dose total média: 8,9 mg no grupo de dose baixa e 20,8 mg no grupo de dose alta) administrada numa ACS com uma mistura de enxerto ósseo autógeno e alógeno para aumento do pavimento do seio maxilar em 48 pacientes. Os pacientes foram seguidos durante pelo menos 36 meses após a carga funcional do implante dentário, e o tempo total de tratamento durou 52 meses. O estudo avaliou os resultados do tratamento clinicamente, radiograficamente, com TC, e histologicamente. A sobrevivência dos implantes na ausência de mobilidade ou dor crónica também foi avaliada. Não se registaram diferenças estatísticas entre os tratamentos no que diz respeito ao aumento da altura do rebordo e à histologia; a largura do rebordo e a densidade óssea foram superiores após o tratamento com enxerto ósseo. A rhBMP-2 administrada na esponja ACS promoveu uma formação óssea suficiente para suportar a colocação de implantes dentários e a carga funcional dos implantes dentários em aproximadamente 75% a 80% dos pacientes tratados. Não houve indicação de eventos adversos nem problemas de segurança. Consequentemente, este estudo com 48 pacientes indica que 9 a 21 mg de rhBMP-2 em ACS é seguro e pode ser equivalente a um enxerto ósseo para promover a formação óssea no pavimento do seio maxilar Cochran e colegas e Howell et al relataram resultados favoráveis com rhBMP-2 para aumento do rebordo alveolar.

No entanto, os resultados não demonstraram uma vantagem clara na utilização de rhBMP-2, sugerindo uma dosagem inadequada de rhBMP-2 e/ou propriedades do sistema de entrega. Num estudo clínico multicêntrico, Fiorellini et al utilizaram rhBMP-2/ACS com concentrações de rhBMP-2 de 0,75 mg/mL ou 1,50 mg/mL em pacientes com defeitos da parede bucal no rebordo alveolar após extracções dentárias. Houve duas coortes sequenciais de 40 pacientes (total de 80 pacientes) divididos entre quatro tratamentos: uma das duas doses de rhBMP-2/ACS; ACS sozinho (placebo); ou nenhum tratamento. A eficácia dos resultados foi determinada por TC após 4 meses de tratamento. As TCs foram avaliadas quanto à quantidade de indução óssea, à competência óssea para suportar um implante dentário endósseo e à necessidade de aumento secundário. Os resultados sugeriram que os doentes tratados com a dose de 1,50 mg/mL de rhBMP-2/ACS tiveram um aumento ósseo significativamente maior ($P > 0,05$) do que o controlo ACS com placebo. Além disso, a competência do osso regenerado foi aproximadamente duas vezes maior para as doses de rhBMP-2/ACS do que para nenhum tratamento ou o controlo ACS. Foi relatado no estudo clínico que 68% dos pacientes relataram dor oral e 75% exibiram edema oral. Foram detectados anticorpos contra o colagénio bovino tipo I (o ACS) em 11 dos 80 doentes, o que sugere a necessidade de mais investigação relativamente à utilização de colagénio.[61]

5.2 PRINCÍPIOS BÁSICOS DOS ANDAIMES EM TECIDOS
ENGENHARIA

O objetivo de trabalho da engenharia de tecidos é a implementação do conhecimento existente para a criação de um tecido de produto. Além disso, o processo de engenharia proporciona frequentemente oportunidades para a descoberta de novos conhecimentos, ou seja, o processo da ciência. As circunstâncias únicas relacionadas com o crescimento de células em suportes tridimensionais (3-D) in vitro no decurso da engenharia de tecidos revelam aspectos dos fenótipos de uma grande variedade de células e conhecimentos sobre comportamentos celulares que, de outra forma, teriam escapado à vista. A este respeito, a engenharia de tecidos é suscetível de contribuir com conhecimentos importantes para o estudo da biologia celular e molecular, aumentando simultaneamente o fundo de conhecimentos que podem ser utilizados para o avanço dos cuidados de saúde.[62]

BASE CIENTÍFICA DA ENGENHARIA DE TECIDOS

Um aspecto único da ciência da engenharia de tecidos é a investigação das interações das células com matrizes absorvíveis e factores ambientais (por exemplo, carga mecânica) que se relacionam com a formação de tecidos. As respostas celulares a estas interações incluem a proliferação celular e a biossíntese de moléculas de matriz. A contração celular é outro aspeto importante da resposta celular aos suportes utilizados na engenharia de tecidos. À medida que se adquirem mais conhecimentos sobre a interação das células com as matrizes, os investigadores estarão mais aptos a preparar novos suportes para provocar mais especificamente as respostas das células que melhor se adequam a uma aplicação de engenharia de tecidos. O aspeto desafiante da engenharia de tecidos é a utilização criteriosa dos conhecimentos existentes para a produção de um produto útil. Existem tantas questões físicas e biológicas relacionadas com a produção de tecidos in vivo ou in vitro, e tão poucos factos concretos para orientar o processo de engenharia, que a engenharia de tecidos é um campo muito mais exigente do que outras disciplinas de engenharia. Além disso, os riscos da engenharia de tecidos são mais elevados, porque os riscos de fracasso incluem a morte.[63]

A engenharia de tecidos pode agora ser prosseguida devido aos avanços nas tecnologias de capacitação relacionadas com a tríade da engenharia de tecidos: células, matrizes e reguladores. Só recentemente é que foram desenvolvidas tecnologias para a proliferação de células in vitro em condições que permitem a manutenção ou recuperação do fenótipo celular. Um aspeto crítico da maioria das estratégias de engenharia de tecidos é a expansão do número de células em cultura para gerar o número necessário de células para a produção de tecidos in vitro ou a implantação de células isoladas ou semeadas em matrizes para a regeneração de tecidos in vivo. Muitos tipos de células perdem caraterísticas fenotípicas críticas com o aumento do tempo em cultura. Os avanços na biologia celular permitiram a criação de condições de cultura que favorecem a proliferação de células que mantêm o seu fenótipo ou recuperam a expressão genética fenotípica perdida após a expansão. Um dos avanços tecnológicos mais importantes que permitem a engenharia de tecidos é o meio de produção dos suportes porosos e absorvíveis que são necessários para conter as células para a produção de tecidos in vitro e in vivo. Os polímeros sintéticos e naturais e os fosfatos de cálcio foram desenvolvidos como suportes para a engenharia de tecidos moles e duros. O controlo das caraterísticas dos poros, incluindo a fração de volume, o diâmetro e a orientação, bem como a composição química da matriz, tem desempenhado um papel fundamental nos avanços da engenharia de tecidos.

Outra tecnologia importante que tem tido impacto na engenharia de tecidos é a tecnologia recombinante para a produção de grandes quantidades de citocinas selecionadas, como os rhPDGFs e as rhBMPs. Estes factores e agentes de crescimento e diferenciação estimulam a atividade biossintética e desempenham um papel importante nos esforços para formar tecidos in vitro e facilitar a regeneração in vivo. Já foi demonstrado que muitas moléculas reguladoras melhoram consideravelmente o processo regenerativo. Além disso, vários estímulos físicos (por exemplo, carga mecânica e terapia por ondas de choque) também estão a revelar-se terapias adjuvantes promissoras para facilitar a engenharia de tecidos. Os desafios que se avizinham envolvem a determinação das combinações de ferramentas necessárias, e o momento da sua utilização, para a regeneração de tecidos e órgãos específicos (ou seja, uma estrutura que compreende dois ou mais tecidos).[64]

Perspetiva histórica

Muitas investigações serviram como antecedentes da engenharia de tecidos; a discussão que se segue apresenta um breve resumo de alguns desses estudos. Talvez a primeira aplicação bem sucedida de princípios que agora se enquadram no conceito de engenharia de tecidos tenha sido a implementação de matrizes porosas de colagénio-glicosaminoglicano (GAG) para a regeneração in vivo da derme. Este trabalho, que deu origem ao termo pele artificial, serviu de base para a utilização subsequente destas matrizes em forma tubular para a regeneração de nervos periféricos. O conceito subjacente consistia em desenvolver análogos da matriz extracelular (ECM) do tecido a regenerar. Para além de demonstrarem que os análogos selecionados podiam facilitar a regeneração de tecidos que não tinham a capacidade de se regenerar espontaneamente, estes estudos mostraram que as caraterísticas dos poros específicas do tecido (por exemplo, diâmetro e orientação dos poros) eram necessárias para um desempenho ótimo.

A utilização destes modelos de regeneração também demonstrou a importância de ter taxas de degradação para a matriz, controladas através de ligações cruzadas, que correspondessem à taxa de regeneração do tecido que está a ser regenerado, num processo designado por substituição isomórfica. Trabalhos posteriores que seguiram esta linha de investigação mostraram que um andaime pronto a usar, utilizado para tratar lacunas nos nervos periféricos num modelo de rato, era mais eficaz do que o auto-enxerto na regeneração dessas lacunas. Outros estudos iniciais de engenharia de tecidos investigaram a camada de células semelhantes ao endotélio que se formava em implantes de polimetilmetacrilato utilizados no olho. Trabalhos posteriores demonstraram a capacidade das matrizes semeadas com células, feitas de um polímero sintético, para formar e manter um tecido cartilaginoso viável com uma forma selecionada quando implantado num modelo animal.[65]

Engenharia de tecidos versus medicina regenerativa

O termo engenharia de tecidos foi inicialmente introduzido para descrever a tecnologia de produção de tecidos in vitro. Mais recentemente, o termo medicina regenerativa tem sido utilizado para descrever o desenvolvimento de tecnologia e procedimentos cirúrgicos para a regeneração de tecidos in vivo. Existem vantagens e desvantagens em ambas as estratégias, in vitro e in vivo. Uma vantagem da síntese de tecido in vitro é a capacidade de examinar o tecido à medida que se forma e de efetuar determinadas medições não destrutivas para estabelecer as suas funções antes da implantação. Uma desvantagem dos métodos in vitro, particularmente na produção de tecido músculo-esquelético que deve desempenhar um papel de suporte de carga, é a ausência de um ambiente mecânico fisiológico durante a formação do tecido. Está agora bem estabelecido que a força mecânica serve como um regulador crítico da função celular e pode influenciar profundamente a arquitetura do tecido durante a sua formação. Uma vez que o ambiente mecânico presente durante a formação da maioria dos tecidos músculo-esqueléticos in vivo não é bem compreendido, ainda não é possível recriar esse ambiente in vitro durante a engenharia da maioria dos tecidos.[66]

Outra desvantagem da formação de tecido músculo-esquelético fora do corpo é a necessária incorporação dos tecidos após a implantação. Esta incorporação exige que o tecido projetado seja mecanicamente acoplado às estruturas circundantes. A união do tecido implantado com o órgão hospedeiro requer a degradação da remodelação e a formação de novos tecidos nas interfaces do implante com os tecidos do hospedeiro. Essa remodelação do tecido implantado é essencial para a sua incorporação funcional. Assim, para determinados tecidos (por exemplo, músculo-esquelético), uma estratégia eficaz pode ser facilitar a formação de tecido in vivo, sob a influência do ambiente mecânico fisiológico. No entanto, uma desvantagem desta abordagem é que o tecido regenerado pode ser deslocado ou degradado pelas forças mecânicas que normalmente actuam no local antes de estar completamente formado e incorporado. Na maioria dos casos, não é feita uma distinção entre a engenharia de tecidos e a medicina regenerativa, considerando-se que ambas são abrangidas pelo conceito geral de engenharia de tecidos. Independentemente do facto de o processo de engenharia de tecidos ocorrer in vitro ou in vivo, o sucesso depende do emprego estratégico de elementos tecidulares (células, matriz e reguladores solúveis). As decisões sobre os elementos que podem ser necessários para a regeneração de tecidos in vivo são frequentemente orientadas por uma compreensão dos défices dos processos de cicatrização naturais (ou seja, espontâneos) que impedem a regeneração.[65]

SUPORTES PARA ENGENHARIA DE TECIDOS E MEDICINA REGENERATIVA

Durante a maior parte das décadas do século XX, os biomateriais desempenharam um papel fundamental ao permitirem o fabrico de um grande número e de uma grande variedade de implantes médicos. No entanto, à exceção de alguns exemplos, estes eram dispositivos permanentes destinados a fixar ou substituir a função de tecidos e órgãos. Foram desenvolvidos dispositivos em aço inoxidável para a fixação de fracturas e para fixar aloenxertos ao osso hospedeiro. Os implantes fabricados a partir de materiais metálicos, cerâmicos e poliméricos facilitaram procedimentos que salvaram a vida de muitos doentes (por exemplo, próteses vasculares e válvulas cardíacas artificiais) e melhoraram profundamente a qualidade de vida de outros indivíduos (por exemplo, próteses de substituição de articulações). Apesar destes êxitos notáveis, os novos papéis dos biomateriais na medicina irão provavelmente ultrapassar estes resultados. Os novos papéis incluem a utilização de suportes de biomateriais porosos e absorvíveis (tipo esponja) na engenharia de tecidos, na medicina regenerativa e na terapia genética. Os suportes para a engenharia óssea e dos tecidos moles foram sintetizados a partir de uma série de fosfatos de cálcio sintéticos e naturais e de uma miríade de polímeros sintéticos (por exemplo, ácido poliláctico e ácido poliglicólico) e naturais (por exemplo, colagénio e fibrina). Estes suportes, independentemente da sua composição, devem ser escolhidos com base numa série de considerações:

• Os suportes para a engenharia de tecidos in vitro, ou para serem utilizados como implantes para facilitar a regeneração in vivo, devem ter uma microestrutura capaz de acomodar as células e as suas funções. Geralmente, é necessária uma estrutura porosa. É expetável que a porosidade e o diâmetro dos poros necessários, a distribuição dos poros e a orientação dos poros variem consoante o tipo de tecido.

• A composição química da matriz é importante no que respeita à sua influência na adesão celular e na expressão fenotípica das células infiltrantes.

• Uma vez que o objetivo é a regeneração do tecido original, a estrutura de suporte tem de ser absorvível. A taxa de degradação do material pode geralmente ser determinada com base na taxa de formação de novos tecidos e no período normal de remodelação do tecido no local de implantação. É importante considerar os efeitos das moléculas libertadas durante a degradação da matriz no hospedeiro e no tecido em regeneração.

• As propriedades mecânicas do biomaterial utilizado como suporte para a engenharia de tecidos são importantes para proporcionar um suporte temporário das cargas aplicadas in vivo durante o processo de regeneração e para resistir às forças contrácteis que podem ser exercidas pelas células semeadas antes da implantação e pelas células que se infiltram no suporte in vivo.[62]

A rigidez do scaffold também é importante porque afecta a tensão no tecido encravado e circundante. No que diz respeito às propriedades mecânicas, as especificações de conceção de vários materiais de substituição de enxertos ósseos têm enfatizado a resistência do material da matriz, com o objetivo principal de empregar substâncias de elevada resistência para suportar cargas imediatas. As cerâmicas sintéticas de fosfato de cálcio foram desenvolvidas desta forma como materiais matriciais para facilitar a fixação do osso

regeneração in vivo. No entanto, para além de possuírem uma elevada resistência, estes materiais têm também um elevado módulo de elasticidade, o que os torna estruturas muito rígidas. A presença do material rígido altera grandemente a distribuição das forças mecânicas no tecido circundante e, por conseguinte, afecta negativamente a remodelação induzida pelo stress do osso vizinho. Como esta classe de matriz é essencialmente não reabsorvível, os efeitos adversos na remodelação persistirão indefinidamente. Esta remodelação não fisiológica pode resultar em regiões osteopénicas em redor do local implantado, aumentando o risco de fratura. Além disso, é provável que os métodos convencionais de tratamento destas fracturas sejam difíceis, uma vez que a elevada densidade do biomaterial implantado impede a realização de procedimentos de perfuração e corte. Os procedimentos cirúrgicos de revisão em locais implantados com estas substâncias podem exigir a sua remoção completa.[64]

Por estas razões, a utilização de biomateriais de elevado módulo de elasticidade para a reconstrução de osso no qual vão ser colocados implantes (por exemplo, implantes dentários endósseos) é problemática. Pode ser judicioso empregar materiais que correspondam ao módulo de elasticidade do tecido no local do implante e, assim, considerar a composição e as propriedades da MEC quando se concebe ou seleciona um suporte para a engenharia de tecidos. Foram efectuadas numerosas análises das caraterísticas dos suportes de biomateriais geralmente utilizados na engenharia de tecidos.

Funções de um andaime

Um suporte pode desempenhar muitas funções no processo de regeneração de tecidos:

• O andaime pode servir de estrutura para apoiar a migração celular para o defeito a partir dos tecidos circundantes; isto é especialmente importante quando não existe um coágulo de fibrina.

• Antes de ser absorvido, um suporte pode servir de matriz para a adesão de células endógenas ou exógenas e pode facilitar e regular determinados processos celulares, incluindo a mitose, a síntese e a migração. Isto pode ser mediado por ligandos para receptores celulares (integrinas) no biomaterial, e/ou o biomaterial pode adsorver seletivamente proteínas de adesão celular.

• O andaime pode servir como veículo de entrega de células exógenas, factores de crescimento e genes. Esta atividade é possibilitada pela grande área de superfície para fixação e pelo possível controlo da densidade dos agentes (ou seja, agentes por unidade de volume).

• O andaime pode reforçar estruturalmente o defeito para manter a forma do defeito e evitar a distorção do tecido circundante.

• O andaime pode servir de barreira para impedir a infiltração de tecido circundante que possa impedir o processo de regeneração.

Conceção e produção de andaimes

Têm sido utilizados muitos métodos para produzir materiais porosos para serem utilizados como suportes para a engenharia de tecidos e a medicina regenerativa:

• Manipulação de fibras em estruturas não tecidas e tecidas - Incorporação de agentes sacrificiais de formação de poros, incluindo gelo e partículas solúveis (por exemplo, cloreto de sódio e sacarose) - Utilização de moléculas auto-montantes (por exemplo, certos péptidos e compósitos de colagénio-hidroxiapatite) - Utilização de fabrico de formas livres sólidas. Os conceitos subjacentes que orientam o desenvolvimento de andaimes podem ser baseados no biomaterial selecionado ou no método de produção do andaime.

Exemplos de abordagens baseadas em biomateriais incluem: - Biomateriais que têm sido frequentemente utilizados para outras aplicações de implantes (por exemplo, ácido poliláctico-ácido poliglicólico) - Materiais de matriz extracelular natural tratados (por exemplo, osso anorgânico) - Biomiméticos e análogos da matriz extracelular (por exemplo, colagénio-GAG3 e andaimes de colagénio-hidroxiapatite) - Biopolímeros para matrizes à nanoescala (por exemplo, péptidos auto-montantes) - Novos tipos de biomateriais concebidos especificamente para andaimes de engenharia de tecidos.[65]

Isto tornou-se possível com a introdução de uma vasta gama de técnicas e aparelhos de fabrico de formas livres sólidas. Uma das abordagens de conceção já mencionadas tem sido a utilização de materiais que podem servir como análogos da MEC do tecido a ser submetido a engenharia. Este conceito reconhece que a composição molecular e a arquitetura da MEC apresentam propriedades químicas e mecânicas necessárias às células parenquimatosas e às exigências fisiológicas do tecido. No que respeita aos suportes para a regeneração óssea, esta abordagem conduziu à utilização de mineral ósseo natural produzido pela remoção da matéria orgânica do osso bovino.

A apatite carbonatada deficiente em cálcio, que constitui a fase mineral do osso, e a microestrutura única da MEC do osso são determinadas pelo modelo orgânico do colagénio e pela libertação inicial de vesículas contendo fosfato de cálcio dos osteoblastos; por conseguinte, o mineral ósseo não pode ser reproduzido em laboratório. Para fornecer mineral ósseo natural (osso anorgânico) para implantação, tem sido necessário desorganizar o osso. Estudos demonstraram que as partículas de mineral ósseo natural implantadas em defeitos num modelo de coelho apresentam um maior grau de incorporação no tecido ósseo do hospedeiro[66] , maior reabsorção por células semelhantes a osteoclastos e um módulo de elasticidade composto mais próximo do do osso normal" do que as partículas de uma cerâmica sintética de hidroxiapatite. Vários polímeros sintéticos e naturais têm sido utilizados no desenvolvimento de implantes para o tratamento de lesões em tecidos conjuntivos moles. Por exemplo, no caso de defeitos da cartilagem articular, o ácido poliglicólico e as misturas de ácido poliláctico e ácido poliglicólico; polímeros naturais, incluindo fibrina, gel de colagénio e esponja; e hialuronano foram semeados com condrócitos.

A abordagem de utilização de análogos da MEC como implantes para a regeneração do tecido conjuntivo mole e do nervo tem utilizado copolímeros porosos de colagénio-GAG. Os estudos revelaram que a regeneração da derme em animais e seres humanos e a reconexão de axónios de células em nervos periféricos rompidos em ratos exigiam determinadas caraterísticas de poros e taxas de degradação específicas do tecido. Havia também uma indicação de que esta abordagem seria bem sucedida na regeneração do menisco e na engenharia de tendões. Para produzir estes materiais, o colagénio de tipo I é precipitado a partir de uma dispersão ácida na presença de condroitina-6-sulfato. A suspensão de coprecipitado pode ser injectada num tubo de silicone (diâmetro interior de 3,8 mm) ou espalhada num tabuleiro para imersão num banho de refrigeração e depois liofilizada para produzir uma arquitetura porosa. As matrizes são então expostas a um tratamento desidrotérmico ou à luz ultravioleta para reticulação e esterilização. A reticulação adicional pode ser conseguida utilizando aldeídos, carbodiimida ou outros agentes de reticulação. Estas matrizes de colagénio-GAG são nominalmente 95% porosas e podem ser produzidas com um diâmetro médio de poro na ordem dos 20 a 200 pm.[67]

SUPORTES PARA A ADMINISTRAÇÃO DE CÉLULAS EXÓGENAS

O papel potencial do suporte como veículo de entrega de células exógenas tornou-se cada vez mais importante numa grande variedade de tecidos e órgãos, à luz dos recentes avanços na terapia celular para reparação local. A injeção de células exógenas, expandidas em número numa cultura em monocamada, está a ser estudada para o tratamento de defeitos e condições degenerativas em muitos tecidos:

- Condrócitos para a reparação de defeitos da cartilagem articular na superfície das articulações - Células do disco intervertebral para hérnias discais - Células estaminais para lesões da medula espinal - Mioblastos e células estaminais para o enfarte do miocárdio - Células estaminais para a retina.

Uma alternativa à injeção de células é a implantação de um suporte semeado com células. A grande área de superfície dos suportes porosos permite o fornecimento de um número extremamente elevado de células fixadas e facilita a retenção das células no local do implante. Em muitos tecidos, como o osso, o número e a atividade mitótica das células precursoras são tão elevados que existe normalmente uma ampla fonte de células endógenas para povoar os suportes implantados para a regeneração do tecido. Na maioria das circunstâncias, os andaimes podem servir apenas para facilitar a regeneração. As células exógenas e os factores mitogénicos só podem ser necessários em casos especiais, quando a proliferação das células precursoras é impedida ou a sua reserva foi muito diminuída devido a uma cirurgia anterior ou a uma doença concomitante.[68]

Quando há indicações para células ou reguladores solúveis, a sua incorporação em matrizes implantáveis é geralmente necessária para assegurar a sua localização no local de tratamento. Uma alternativa é injetar uma suspensão de células num compartimento selado que contenha o defeito. Atualmente, as células alogénicas e autólogas do tecido a regenerar, cultivadas em cultura a partir de tecido colhido que foi digerido in vitro, estão a ser investigadas para a regeneração de uma variedade de tecidos. Existem vantagens e desvantagens em cada abordagem. Quando são utilizadas células alogénicas, deve ser considerado o potencial de resposta imunitária e de transmissão de doenças. As questões relacionadas com a utilização de células autólogas incluem os requisitos para a colheita das células e a morbilidade do local do dador. Foi proposto que as células estaminais estromais da medula óssea (também designadas por células estaminais mesenquimais) podem ser utilizadas como precursoras de muitos tecidos conjuntivos. No entanto, ainda não foi demonstrado se as condições para a diferenciação destas células podem ser implementadas de forma fiável e se o estado de diferenciação desejado pode ser mantido. Em certas lesões ósseas, pode haver um fornecimento inadequado de células precursoras ósseas endógenas. Os materiais a serem utilizados como transportadores de células devem ter algumas das mesmas propriedades que uma matriz a ser implantada isoladamente. Embora os procedimentos que utilizam células exógenas para a regeneração de tecidos continuem a ser promissores, muitas questões ainda não foram resolvidas, incluindo a fonte de células e o melhor veículo ou matriz de entrega.[69]

SUPORTES PARA A TRANSFERÊNCIA DE GENES

Outro papel potencial do suporte é a entrega de genes para factores de crescimento selecionados. A regeneração do tecido pode, em algumas circunstâncias, exigir a administração de determinados factores terapêuticos (por exemplo, factores de crescimento) durante períodos de tempo curtos ou longos, de modo a obter uma regeneração óptima. Por exemplo, foi demonstrado que determinados factores de crescimento, administrados como uma dose única em bolus no início do processo de reparação da cartilagem, aceleram a produção de uma matriz de cartilagem reparadora semelhante à hialina. No entanto, nenhum destes factores de crescimento, tal como no caso da regeneração da cartilagem, conseguiu manter a sua eficácia durante a fase de remodelação que se segue algumas semanas a meses após o procedimento de reparação inicial.[70]

A eficácia limitada da dosagem em bolus dos factores de crescimento, nesta situação, pode ser o resultado da sua incapacidade inerente de manter níveis terapêuticos da citocina durante períodos prolongados. Os efeitos transitórios da administração em bolus de factores de crescimento polipeptídicos são uma consequência das suas semi-vidas in vivo relativamente curtas (minutos a horas), da natureza temporal da sinalização dos factores de crescimento na diferenciação celular e na função metabólica, da ausência das células-alvo no momento da injeção e do facto de algumas citocinas exógenas não estimularem a histogénese endógena.

A utilização de um suporte para transferir o gene de uma citocina selecionada para as células envolvidas no processo de reparação é um meio de manter níveis terapêuticos da proteína durante as fases posteriores do processo de reparação da cartilagem. Os sistemas de vectores não virais oferecem as vantagens da baixa imunogenicidade, simplicidade de conceção e relativa facilidade de produção em grande escala. A principal desvantagem desta abordagem é a menor eficiência da transfecção. No entanto, para alguns processos reparadores (por exemplo, cartilagem articular), mesmo quantidades relativamente pequenas da citocina produzida por algumas células transfectadas podem ter um valor significativo. Esta abordagem tem dado resultados promissores em estudos destinados a melhorar a regeneração óssea, utilizando uma matriz de colagénio como transportador de genes selecionados. A libertação prolongada (ao longo de várias semanas ou meses) de ADN de um implante é necessária quando existe um benefício na transfecção de células selecionadas que só aparecem no local do implante dias ou semanas após a cirurgia, quando existe uma rápida perda de expressão nas células transfectadas ou quando as células transfectadas migram do local do defeito.[67]

Num estudo, as matrizes porosas de GAG de colagénio suplementadas com genes (GSCG) foram carregadas com ADN plasmídico que codifica o gene repórter da luciferase, tendo sido determinados os efeitos da ligação cruzada e do pH (durante o carregamento do gene) na cinética de libertação e na integridade do ADN. As condições óptimas produziram a expressão da luciferase em construções de GSCG semeadas com condrócitos durante 28 dias, demonstrando a transfecção contínua de condrócitos articulares ao longo do período de cultura. Mais de 30% do plasmídeo permaneceu em andaimes selecionados após 28 dias numa solução tampão. Num estudo anterior que investigou a libertação de ADN plasmídico a partir de copolímeros de D,L-lactida e glicolida, menos de 10% do ADN permaneceu na construção de polímero sintético após 28 dias em estudos de lixiviação realizados utilizando o tampão de ácido tris-etilenodiaminotetracético46 Outros materiais de matriz podem prestar-se a modificações para a suplementação de genes para uma libertação mais prolongada de genes.[68]

Fundamentação da transferência de genes

Os factores de crescimento podem contribuir significativamente para os procedimentos de reparação e engenharia de tecidos, estimulando a proliferação, migração, diferenciação e síntese de matrizes celulares. Existem, no entanto, grandes desafios na aplicação direta de proteínas recombinantes humanas num contexto clínico.

As proteínas são difíceis de administrar exogenamente em quantidades exactas, sustentadas e terapeuticamente úteis. Doses únicas de factores de crescimento in vivo têm meias-vidas curtas como resultado da degradação ou difusão a partir do local do defeito. Vários veículos de entrega, incluindo polímeros, bombas e heparina, têm sido investigados como possíveis métodos para atingir níveis constantes de factores de crescimento num determinado local lesionado. Um sucesso clínico notável é a rhBMP-2 incorporada numa esponja de colagénio tipo I absorvível (ACS) utilizada para fusões da coluna vertebral. A entrega de um gene que possa ser expresso na ferida é uma alternativa atractiva à aplicação da proteína recombinante. A transferência de genes fornece o ADN que codifica a proteína desejada, de modo a que as células infectadas possam criar níveis mais elevados e mais sustentados do fator de crescimento durante longos períodos de tempo, um requisito provável para a regeneração eficaz de muitos tecidos. Mais de um gene pode ser transferido e regulado de forma independente para fornecer múltiplos factores de crescimento ao local do defeito. Alguns estudos sugeriram que as proteínas expressas endogenamente e induzidas por transferência de genes podem ter um efeito mais positivo e mais potente do que as proteínas recombinantes exógenas na síntese da matriz e na atividade biológica.[69]

Abordagens à transferência de genes

Uma abordagem promissora para melhorar a transferência de genes e a retenção de genes ou proteínas expressas num local defeituoso emprega andaimes 3-D como veículo de entrega dos genes. A combinação da terapia genética e da engenharia de tecidos poderá constituir o tratamento definitivo para defeitos nos tecidos, uma vez que envolve um suporte que pode servir de veículo para vectores de genes ou células infectadas, resultando numa entrega sustentada, prolongada e localizada de proteínas terapêuticas in vivo. Foi também demonstrado que as células semeadas pela primeira vez em suportes 3-D e depois transfectadas apresentam níveis de expressão genética mais elevados e tempos de expressão mais longos do que as células administradas por transfecção bidimensional. Esta observação é importante para demonstrar como o ambiente da matriz 3-D pode influenciar o comportamento e os processos celulares. A maioria dos estudos que empregam conceitos de terapia genética e de engenharia de tecidos para a regeneração de tecidos como a cartilagem articular envolve a infeção ex vivo de células que são transduzidas ou transfectadas in vitro e, em seguida, semeadas em suportes 3-D (por exemplo, suportes de fibrina ou de polímero). Foram efectuadas várias investigações de vários tipos de células e genes para esta aplicação, incluindo a transfecção de condrócitos articulares com o gene do fator de crescimento semelhante à insulina I; a transdução de células estaminais periosteais com o gene da proteína osteogénica I; e a transdução de células mesenquimatosas do pericôndrio da costela com os genes BMP-2 e do fator de crescimento semelhante à insulina I.[70]

Em todos estes casos, a condrogénese e a síntese da matriz foram significativamente melhoradas in vivo. A desvantagem dos métodos que envolvem a implantação de células tranfectadas ou transduzidas ex vivo é que pode haver uma diminuição da proteína expressa ao longo do tempo, à medida que as células infectadas sofrem apoptose ou migram. Seria ideal se o andaime pudesse servir de veículo para imobilizar vectores de genes de modo a que, quando implantado, as células que migram para o andaime e proliferam pudessem absorver o gene e/ou as células circundantes pudessem absorver os genes libertados à medida que o andaime se degrada. O vetor de ADN, bem como a proteína terapêutica transitoriamente expressa, seriam retidos no local do defeito, aumentando assim a oportunidade de uma resposta terapêutica máxima e diminuindo a probabilidade de disseminação do vetor para o tecido circundante. Com o tempo, mais células endógenas poderiam ser infectadas e uma libertação prolongada poderia assim ser mantida durante toda a duração da regeneração do tecido. Estes suportes com suplemento genético poderiam ser particularmente benéficos em aplicações de "medicina regenerativa", uma vez que não seria necessária a cultura in vitro. Um suporte suplementado com genes e semeado sem células poderia ser implantado para induzir a regeneração in vivo. Vários estudos sintetizaram suportes com suplementos genéticos para o tratamento de defeitos em tecidos, incluindo osso e pele.[65]

Foi demonstrado que as matrizes carregadas com ADN nu que codifica o PDGF proporcionam uma melhor transfecção para aumentar a formação de tecido e a vascularização quando implantadas subcutaneamente em ratos Lewis, em comparação com a injeção direta de plasmídeo. No entanto, foi necessário um elevado carregamento inicial de ADN plasmídico nas estruturas para se obter uma transfecção suficiente. Embora o carregamento direto de ADN plasmídico nu ou de vectores adenovirais no suporte por simples imersão ou injeção de uma solução de vetor seja o método mais simples para a incorporação de genes em matrizes tridimensionais, um dos principais problemas continua a ser a rápida difusão do vetor a partir do suporte, em que a maior parte do vetor é expelida da matriz nas primeiras 24 horas.

A engenharia de tecidos para a reparação de feridas cutâneas pode beneficiar mais com este tipo de matrizes, uma vez que o tempo de cicatrização destes defeitos é da ordem das semanas. Embora certos defeitos da cartilagem também possam beneficiar destes suportes, noutros casos pode ser necessário um período mais longo de administração de genes (por exemplo, meses). Um método de incorporação de genes que conseguiu reter os vectores no interior das matrizes é a montagem e subsequente fusão de microesferas de polímero carregadas com ADN plasmídico, utilizando um processo de espumação de gás e lixiviação de partículas. Estes suportes mantiveram a integridade do ADN e apresentaram uma libertação controlada sustentada e gradual durante, pelo menos, 21 dias. Outro método de retenção de genes em matrizes de engenharia de tecidos envolve a mistura de vectores adenovirais com géis de colagénio e a injeção do complexo gene-gel num suporte 3-D. Num estudo, um adenovírus contendo o gene que codifica o PDGF-B (AdPDGF-B) foi misturado com um gel de colagénio e injetado numa esponja de álcool polivinílico (PVA). Esta construção foi comparada com a injeção de uma solução aquosa do gene ou injeção(ões) da proteína recombinante PDGF-B dentro de uma esponja de PVA para estudos in vivo em feridas excisionais isquémicas. Foi demonstrado que os complexos AdPDGF-B/PVA imobilizados com colagénio retêm os produtos do vetor e do transgene nos locais de entrega durante 28 dias.[64]

Em contrapartida, as formulações aquosas permitiram a infiltração do vetor nos locais de aplicação, conduzindo a uma hiperplasia induzida por PDGF nos tecidos circundantes, mas não nos leitos das feridas. Além disso, foram necessárias aplicações repetidas da proteína recombinante PDGF-B para uma indução de neotecidos equivalente à de uma única aplicação de AdPDGF-B imobilizado em colagénio, confirmando a eficácia e a vantagem da utilização de métodos de transferência de genes como meio de administração de proteínas terapêuticas. A criação de estruturas que controlem e retenham mais eficazmente os vectores de genes numa área localizada seria muito benéfica para a reparação de tecidos. Para a transfecção não viral com ADN plasmídico nu, a retenção de genes num suporte pode aumentar a oportunidade de o plasmídeo ser absorvido pelas células semeadas ou circundantes ao longo do tempo. Para a transdução viral utilizando andaimes, a difusão indesejável de vectores virais para os tecidos circundantes ou outras partes do corpo poderia ser reduzida ou evitada.[70]

5.3 AVANÇOS NA TERAPIA GENÉTICA PARA BIOENGENHARIA PERIODONTAL

A doença periodontal é caracterizada por uma inflamação crónica dos tecidos induzida por micróbios que leva à destruição das estruturas de suporte dos dentes, incluindo o osso alveolar, o cemento e o ligamento periodontal (LPD). Um desafio no tratamento da periodontite é a regeneração previsível dos tecidos perdidos em consequência da doença. A aplicação de biomateriais regenerativos periodontais, tais como autoenxertos ósseos, aloenxertos, procedimentos de regeneração tecidular guiada, proteínas da matriz do esmalte e, mais recentemente, factores de crescimento, tem sido utilizada com diferentes graus de sucesso para regenerar o suporte dentário perdido. Estas medidas terapêuticas demonstram algum sucesso como biomateriais regenerativos na prática clínica. No entanto, até à data, a capacidade de regenerar de forma completa e previsível as estruturas de suporte periodontal danificadas não foi alcançada em seres humanos.[71]

Vários factores complicadores chave que representam desafios para uma regeneração periodontal previsível são a contaminação das feridas periodontais com biofilmes de bactérias anaeróbias associadas aos dentes; a natureza do ambiente transmucoso dos tecidos duros e moles, que permite a entrada de agentes patogénicos nas feridas; a existência de múltiplos complexos juncionais e interações estromal-celulares, que criam dificuldades na reconstrução das interfaces tecidulares (por exemplo, dente-PDL-osso e tecido epitelial-tecido conjuntivo-osso); e os efeitos das forças oclusais que fornecem cargas intermitentes nas dimensões axial e transversal. As abordagens de cicatrização de feridas que utilizam factores de crescimento para a restauração do osso de suporte do dente, do PDL e do cemento podem fazer avançar muito o campo da medicina regenerativa periodontal.[72]

Um dos principais focos da investigação periodontal tem avaliado o impacto dos factores de crescimento aplicados na regeneração dos tecidos periodontais. Estas revisões descrevem vários sistemas de administração e aplicações de factores de crescimento. Os avanços na clonagem molecular tornaram disponíveis quantidades ilimitadas de factores de crescimento recombinantes para aplicações na engenharia de tecidos. Os factores de crescimento recombinantes conhecidos por promoverem a cicatrização de feridas cutâneas e ósseas, como os PDGFs, os factores de crescimento de fibroblastos e as BMPs, têm sido utilizados em ensaios clínicos pré-clínicos e humanos para o tratamento de grandes defeitos periodontais ou intra-ósseos, bem como à volta de implantes dentários. O sucesso destas técnicas está bem documentado, mas os resultados nem sempre são previsíveis, devido às limitações impostas pelos sistemas de administração.[73]

APLICAÇÃO LOCAL DE FACTORES DE CRESCIMENTO

A aplicação terapêutica de factores de crescimento para restaurar tecidos danificados visa a regeneração através de processos biomiméticos que ocorrem durante o desenvolvimento embrionário e pós-natal. A complexidade destes eventos sugere que a criação de um ambiente regenerativo ótimo requer uma combinação de diferentes factores de crescimento presentes nos processos reparadores naturais. A utilização de um único fator de crescimento recombinante pode também induzir várias cascatas moleculares, bioquímicas e morfológicas que resultarão na regeneração dos tecidos.

No periodonto, o tratamento regenerativo tem sido um desafio, devido às especificidades morfológicas e funcionais de cada componente dos tecidos de suporte dos dentes. Os factores de crescimento mais estudados para a regeneração periodontal têm sido o PDGF, o fator de crescimento semelhante à insulina I (IGF-1), o fator de crescimento de fibroblastos 2, o fator de crescimento transformador β e diferentes BMPs. O PDGF foi avaliado em estudos pré-clínicos de regeneração periodontal e peri-implantar. A proliferação, migração e síntese de matriz foram observadas em culturas de células periodontais estimuladas pelo PDGF, incluindo fibroblastos gengivais e do PDL, cementoblastos, pré-osteoblastos e células osteoblásticas. Estes efeitos mostraram ser dependentes do tempo e da dose. A família PDGF é composta por quatro factores de crescimento: PDGF-A, PDGF-B, PDGF-C e PDGF-D. Todos eles participam no processo de cicatrização de feridas. O PDGF-BB é a isoforma mais eficaz, e o seu efeito na mitogénese das células PDL e na biossíntese da matriz está bem estudado.[74]

Foram efectuados vários estudos pré-clínicos utilizando a combinação de PDGF-BB e IGF-1 para a regeneração óssea periodontal e peri-implantar. Num ensaio clínico humano de fase I e fase II, uma combinação de PDGF e IGF-1 foi considerada segura quando aplicada topicamente a lesões ósseas periodontais, resultando numa melhoria significativa do crescimento ósseo e do preenchimento de defeitos periodontais em comparação com o desbridamento com retalho aberto. A utilização do PDGF-BB combinado com vários sistemas de administração foi estudada em várias séries de casos e num ensaio aleatório e controlado. Num ensaio clínico multicêntrico de fase III com 180 pacientes com defeitos intra-ósseos periodontais, foi avaliada a eficácia do rhPDGF-BB associado ao fosfato tricálcico sintético. Os resultados demonstraram que a utilização do rhPDGF-BB é segura e melhora o preenchimento ósseo e a taxa de ganho de nível de inserção clínica. Para melhor determinar os mecanismos da regeneração periodontal induzida pelo PDGF, foi realizada uma investigação para examinar os efeitos do rhPDGF-BB na libertação do biomarcador de renovação óssea; o telopeptídeo C-terminal do colagénio tipo I (ICTP).

O fluido da ferida periodontal foi colhido de locais tratados com rhPDGF-BB num subgrupo de 47 pacientes. Os defeitos que receberam a administração local de rhPDGF-BB demonstraram uma maior renovação óssea, medida pelos níveis iniciais e elevados de ICTP que emanavam das feridas durante a cicatrização. Noutro subestudo, 16 pacientes foram avaliados quanto aos níveis de fluido do fator angiogénico fator de crescimento endotelial vascular (VEGF) libertado dos locais das feridas periodontais após a administração de rhPDGF-BB. Os níveis de VEGF aumentaram consideravelmente durante as primeiras 2 semanas após a aplicação do rhPDGF-BB.

Em conjunto, estes dois estudos ajudam a compreender melhor a regeneração periodontal mediada pelo PDGF, demonstrando a capacidade do rhPDGF-BB para (1) estimular a angiogénese através do aumento da produção local de VEGF; e (2) estimular a renovação óssea através da libertação de ICTP na fase inicial da reparação de feridas periodontais.[75]

APLICAÇÃO DA TERAPIA GÉNICA

Fundamentação e estratégias de execução

Em geral, a administração tópica de factores de crescimento em feridas periodontais tem demonstrado um impacto promissor, embora com algumas limitações para a promoção de uma engenharia de tecidos periodontais previsível. As proteínas dos factores de crescimento, uma vez administradas na lesão alvo, tendem a sofrer instabilidade e rápida diluição, presumivelmente devido à degradação proteolítica, à endocitose mediada pelo recetor e à solubilidade da matriz transportadora. Como as meias-vidas dos factores de crescimento aplicados localmente são significativamente reduzidas in vivo, o período de exposição pode não ser suficiente para atuar nos osteoblastos, cementoblastos ou células PDL.

As investigações examinaram uma variedade de abordagens que combinam andaimes com factores de crescimento para atingir o local do defeito, a fim de otimizar a biodisponibilidade. Os suportes são concebidos para otimizar a dosagem do fator de crescimento e para controlar o seu padrão de libertação, que pode ser pulsátil, constante ou programado no tempo. Além disso, a cinética da libertação e a duração da exposição do fator de crescimento podem ser mais bem controladas. Para resolver a bioatividade transitória dos péptidos de factores de crescimento in vivo, foram utilizadas abordagens de terapia genética utilizando vectores de transferência de genes que codificam factores de crescimento para estimular a engenharia periodontal.[76]

Até agora, foram aplicadas duas estratégias principais de administração de vectores de genes à medicina regenerativa periodontal. Os vectores genéticos podem ser introduzidos diretamente no local alvo (abordagem in vivo) ou as células selecionadas podem ser colhidas, expandidas, transduzidas geneticamente e depois reimplantadas (técnica ex vivo). A transferência de genes in vivo envolve a inserção do gene de interesse diretamente no defeito, promovendo a modificação genética da célula-alvo. A transferência de genes ex vivo inclui a incorporação de material genético em células expostas a partir de uma biópsia de tecido e o subsequente transplante para o recetor.[77]

Resultados

As estratégias de transferência de genes para a engenharia de tecidos têm demonstrado sucesso na cicatrização de tecidos moles, como as feridas cutâneas. Tanto o plasmídeo PDGF como os vectores adenovirais PDGF foram avaliados em ensaios pré-clínicos e em seres humanos. No entanto, o último apresentou resultados mais robustos e favoráveis à utilização clínica. Os primeiros estudos em aplicações dentárias utilizando vectores adenovirais recombinantes que codificam o PDGF demonstraram que as construções vectoriais podem transduzir células derivadas do periodonto (osteoblastos, cementoblastos, células PDL e fibroblastos gengivais). Além disso, Chen e Giannobile conseguiram demonstrar os efeitos sustentados da administração adenoviral de PDGF para uma melhor compreensão da sinalização alargada de PDGF.

Numa investigação ex vivo, demonstrou-se que a expressão dos genes PDGF era prolongada até 10 dias em feridas gengivais (Fig. 5.3-1). Um adenovírus que codifica o PDGF-B (AdPDGF-B) transduziu fibroblastos gengivais e melhorou o preenchimento do defeito através da indução da migração e proliferação de fibroblastos gengivais humanos. No entanto, noutro estudo, a exposição contínua de cementoblastos ao PDGF-A teve um efeito inibitório na mineralização do cemento, possivelmente através da regulação positiva da osteopontina e subsequente aumento de células gigantes multinucleadas em estruturas de engenharia do cemento. Para além disso, um adenovírus que codifica PDGF-1308 (um mutante dominante-negativo de

O PDGF-A) inibiu a mineralização do cemento obtido por engenharia de tecidos, possivelmente devido à regulação negativa da sialoproteína óssea e da osteocalcina e à estimulação persistente das células gigantes multinucleadas. Estes resultados sugerem que a administração exógena contínua de PDGF-A pode atrasar a formação mineral induzida por cementoblastos, embora o PDGF seja claramente necessário para a neogénese mineral.[78]

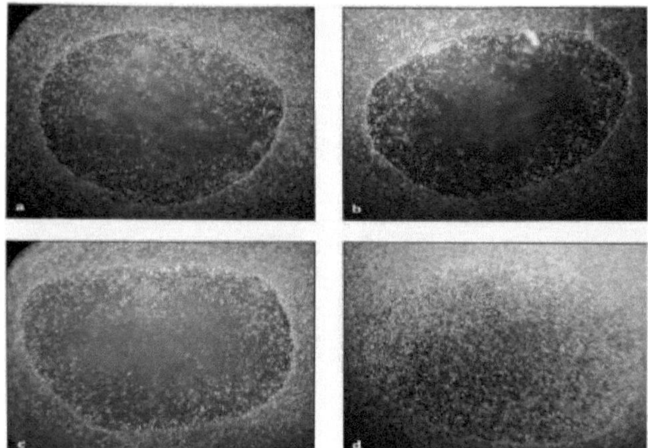

Fig 5.3-1 A transferência do gene PDGF-B estimula o preenchimento de defeitos gengivais ex vivo. Imagens digitais padronizadas mostram fibroblastos gengivais humanos a preencher a área da ferida 10 dias após nenhum tratamento (a); ou após tratamento com um vetor de terapia genética de controlo, ou seja, proteína fluorescente verde (b); adenovírus que codifica PDGF-A (c); ou vetor de adenovírus que codifica PDGF-B (d). N = 4 defeitos por grupo.

A administração ex vivo de fibroblastos transduzidos por BMP-7 numa matriz de gelatina promoveu a reparação dos tecidos periodontais em grandes defeitos ósseos mandibulares. A transferência do gene BMP-7 não só melhorou a reparação do osso alveolar como também estimulou a cementogénese e a formação de fibras PDL. Verificou-se que a formação de osso alveolar ocorre através de um intermediário de cartilagem. No entanto, quando os genes que codificam o antagonista de BMP, noggin, foram entregues, a formação de tecido periodontal foi inibida. Dunn et al demonstraram recentemente que a administração direta in vivo de genes de BMP-7 numa matriz de colagénio promoveu a regeneração de defeitos ósseos de alvéolos de extração em redor de implantes dentários (Fig. 5.3-2). Estas experiências fornecem provas promissoras que demonstram a viabilidade da administração de genes in vivo e ex vivo.
para a regeneração dos tecidos periodontais e a osteointegração peri-implantar.[79]

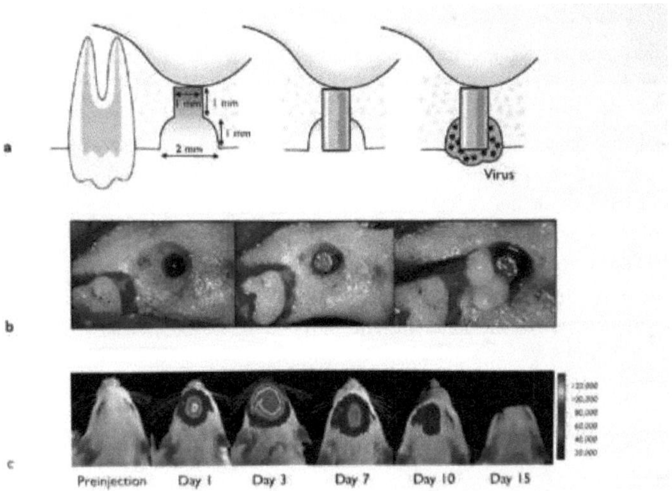

Fig. 5.3-2 Modelo de seleção de genes para avaliar a osteointegração de implantes dentários, (a) Num modelo de defeito de osteotomia de implante dentário para entrega de genes, foram criados defeitos de osteotomia de tipo bem definido com 1 mm de profundidade e 2 mm coronalmente (esquerda). O implante dentário de titânio foi encaixado por pressão na posição (centro) e a matriz de colagénio a 2,6% contendo adenovírus/BMP-7 ou adenovírus/luciferase foi administrada (direita). (b) Fotografias correspondentes da operação cirúrgica, incluindo a criação do defeito (esquerda), a colocação do implante dentário (centro) e a entrega do gene (direita), (c) Imagens de bioluminescência in vivo de um rato tratado com luciferase. As imagens dorsais foram obtidas de 15 a 25 minutos após a injeção. Para localizar o sinal, as imagens a cores das emissões de fotões foram sobrepostas a imagens em escala de cinzentos dos animais, e os sinais foram quantificados em unidade de luz relativa. A distribuição da entrega do gene é mostrada a partir do dia 1; o pico de expressão ocorre no dia 3. Neste caso, a expressão do transgene foi mantida em níveis mensuráveis durante 10 dias.

A administração ex vivo de fibroblastos transduzidos por BMP-7 numa matriz de gelatina promoveu a reparação dos tecidos periodontais em grandes defeitos ósseos mandibulares. A transferência do gene BMP-7 não só melhorou a reparação do osso alveolar como também estimulou a cementogénese e a formação de fibras PDL. Verificou-se que a formação de osso alveolar ocorre através de um intermediário de cartilagem. No entanto, quando os genes que codificam o antagonista de BMP, noggin, foram entregues, a formação de tecido periodontal foi inibida. Dunn et al demonstraram recentemente que a administração direta in vivo de genes de BMP-7 numa matriz de colagénio promoveu a regeneração de defeitos ósseos em alvéolos de extração à volta de implantes dentários. Estas experiências fornecem provas promissoras que demonstram a viabilidade da terapia genética in vivo e ex vivo para a regeneração dos tecidos periodontais e a osteointegração peri-implantar.[80]

APLICAÇÃO DA TERAPIA CELULAR

O transplante de células estaminais periodontais ou de populações de células mais maduras tem sido analisado quanto ao seu potencial para reconstruir o suporte dentário periodontal. É certo que existe um potencial significativo para a utilização de células estaminais na reparação periodontal, e isto é analisado noutro local. O transplante de células derivadas do ligamento periodontal tem demonstrado potencial para regenerar as estruturas de fixação periodontal in vivo. Os cementoblastos ou células do revestimento dos dentes têm uma capacidade marcada para induzir a mineralização num modelo ex vivo de engenharia de tecidos do cemento e in vivo em feridas periodontais. No entanto, quando as células do folículo dentário menos diferenciadas são administradas num sistema de administração semelhante, estas células inibem a cicatrização periodontal. De interesse significativo, as células estaminais periodontais demonstraram ser capazes de promover a formação de tecido mineralizado semelhante ao cemento ex vivo. Em termos de regeneração de tecidos moles, foi recentemente demonstrado que a utilização de fibroblastos alogénicos do prepúcio promove uma nova fixação clínica de defeitos gengivais e de furca.[81]

5.4 APLICAÇÃO DOS PRINCÍPIOS DA ENGENHARIA DE TECIDOS À PRÁTICA CLÍNICA

A engenharia de tecidos é muitas vezes considerada como um procedimento laboratorial sofisticado em que as células, um composto de tecido ou um órgão são cultivados em cultura de tecidos e depois transplantados para um doente. Na realidade, a engenharia de tecidos pode simplesmente dirigir ou acelerar a cicatrização natural dos tecidos pelo médico. Exemplos de engenharia de tecidos incluem muitos adjuvantes comuns atualmente utilizados, tais como oxigénio hiperbárico, regeneração óssea guiada através da utilização de membranas de barreira, matriz óssea desmineralizada, derivado de matriz de esmalte e osso alogénico liofilizado. O fator de crescimento derivado de plaquetas humano recombinante BB (rhPDGF-BB), a proteína morfogenética óssea humana recombinante (rhBMP) numa esponja de colagénio absorvível (ACS) e o plasma rico em plaquetas (PRP) contêm, na verdade, os três elementos do triângulo da engenharia de tecidos e, por isso, são as técnicas mais fiáveis.[82]

PRINCÍPIOS DA ENGENHARIA DE TECIDOS

O princípio básico da engenharia de tecidos é um plágio da regeneração e cicatrização natural dos tecidos. Ou seja, ambos requerem três elementos que devem estar presentes e funcionar em conjunto: células, um sinal e uma matriz. Este conceito é muitas vezes representado como um triângulo, indicando que a ausência ou disfunção de um elemento impede a regeneração dos tecidos.

Células

Pensa-se que as células são células estaminais pluripotenciais ou células que apenas se diferenciaram parcialmente ao longo da sua linhagem. Na regeneração óssea, as células vão desde as células CD34+ da medula óssea ou as células da unidade formadora de colónias (CFU), nas suas fases mais precoces, até às células pré-osteoblásticas CBFA-1+ e até aos osteoblastos endosteais ou periosteais.

Sinal

Os sinais são os factores de crescimento e de diferenciação (citocinas), como os três PDGF (PDGF- AA, PDGFAB e PDGF-BB); várias formas do fator de crescimento transformador в (TGF- в), entre as quais se incluem numerosas BMP, o fator de crescimento endotelial vascular e o fator de crescimento epidérmico, entre muitos outros. Estes factores de crescimento actuam sobre os receptores da membrana celular externa de uma célula-alvo para estimular a expressão de um gene normal. Uma vez que estes factores de crescimento actuam nos receptores da membrana externa, provocam a expressão de uma função genética normal e não são mutagénicos, não representam um risco de hiperplasia ou neoplasia. Estas citocinas têm efeitos pleotrópicos, alguns dos quais se sobrepõem e podem incluir o crescimento de novos capilares (angiogénese), a proliferação de células-alvo (mitogénese), a especificação celular (diferenciação) e a regulação positiva de funções celulares normais.

Matriz

Embora a maioria dos médicos se concentre nas células (células estaminais) e no sinal (PRP e factores de crescimento recombinantes), outro componente importante e pouco compreendido é a matriz. A matriz é uma estrutura ou rede sobre a qual o tecido é desenvolvido e sobre a qual as células migram. Embora a maioria dos clínicos acredite que utiliza osso alogénico, osso xenogénico, preparações de hidroxiapatite e outros materiais de enxerto não viáveis como suporte ou matriz, isto não é exatamente verdade. Os verdadeiros suportes biológicos são o colagénio exposto e as moléculas de adesão celular fibrina e fibronectina do plasma e a vitronectina segregada pelas plaquetas. O valor do osso alogénico, dos produtos ósseos comerciais, como o Bio-Oss (Osteohealth), e das preparações de hidroxiapatite, como o C-graft (ScionX) e o Interpore-500 (Interpore Cross), é a sua capacidade de aderir estas moléculas à sua superfície. De facto, a osseointegração dos implantes dentários não forma osso diretamente na superfície do titânio. Em vez disso, o osso forma-se sobre estas moléculas de adesão celular que são primeiro depositadas e se tornam aderentes à superfície de titânio. Em seguida, os osteoblastos segregam não osso, mas uma linha de cimentação de sialoproteína e osteopontina, na qual o osso real fica ancorado. Uma vez que a osseointegração representa um bom exemplo de uma aplicação clínica da engenharia de tecidos, a discussão começará por aí.[83]

Osteointegração

Quando um local de perfuração é preparado para a colocação de um implante dentário, a medula óssea que contém células estaminais e osteoblastos endosteais é exposta à cavidade cilíndrica. Além disso, os locais de perfuração enchem-se de sangue que contém plaquetas. Quando o implante é colocado, a superfície é rodeada por um coágulo de sangue no microespaço entre o osso e a superfície do implante.

A sequência de acontecimentos que conduzem à osteointegração começa com a degranulação plaquetária, que liberta PDGF-AA, PDGF-AB, PDGFBB, TGF-f, TGF-B 2, fator de crescimento endotelial vascular, fator de crescimento epidérmico e vitronectina. Além disso, a fração de plasma coagulado do sangue deposita fibrina e fibronectina na superfície do implante e forma uma ponte de ligação entre a parede óssea e a superfície do implante. Os factores de crescimento libertados actuam nas células da medula óssea expostas, nas células endoteliais e nos osteoblastos endosteais para gerar um efeito angiogénico e mitogénico, bem como migrações e diferenciação celular. Os osteoblastos endosteais depositam osteoide nos filamentos de fibrina, fibronectina e vitronectina e migram em direção à superfície do implante, empurrando as células filhas para a sua superfície à medida que sofrem mitose.[84]

Estas células filhas (osteoblastos) diferenciam-se e depositam osso sobre estes filamentos de moléculas de adesão celular. Quando esta onda de células, seguida de osteoide, se aproxima da superfície do implante, segue os filamentos de moléculas de adesão celular, que estão aderentes à superfície do implante. Estes osteoblastos, agora completamente diferenciados, começam por segregar a sialoproteína e a osteopontina sobre e à volta dos filamentos de moléculas de adesão celular depositados na superfície do implante, degradando-os, mas também infiltrando-se nos vales e nas cavidades da superfície do implante. Este composto de sialoproteína e osteopontina é a mesma substância cimentante que se encontra nas linhas de repouso do osso normal, que funcionam para cimentar (osseointegrar) dois segmentos ósseos formados em alturas diferentes. O verdadeiro osso maduro e, por conseguinte, a osseointegração do implante ocorre quando os osteoblastos inserem colagénio na substância cimentante e formam osso ligado a ela; o colagénio desempenha o mesmo papel que as barras de aço desempenham para ajudar a manter dois blocos de cimento juntos na construção de auto-estradas.[85]

Até à data, a aplicação clínica da engenharia de tecidos à cirurgia de implantes tem sido realizada principalmente com PRR, embora o rhPDGF-BB e a rhBMP-2 também tenham sido sugeridos e estejam atualmente a ser explorados. Nesta aplicação, o PRP ativado (coagulado) é colocado no local da broca antes da colocação do implante. Uma vez que a maioria das superfícies dos implantes dentários são hidrofóbicas e repelem o sangue anticoagulado, bem como a água, não é aconselhável utilizar sangue anticoagulado no local ou colocá-lo sobre o implante. À medida que o implante é colocado, o coágulo de sangue PRP passa a ocupar o micro espaço entre o implante e o osso. Foi sugerido que os mesmos princípios biológicos descritos anteriormente ocorrem com o PRP no microgap, mas a um ritmo mais acelerado e com maior regeneração óssea, em virtude de um aumento de cinco a oito vezes dos factores de crescimento neste espaço da ferida.[86]

AUMENTO COM MATERIAIS DE ENXERTO NÃO VIÁVEIS

Preservação das cumeeiras

O valor clínico da preservação do rebordo é o desenvolvimento de osso ao longo de toda a altura e largura do alvéolo, de modo a manter o contorno do rebordo e a fornecer osso suficiente para o posicionamento ideal dos implantes dentários. O valor clínico do aumento do seio maxilar com materiais de enxerto inviáveis consiste em obter osso suficiente no maxilar posterior, de modo a que os implantes possam ser colocados sem a colheita de osso autógeno. Se o local de aumento do alvéolo ou do seio maxilar for enxertado com sistemas de enxerto não viáveis, como a hidroxiapatite, o osso xenogénico ou o osso alogénico, então todo o osso que eventualmente se desenvolverá neste espaço será o resultado da osteocondução. Nenhuma destas substâncias é osteoindutora, nem transplanta células viáveis capazes de formar osso por osteogénese independente. Em vez disso, estes materiais representam a matriz sobre a qual as moléculas de adesão celular do plasma sanguíneo (fibrina e fibronectina) e das plaquetas sanguíneas (vitronectina) irão aderir, ligando as partículas do enxerto entre si e às paredes do alvéolo. Os sinais virão dos factores de crescimento quando as plaquetas se desgranularem no coágulo sanguíneo. As células serão provenientes dos espaços abertos da medula óssea do próprio alvéolo na preservação do rebordo ou das paredes ósseas da cavidade sinusal nos aumentos do seio. De forma semelhante ao mecanismo de osteointegração, as células osteoprogenitoras dividem-se e empurram as suas células filhas ao longo dos filamentos das moléculas de adesão celular, ligando as partículas do enxerto às paredes do alvéolo ou às paredes do seio, e depois ao longo dos filamentos que ligam as partículas do enxerto.[87]

No entanto, nos enxertos sinusais em que foram utilizados materiais de enxerto não viáveis, apenas 12% a 28% do enxerto representa osso viável. O volume restante é composto por um material de enxerto residual não viável, fazendo com que as radiografias pareçam revelar mais osso do que aquele que está efetivamente presente. Se o rhPDGF-BB ou o PRP fossem adicionados ao alvéolo cirúrgico ou à cavidade sinusal, não acrescentariam outro componente ao triângulo, mas aumentariam a regulação do componente de sinal. Nenhum deles é osteoindutor, mas sabe-se que cada um aumenta a concentração local de factores de crescimento, o que reduziria o tempo necessário para regenerar completamente o osso nestas aplicações e produziria um osso mais denso. Se a rhBMP2/ACS fosse adicionada a este enxerto, representaria igualmente uma regulação positiva do sinal. No entanto, neste caso, também representaria um segundo sinal, porque a rhBMP2/ACS é efetivamente osteoindutora. Por conseguinte, nesta aplicação clínica, o coágulo sanguíneo nativo, o rhPDGF-BB ou o PRP representariam um sinal, e a rhBMP-

2/ACS representaria tanto uma regulação positiva de um sinal BMP nativo como um segundo sinal. Se uma membrana fosse adicionada a um enxerto de alvéolo ou sobre a janela de entrada do seio, também representaria uma forma de engenharia de tecidos. Embora uma membrana não represente nenhum dos componentes do triângulo da engenharia de tecidos, actuaria para orientar e promover a regeneração de tecidos pretendida no espaço da ferida, neste caso, a regeneração óssea no alvéolo ou seio maxilar em vez do crescimento de tecido fibroso. A membrana é colocada sobre a abertura da crista do alvéolo ou sobre a janela de entrada do seio, estabilizada e coberta. Como barreira de exclusão de células, a membrana não promove a migração celular para o alvéolo ou seio para regenerar o osso, mas impede o crescimento de células concorrentes, nomeadamente fibroblastos, que preencheriam o enxerto com tecido fibroso em vez de osso. Esta estratégia pode parecer contraproducente, porque impede o crescimento a partir do periósteo. De facto, isto seria verdade se o periósteo fosse osteogénico no adulto.

No entanto, a maior parte do periósteo humano adulto à volta de dentes que foram extraídos ou das paredes laterais dos seios maxilares que foram alteradas por inflamação, reflexões anteriores ou outras cirurgias não é osteogénico. Este facto, associado à idade avançada da maioria dos doentes que necessitam de enxerto, torna o periósteo adulto dos maxilares pouco mais do que tecido cicatricial na maioria dos casos. Em contrapartida, as células das paredes ósseas são reconhecidamente osteogénicas e estão agrupadas em torno de pequenos vasos sanguíneos como pericitos.[88] O crescimento dos capilares que têm origem no osso proporcionará uma via para as células osteoprogenitoras e, consequentemente, para a formação óssea, enquanto os capilares que têm origem no periósteo não osteogénico proporcionarão uma via para os fibroblastos e, consequentemente, para o crescimento fibroso. Este é o conceito biológico básico das membranas de barreira.

Enxerto ósseo autógeno

Em aumentos de seio, defeitos de continuidade e grandes aumentos de crista horizontais ou verticais, é necessário um volume significativo de osso regenerado. Por conseguinte, o osso autógeno é mais frequentemente utilizado. O osso autógeno representa o triângulo completo da engenharia de tecidos; por conseguinte, os seus resultados são mais previsíveis e é considerado como o padrão de ouro. O componente mineral do enxerto de osso autógeno representa a matriz, a medula celular esponjosa representa as células e as BMPs, PDGFs e factores de crescimento semelhantes à insulina 1 e 2 na porção não colagénica da matriz mineral óssea representam o sinal. Embora o triângulo da engenharia de tecidos esteja completo, ainda é possível melhorar um ou mais destes componentes. De facto, embora o osso autógeno represente o padrão de ouro, foram documentados resultados melhores e mais rápidos após o reforço de um, dois ou todos os três componentes do triângulo da engenharia de tecidos. O primeiro tipo de melhoramento consiste em aumentar o sinal. Isto pode ser conseguido através da adição de factores de crescimento diretamente ao enxerto. O método mais comum e mais estudado é a adição de PRP ativado ao enxerto.

Isto é efectuado coagulando o PRP e aplicando-o ao enxerto à medida que este é colocado. De seguida, é colocado um revestimento de PRP coagulado sobre o enxerto, semelhante a uma membrana. Estudos demonstraram que as plaquetas do PRP desgranulam e começam a segregar ativamente os seus factores de crescimento em 10 minutos e segregam 90% dos seus factores de crescimento já sintetizados na primeira hora. Esta explosão de factores de crescimento envia um sinal mais intenso para as células do enxerto, resultando numa formação óssea mais rápida e completa. Após o fecho da ferida, as plaquetas sintetizam e segregam mais factores de crescimento durante o tempo que lhes resta na ferida, que é de cerca de 1 semana. Um método adicional para aumentar o sinal seria adicionar rhBMP-2 ou rhPDGF-BB ao enxerto.[89] Embora nenhuma destas duas proteínas esteja especificamente autorizada pela Food and Drug Administration (FDA) dos EUA para esta aplicação, e o custo possa ser um impedimento nalguns casos, tem-se verificado uma utilização não autorizada de ambas para esta indicação. A rhBMP-2 ou a rhPDGF-BB têm sido utilizadas principalmente para complementar o enxerto em defeitos maiores, quando o osso autógeno é a única opção, mas os locais de doação são limitados devido a colheitas anteriores ou à recusa do doente. Nestes casos, a rhBMP-2/ACS é misturada e colocada sobre o enxerto.

A rhBMP-2 apresenta-se como um pó branco liofilizado que é dissolvido em água estéril (não salina) durante 5 minutos. A solução é então esguichada na esponja de colagénio absorvível e deixada a absorver durante 15 minutos, período durante o qual 93% fica ligada à esponja. A solução de rhPDGF-BB vem já preparada num tampão fisiológico. Esta solução deve ser adicionada ao fosfato tricálcico, ao aloenxerto ósseo ou a outra matriz condutora, e as partículas totalmente saturadas são misturadas com as partículas do autoenxerto. Os factores de crescimento recombinantes actuarão diretamente sobre as células do enxerto, bem como sobre quaisquer células estaminais locais, para aumentar a proliferação celular e a diferenciação óssea. Os resultados da utilização da rhBMP-2/ACS num número limitado de casos em que foi adicionada a uma quantidade de material de enxerto autógeno inferior à normalmente necessária foram aceitáveis, permitindo a reconstrução em alguns doentes cujos defeitos não poderiam ser corrigidos de outra forma. A segunda forma de aumentar a regeneração é a regulação positiva da matriz. Isto raramente é necessário quando são utilizados enxertos ósseos autógenos. Estes contêm a sua própria matriz em virtude do seu osso esponjoso e do coágulo sanguíneo natural, que contém as moléculas de adesão celular fibrina, fibronectina e vitronectina. No entanto, a matriz pode ser melhorada com a adição de PRR, que adiciona moléculas de adesão celular, ou com a adição de osso alogénico liofilizado desmineralizado ou não desmineralizado ou outros materiais de enxerto não viáveis.

Estes materiais de enxerto não viáveis são normalmente combinados com osso autógeno em enxertos de aumento do seio maxilar; estes são designados por enxertos compostos. Nesta utilização, o cirurgião racionaliza muitas vezes o uso do osso alogénico ou mesmo do osso xenogénico ou de outros materiais de enxerto como enchimentos ou expansores. Este conceito é frequentemente utilizado quando existe um local de colheita oral e, por conseguinte, osso autógeno insuficiente para enxertar completamente um seio maxilar. Neste tipo de utilização, o osso alogénico ou outro material de enxerto serve como uma matriz que irá aderir as moléculas de adesão celular à sua superfície e fornecer uma estrutura através da qual as células transplantadas pelo enxerto autógeno irão migrar e depositar osteoide. Várias publicações conjecturaram sobre a percentagem de osso autógeno necessária para uma regeneração óssea bem sucedida no maxilar [90] sinusite.[90]

Até certo ponto, isto já é feito através da seleção de medula esponjosa autógena, mas o número pode ser melhorado através da compressão física do enxerto. Isto pode ser conseguido clinicamente através de duas técnicas. Uma técnica consiste em condensar a medula esponjosa autógena numa seringa de 3 ml, introduzindo o enxerto no corpo da seringa com o êmbolo retirado. Se o êmbolo for recolocado sequencialmente e ativado para condensar o material de enxerto e, em seguida, for adicionado mais material de enxerto antes de a manobra ser repetida, é efetivamente criada uma seringa cheia de células de enxerto condensadas e de alta densidade. O enxerto é então extrudido para o local regional após o corte da ponta da seringa. Uma segunda técnica consiste em compactar fisicamente o material de enxerto autógeno com compactadores de osso. Os instrumentos neurocirúrgicos Penfield são especialmente fabricados para este fim, mas os condensadores de amálgama de rotina podem realizar a mesma tarefa.[91]

Embora a condensação seja recomendada e benéfica para enxertos autógenos em virtude do aumento da densidade celular viável no enxerto, é contraproducente quando são utilizados materiais de enxerto não viáveis que dependem da osteocondução para a regeneração óssea. A compactação dos materiais de enxerto não viáveis reduz a área de superfície e o espaço entre as partículas necessário para a osteocondução. Uma quarta forma em estudo para melhorar o resultado da regeneração óssea é aumentar o componente celular do triângulo de engenharia de tecidos, aumentando efetivamente o número de células estaminais no enxerto. O autor explorou esta via aspirando a medula óssea no estado coagulado e concentrando depois o aspirado de medula óssea com uma tecnologia semelhante à utilizada para concentrar o sangue total em PRR. De facto, uma vez que as plaquetas também estão presentes na medula óssea, as centrifugações diferenciais da medula óssea produzem um concentrado de medula óssea de células estaminais e medula óssea rica em plaquetas ao mesmo tempo. A técnica requer 60 ml de aspiração de medula óssea, que é aspirada com dispositivos de trocarte/agulha especialmente concebidos para o efeito, que devem ser heparinizados para evitar a coagulação. No procedimento de colheita, 15 ml de medula óssea são aspirados do ilíaco em cada uma das quatro posições de colocação da agulha. Está documentado que os 60 ml de aspirado de medula óssea resultantes contêm 4 X I06 a 7 X I06 células CD34+ ou células CFU por mililitro; estas são as células osteoprogenitoras da medula óssea.

Este volume é depois processado de forma estéril no local de prestação de cuidados com centrifugação diferencial programada para separar as células CD34+ e CFU por densidade em 14 minutos. Este processo pode produzir 7 a 10 ml de concentrado de medula óssea com 30 X 106 a 50 X I06 células CD34+ ou CFU por mililitro; uma concentração seis a oito vezes superior à encontrada no aspirado original. A experiência inicial com este conceito foi limitada a enxertos de defeitos de continuidade. Produziu excelente osso identificável radiograficamente em casos de leitos de tecido irradiado e cicatrizado e permitiu a osseointegração de implantes. As biópsias de núcleo também revelam uma quantidade impressionante de densidade óssea, dando esperança de que este conceito possa ser refinado para ser clinicamente aplicável a casos mais rotineiros.[92]

REGENERAÇÃO DE TECIDOS COM FACTORES DE CRESCIMENTO

O conceito empregue quando os factores de crescimento são utilizados isoladamente como substância enxertada é o de aumentar significativamente o sinal; o seu portador representa a matriz. Espera-se que o componente celular seja recrutado do hospedeiro. A utilização do rhPDGF-BB (GEM 2IS, BioMimeticTherapeutics) e da rhBMP-2/ACS (InFuse, Medtronic Sofamor Danek) exemplifica esta situação. O rhPDGF-BB é uma proteína recombinante com mais de 98% de pureza, desenvolvida através de técnicas convencionais de ex pressão recombinante em condições altamente controladas. Tal como a maior parte das proteínas recombinantes disponíveis no mercado, o rhPDGF-BB e o rhBMP-2/ACS são inicialmente produzidos através da remoção da sequência de ADN específica de uma célula humana e da sua transfecção para um plasmídeo bacteriano. O plasmídeo bacteriano é então transfectado para células hospedeiras capazes de crescer em grande escala. No caso do rhPDGF-BB, as células hospedeiras são leveduras; no caso do rhBMP-2/ACS, as células hospedeiras são células de ovário de hamster chinês.

Estas são essencialmente fábricas de proteínas que sintetizam e segregam muitas proteínas, uma das quais é o rhPDGF-BB ou rhBMP-2 humano. O rhPDGF-BB ou rhBMP-2 é então separado por técnicas analíticas sofisticadas de química de proteínas, filtrado de forma estéril e formulado numa dose especificada para uso clínico. A indicação clínica para estas proteínas é a regeneração de novo do osso e/ou do complexo periodontal, bem como um adjuvante para o enxerto local de alvéolos e procedimentos de aumento de cristas mais pequenos. O rhPDGF-BB demonstrou regenerar até 10 mm de cemento, ligamento periodontal e osso alveolar, e a rhBMP-2/ACS demonstrou regenerar mais de 10 mm de osso em aumentos do seio maxilar. O seu mecanismo de ação é o da regulação positiva da proliferação celular, quimiotaxia e angiogénese no osso e no ligamento periodontal. A utilização de rhBMP-2/ACS (InFuse) está atualmente autorizada pela FDA para duas indicações ortopédicas: fusões espinais inter-corporais lombares e fracturas tibiais recentes. Também foi autorizado pela FDA para o aumento do seio maxilar e preservação da crista em fevereiro de 2007. A combinação de rhBMP-2 e ACS tem a capacidade de regenerar osso viável em defeitos ósseos. No entanto, a quantidade de osso regenerado depende da dose e é limitada pelo transportador. Por conseguinte, a experiência indicou que, atualmente, a sua eficácia está limitada a pequenos defeitos, tais como enxertos de alvéolos e aumento do seio maxilar. Um estudo que documentou a eficácia da rhBMP-2/ACS em alvéolos de extração frescos com a parede vestibular ausente mostrou uma regeneração óssea superior na largura do alvéolo e regeneração do osso na crista, em comparação com os resultados num alvéolo de extração não preenchido e num alvéolo preenchido apenas com o transportador ACS; estes resultados provaram essencialmente a indução óssea de novo. A formação de osso de novo foi superior em todos os níveis do alvéolo e traduziu-se numa melhor condição para a colocação de um implante.[93]

No entanto, o aumento da largura óssea foi apenas 2,0 ± 0,2 mm superior ao de um alvéolo não preenchido ou da esponja isolada a meio do alvéolo, o que representa apenas um grau moderado de indução óssea. A sobrevivência do implante aos 2 anos foi de 67% para o alvéolo tratado com rhBMP2/ACS e de 38% e 50% para o alvéolo não preenchido e os alvéolos preenchidos com ACS, respetivamente. Um estudo de aumento do seio maxilar foi um estudo mais controlado que comparou a rhBMP-2/ACS com enxertos ósseos autógenos num estudo prospetivo aleatório que envolveu 187 pacientes, dos quais [94] 98 receberam 18 a 24 mg de rhBMP2/ACS e 89 receberam um enxerto ósseo autógeno. Quando utilizado no aumento do seio maxilar, 24 mg de rhBMP-2/ACS regeneraram quantidades variáveis de osso em 97 de 99 (97,9%) procedimentos. Quando comparada diretamente com um enxerto ósseo autógeno, a rhBMP-2/ACS regenerou osso suficiente para colocar um implante dentário em menos pacientes - 82,8% dos pacientes para a rhBMP-2 em comparação com 93,0% para o enxerto autógeno - e evidenciou um aumento ligeiramente menor na altura do osso (8,2 mm versus 9,7 mm). No entanto, considerando a ausência de qualquer morbilidade no local doador, como dor, inchaço, perda de sangue ou colheita de osso, a rhBMP-2/ACS representa uma alternativa razoável com uma boa relação benefício-risco, em vez de uma substituição absoluta do enxerto autógeno nesta indicação. De importante relevância clínica é o facto de o osso regenerado ter respondido à carga funcional com um aumento da densidade óssea e uma sobrevivência do implante a 1 ano quase idêntica à dos implantes colocados num enxerto ósseo autógeno. Para além disso, o autor (Marx RE, dados não publicados, 2007) utilizou doses de 12 mg de rhBMP-2/ACS em 10 defeitos de continuidade, dois aumentos verticais do rebordo maxilar e uma fenda alveolar maxilar adulta, com resultados decepcionantes. Apenas um (10%) dos defeitos de continuidade mostrou evidência de geração óssea de novo ao fim de 1 ano e esse foi o defeito mais pequeno, com 3 X 1 X 2 cm (6 cm3). Apenas um dos dois (50%) aumentos verticais do rebordo mostrou evidência de geração de novo osso. O enxerto de fenda alveolar de adulto também não mostrou regeneração óssea significativa ao fim de 1 ano e dois seios maxilares enxertados com apenas 6 mg de rhBMP-2/ACS também não conseguiram regenerar qualquer osso. Os resultados dos dois estudos da rhBMP-2/ACS21,22 e as experiências de casos clínicos identificam as limitações da rhBMP-2/ACS. Na sua dose atual e com os seus transportadores actuais, a quantidade de osso ou outro tecido que pode ser regenerado clinicamente é muito limitada. Por conseguinte, os médicos não devem esperar resultados que sejam inatingíveis nesta altura. Há também poucas dúvidas de que os resultados mais espectaculares obtidos em modelos animais ainda não foram reproduzidos na clínica humana

Observou-se que são necessárias doses mais elevadas de rhBMP-2/ACS em cada modelo animal à medida que se sobe na hierarquia evolutiva em direção aos humanos. Uma vez que as doses atualmente utilizadas em humanos são idênticas ou semelhantes às utilizadas em ensaios com animais, é possível que estes factores de crescimento tenham um desempenho inferior devido a uma subdosagem específica da espécie. Os factores de crescimento atualmente disponíveis podem também ser limitados porque são factores de crescimento únicos e não são factores de crescimento nativos. Na natureza, os factores de crescimento não funcionam isoladamente; funcionam em conjunto com uma vasta rede de outros factores de crescimento, sinais e interações célula-a-célula. Pode ser ingénuo pensar que a adição de uma maior quantidade de um único fator de crescimento, como o rhPDGF-BB ou o rhBMP-2, pode regenerar mais tecido do que o que foi conseguido até agora, sem aumentar a regulação de outros factores de crescimento com os quais funciona em conjunto, como o PDGF-AA, o PDGFAB e o TGF-3.

Também pode ser ingénuo pensar que a levedura ou uma célula de ovário de hamster chinês pode fabricar factores de crescimento recombinantes humanos tão completos ou biologicamente activos como uma célula humana. Embora os factores de crescimento recombinantes humanos sejam proteínas com a sequência exacta de aminoácidos das suas proteínas nativas correspondentes e devam ter a mesma estrutura terciária, a glicosilação da proteína e as adições de histonas necessárias para a atividade biológica de cada proteína podem não ser eficientemente realizadas pelas células de levedura ou de hamster chinês. Esta fase da síntese proteica não faz parte da tecnologia recombinante, mas depende da capacidade inerente da célula transfectada. Por conseguinte, é possível que as células de levedura ou de ovário de hamster chinês possam completar eficazmente o empacotamento das suas próprias proteínas, mas não das proteínas humanas, produzindo assim um fator de crescimento humano recombinante com uma atividade biológica reduzida. A investigação e a experiência clínica também revelaram que a matriz do transportador é muito mais importante do que se pensava inicialmente. A maioria dos transportadores comerciais que fornecem estes factores de crescimento não têm a capacidade de aderir às moléculas de adesão celular, reabsorvem demasiado depressa e não têm a estrutura interna para controlar o tecido mole. Podem ser bons transportadores, mas não são necessariamente uma boa matriz.[95]

CAPÍTULO-6

REGENERAÇÃO PERIODONTAL E LOCAL DE IMPLANTE LOCALIZADO DESENVOLVIMENTO

6.1 TRATAMENTO DE DEFEITOS PERIODONTAIS AVANÇADOS COM TERAPIAS BIOACTIVAS

A perda do periodonto devido à doença periodontal inflamatória apresenta-se frequentemente sob a forma de um defeito infra-ósseo, para o qual existem três abordagens essenciais de tratamento. O primeiro, e ótimo, tratamento é regenerar ao máximo as estruturas perdidas; este é preferível ao tratamento ressectivo, que é muito previsível e útil para defeitos superficiais. Uma vez que o defeito ósseo angular é um indicador de perda óssea adicional, a terceira alternativa, o tratamento não cirúrgico, é inadequada, a menos que existam problemas psicológicos ou de saúde geral que impeçam a cirurgia. Em qualquer situação, é necessária alguma forma de intervenção; caso contrário, a condição irá provavelmente piorar.[96]

O sucesso das abordagens regenerativas em defeitos periodontais depende da morfologia do próprio defeito. A presença de um envelope contínuo de osso proporciona uma proteção óptima para que o coágulo sanguíneo se organize eficazmente. Os defeitos são normalmente classificados com base no número de paredes ósseas presentes, embora muitos casos clínicos envolvam uma combinação de morfologias. Os defeitos puros de três paredes são relativamente raros, mas oferecem a maior probabilidade de sucesso em várias modalidades de tratamento.

DEFINIÇÕES DE REGENERAÇÃO BEM SUCEDIDA

A regeneração periodontal inclui a formação de novo osso, novo cemento e novo ligamento periodontal (PDL) para formar um novo aparelho de inserção funcional sobre uma superfície radicular previamente exposta à doença, uma definição histológica que só pode ser satisfeita por biópsia humana. Outros critérios, como a redução da profundidade de sondagem, o ganho de inserção, a observação radiográfica, a diminuição da mobilidade dentária e a reabertura cirúrgica (Fig. 6.1-1) são indicadores significativos do "sucesso" do tratamento, mas

não pode provar a eficácia de uma técnica ou material para atingir o objetivo da regeneração.[97]

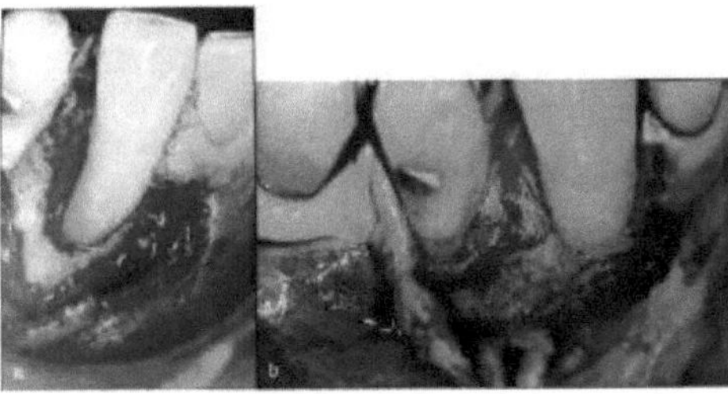

Fig 6.1-1a Um defeito profundo e não contido está localizado na superfície distal do canino mandibular direito. O regime de tratamento incluiu a colocação de aloenxerto mineralizado e uma membrana não reabsorvível. Fig 6.1-1b A área, reaberta após 6 anos, demonstra regeneração clínica.

É necessário distinguir entre os objectivos finais de regeneração versus reparação com um epitélio juncional longo que se estende abaixo da margem alveolar, como demonstrado por

Caton e Zander num modelo de macaco. A avaliação histológica da nova inserção em humanos tem estado disponível sob a forma de relatórios de casos há décadas, mas só depois de uma série de estudos de referência de Bowers et al, em 1989, é que a avaliação histológica se tornou um método padrão de avaliação. Os locais enxertados superaram os locais de controlo não enxertados, demonstrando novo cemento, novo osso alveolar e novo PDL, ao contrário dos locais de controlo, que cicatrizaram com um longo epitélio juncional. Nenhuma evidência de reabsorção radicular ou anquilose acompanhou a regeneração observada.

A formação de novo cemento celular ocorre tanto no cemento existente como na dentina, eliminando a necessidade de remover completamente todo o cemento pré-existente na profundidade do defeito para a regeneração. Isto aborda um dilema clínico desafiante, uma vez que garantir a remoção completa do cemento acelular no aspeto mais apical é praticamente impossível. Dada a impraticabilidade de exigir evidência histológica para cada procedimento, uma abordagem mais racional envolve a seleção de métodos e materiais que tenham sido submetidos a um escrutínio minucioso e a avaliação dos resultados terapêuticos através de meios menos invasivos.[98]

TÉCNICAS CIRÚRGICAS

Os defeitos ósseos profundos e estreitos parecem responder melhor às técnicas regenerativas do que os defeitos largos e pouco profundos. Qualquer que seja a forma e o tamanho de um defeito, os regimes de tratamento devem respeitar os princípios cirúrgicos básicos: - A abordagem do retalho cirúrgico deve resultar num acesso claro e na visibilidade do defeito (Fig. 6.1-2). - Todo o tecido de granulação deve ser removido do defeito infra-ósseo, porque a sua presença irá interferir com a formação e organização do coágulo. A superfície infra-óssea deve comunicar com espaços estreitos e com o espaço PDL para permitir a disponibilidade de células progenitoras e a formação de capilares, resultando em angiogénese; - O retalho deve ser completamente coberto para cobrir o local de regeneração, de modo a proteger a sua integridade.

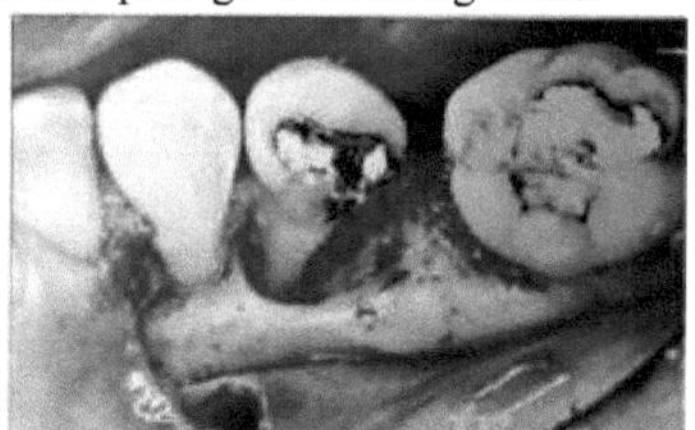

Fig 6.1-2 O acesso claro, a visibilidade, a desgranulação, o condicionamento radicular, as decorticações e o fecho primário da ferida são de importância primordial nas tentativas de conseguir a regeneração periodontal. O procedimento cirúrgico estende-se um dente mesialmente para além da lesão intra-óssea circunferencial. Nesse ponto, há uma pequena incisão de corte para o procedimento. O tecido granulomatoso é removido e a instrumentação da raiz é concluída. São efectuadas numerosas decorticações para permitir a comunicação dos elementos regenerativos nos espaços medulares.

Os defeitos de três paredes responderam eficazmente ao desbridamento do defeito com incisões em linha reta para promover a ligação do tecido conjuntivo (Fig. 6.1-3).

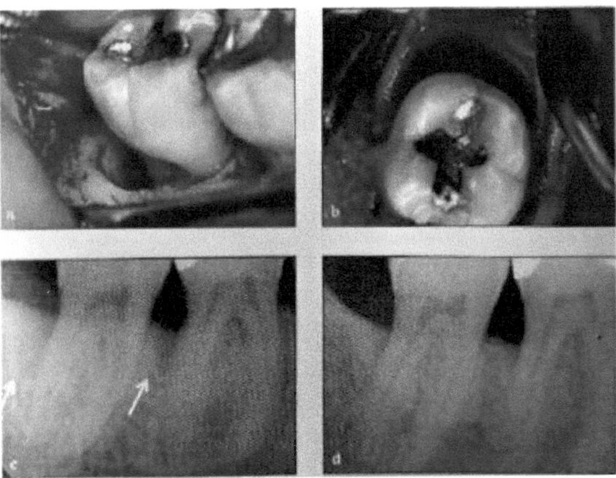

Figs 6.1-3a e 6.1-3b Os defeitos de três paredes localizados nas superfícies distais do primeiro e segundo molares inferiores estendem-se até à superfície vestibular, aproximando-se mas não violando a furca. Os defeitos serão tratados com uma membrana de barreira. O osso na região é frequentemente muito esponjoso, pelo que as decorticações são desnecessárias. Fig. 6.1-3c A radiografia pré-operatória revela defeitos intra-ósseos (setas) nas superfícies distais de ambos os molares inferiores. Fig. 6.1-3d Radiografia da área 4 anos após a cirurgia. Os defeitos foram resolvidos e a profundidade do sulco é mínima.

Esta abordagem foi confirmada e utilizada com sucesso com uma membrana de barreira de exclusão para promover a cicatrização de tecidos duros. A utilização de uma membrana de barreira para o tratamento de defeitos ósseos depende da criação de espaço para o desenvolvimento de novos tecidos duros. A sua utilização em combinação com materiais de enxerto tem sido eficaz em estudos clínicos, tanto para defeitos infra-ósseos como para alguns defeitos de furca de Classe II.[99]

TÉCNICAS NÃO CIRÚRGICAS

Numerosos produtos afirmam conseguir a regeneração sem fornecerem provas histológicas adequadas de sucesso. Na hierarquia de provas para a cicatrização de feridas periodontais, os ensaios em humanos são os mais importantes, uma vez que os modelos animais podem introduzir variáveis que podem induzir em erro, apesar de fornecerem informações valiosas em estudos pré-clínicos. A realização de mais investigações em ensaios em humanos é crucial para provar definitivamente o objetivo final da regeneração. Estes ensaios devem obedecer a protocolos claros que garantam ao doente uma reconstrução satisfatória da área biopsada. A seleção de uma abordagem não cirúrgica para bolsas infra-ósseas levanta questões, particularmente quando a profundidade de sondagem excede os 5 mm, indicando a presença de agentes patogénicos periodontais. Uma vez que tais defeitos também significam a suscetibilidade do paciente à doença, as estratégias de tratamento que não envolvam o desbridamento cirúrgico e a redução da profundidade de sondagem, quer através de ressecção quer de regeneração, são logicamente erradas. Nestes casos, uma abordagem não cirúrgica contradiz o objetivo global do tratamento periodontal, que visa estabelecer um ambiente em que tanto o higienista como o paciente possam manter a limpeza. Até à data, nenhum estudo demonstrou evidências histológicas de regeneração periodontal através de uma abordagem não cirúrgica. De facto, o único estudo que fornece provas a este respeito indica uma desarticulação no cório do tecido conjuntivo.[100]

TÉCNICAS REGENERATIVAS

A última década proporcionou uma oportunidade de realizar investigação de prova de princípio com uma variedade de materiais regenerativos para demonstrar a sua eficácia e, em alguns casos, as suas limitações.

Cerâmica

Foram utilizadas cerâmicas bioactivas para tratar seis bolsas infra-ósseas, com amostras de biopsia obtidas aos 6 meses. A base do cálculo foi delineada pela extensão apical do alisamento radicular, e o material de enxerto particulado foi inserido no defeito ósseo desbridado. Em seguida, foram posicionados retalhos completos para cobrir o local da cirurgia, sendo o paciente submetido a visitas frequentes de desbridamento. Os resultados indicam a biocompatibilidade do material; no entanto, não foram observados indícios de regeneração periodontal. Nomeadamente, verificou-se uma ausência de infiltrado inflamatório no cório do tecido conjuntivo, mas o epitélio progrediu apicalmente para além do nível ósseo, tendo sido observada uma evidência mínima de formação de novo osso, mesmo nos casos de defeitos de três paredes tratados.

Xenoenxerto

Foi utilizado um protocolo semelhante para tratar bolsas infra-ósseas com um xenoenxerto desproteinizado, Bio-Oss (Osteohealth), que foi utilizado por si só e em combinação com uma membrana de barreira de colagénio reabsorvível, Bio-Gide (Osteohealth). As amostras de biopsia histológica demonstraram aproximadamente 5,0 mm de novo cemento com o xenoenxerto e 7,0 mm de novo cemento com o xenoenxerto e a membrana de colagénio (Fig. 6.1-4).[101]

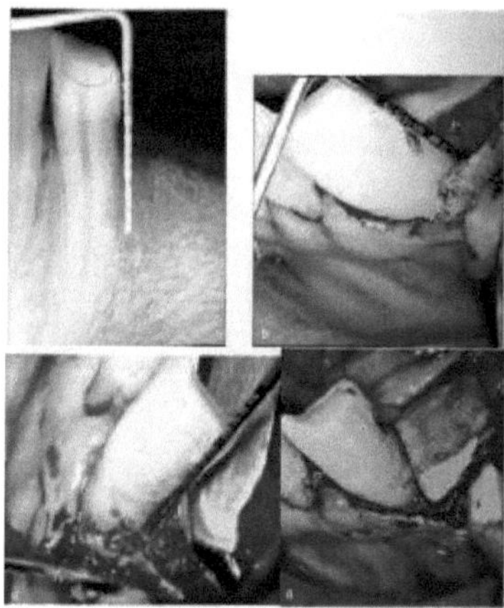

Fig. 6.1-4a Uma radiografia pré-operatória revela um defeito infra-ósseo significativo. A sonda é colocada na base do defeito; há 11 mm de perda de fixação clínica. Fig 6.1-4b O defeito tem três paredes e está confinado ao aspeto distal do canino. Fig 6.1-4c O defeito infra-ósseo é enxertado com BioOss esponjoso. Fig 6.1-4d O enxerto é então coberto com uma membrana Bio-Gide.

O crescimento epitelial cessou distintamente oclusal ao defeito ósseo, onde foi observada uma inserção densa de fibras de Sharpey no novo cemento. Esta inserção estendeu-se apicalmente para além da boca do defeito ósseo, formando um selo de tecido conjuntivo genuíno. As partículas de xenoenxerto foram envolvidas por osso novo em todo o espécime até à área de demarcação da raiz. A única limitação observada neste espécime foi a incapacidade de os materiais osteocondutores alcançarem uma regeneração óssea completa na porção oclusal (mais larga) do defeito, sublinhando as limitações associadas apenas aos materiais osteocondutores. Para resolver este problema, foi explorado um enxerto composto constituído por 50% de osso autógeno e 50% de Bio-Oss, coberto com uma membrana Bio-Gide, com o objetivo de melhorar estes resultados.[102]

O enxerto compósito ofereceu um suporte osteocondutor e potencialmente algumas propriedades osteoindutoras do auto-enxerto. A preparação cirúrgica do defeito ósseo para regeneração envolveu técnicas meticulosas, incluindo um desbridamento completo do defeito e da raiz para eliminar o tecido de granulação, seguido de descontaminação da raiz utilizando uma lavagem com tetraciclina. Subsequentemente, o enxerto compósito foi coberto com uma membrana de barreira de colagénio e os tecidos moles foram primariamente fechados para abranger todo o local da cirurgia. O exame histológico das amostras de biópsia revelou evidências de regeneração periodontal, com o defeito a ser preenchido com novo cemento, novo osso e um ligamento periodontal corretamente orientado.

Este processo foi repetido com Bio-Oss Collagen, tendo sido obtidos resultados semelhantes aos do Bio-Oss. Foram fornecidas novas informações significativas através da utilização de um microtomógrafo (Micro-CT SkyScan) que demonstrou uma regeneração aparentemente completa para a parte dos defeitos que estavam bem contidos (três paredes) e tecidos menos organizados com grânulos do enxerto nas partes dos defeitos que estavam menos bem contidos (Fig. 6.1-5). A interpretação parece ser a de que é necessário um produto mais potente para resolver de forma previsível defeitos ósseos periodontais mal contidos (porções de uma e duas paredes).[103]

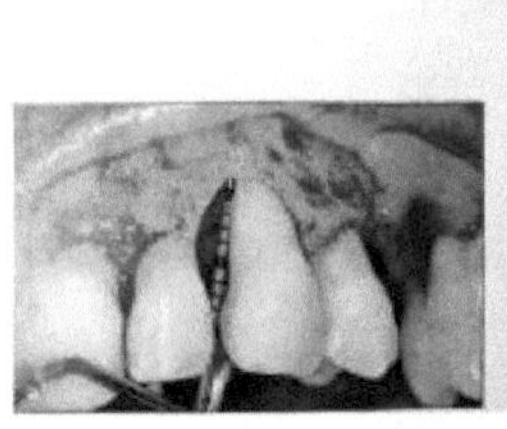
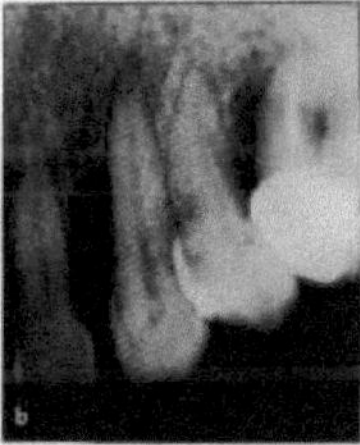

Fig 6.1-5a Está presente um defeito infra-ósseo combinado de 7 mm, com uma, duas e três paredes, no aspeto mesial do canino esquerdo do maxilar. No defeito, 4 mm estão contidos e 4 mm constituem uma parede. Fig 6.1-5b Radiografia pré-operatória do defeito de uma e duas paredes.

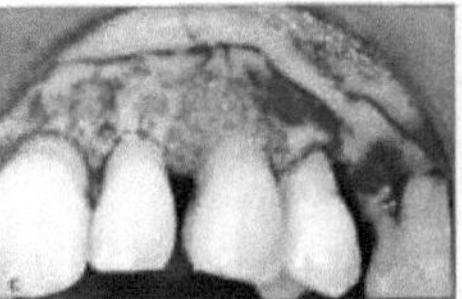
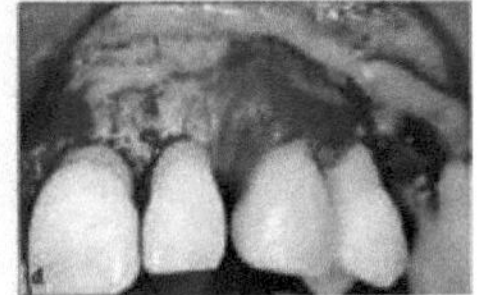

Fig. 6.1-5c O defeito ósseo é preenchido com o material de enxerto até ao nível mais elevado das paredes de retenção. Fig 6.1-5d A membrana de colagénio de camada dupla Bio-Gide é colocada interproximalmente para cobrir o material de enxerto.

Factores de crescimento recombinantes

Reconhecendo a necessidade de um agente regenerativo mais potente, as investigações em engenharia de tecidos avançaram para uma abordagem biomimética que utiliza o fator de crescimento derivado de plaquetas humanas recombinantes (rhPDGF-BB). Esta abordagem biomimética à regeneração combina suportes osteocondutores, células progenitoras do próprio paciente para osteoblastos e fibroblastos in vivo, e moléculas sinalizadoras potentes que são capazes de estimular eventos celulares associados à regeneração periodontal. As moléculas de sinalização são factores capazes de estimular os eventos celulares associados à regeneração dos tecidos;

- Quimiotaxia
- Proliferação
- Angiogénese
- Diferenciação celular
- Produção de matriz extracelular O PDGF recombinante tem sido amplamente estudado em relação à sua contribuição para a cicatrização de feridas e regeneração periodontal.

A forma natural da proteína está contida nos grânulos alfa das plaquetas sanguíneas e da matriz óssea e demonstrou ser quimiotáctica e mitogénica para os osteoblastos e fibroblastos do ligamento periodontal. Apesar de alguns estudos iniciais terem combinado o rhPDGF-BB com o fator de crescimento semelhante à insulina I (IGF-1), os resultados de primatas não humanos demonstraram uma regeneração significativa de novas ligações apenas com o rhPDGF-BB. Os resultados dos ensaios clínicos humanos de fase I e II demonstraram que a proteína era segura e eficaz quando aplicada localmente em defeitos ósseos durante a cirurgia periodontal.[104]

Uma única aplicação produziu melhorias estatisticamente significativas no crescimento ósseo e no preenchimento de defeitos periodontais, em comparação com o desbridamento de retalho aberto isolado. Num ensaio de prova de princípio, foram avaliados os efeitos clínicos, radiográficos e histológicos do rhPDGF-BB administrado numa matriz de aloenxerto para o tratamento de defeitos periodontais humanos. Foram incluídos nove pacientes com pelo menos um dente estável que possuía um defeito infra-ósseo, considerado adequado para extração. Foram levantados retalhos periodontais de espessura total, e foram colocados entalhes na extensão apical do cálculo utilizando uma pequena broca de carboneto para demarcar a extensão da doença periodontal. O alisamento radicular foi seguido de descontaminação com uma pasta de tetraciclina, que permaneceu no local durante 5 minutos antes de ser completamente irrigada. Devido à disponibilidade limitada de pacientes para estudos histológicos em humanos, os investigadores não podem ser selectivos no recrutamento, resultando em envelopes ósseos comprometidos na maioria dos defeitos ósseos, apesar dos reconhecidos benefícios reconstrutivos dentários. Foram testadas três doses de rhPDGF-BB (0,5, 1,0 ou 5,0 mg/mL) para determinar a dose mais eficaz. Os resultados pré-cirúrgicos, incluindo fotografias clínicas, radiografias, profundidades de sondagem e níveis de inserção, foram documentados, com os mesmos parâmetros registados novamente 7 a 9 meses após a cirurgia. Não foram registados problemas de segurança em nenhum dos pacientes dos três grupos de tratamento.[105]

As medições clínicas, incluindo a profundidade de sondagem e o nível de inserção clínica, melhoraram significativamente em comparação com as medições de base. O aspeto radiográfico sugeriu preenchimento ósseo nos defeitos e nenhuma alteração anormal na arquitetura óssea ou na configuração da raiz. A avaliação histológica demonstrou uma regeneração robusta do periodonto, não só ao nível do entalhe, mas também significativamente oclusal ao mesmo. É importante relembrar que a demarcação foi efectuada na extensão apical do cálculo e que existia aproximadamente uma zona livre de placa de 1 mm apicalmente na superfície da raiz sem osso. Este facto deve ser tido em consideração no que diz respeito à regeneração periodontal que foi realizada. Dois dos quatro espécimes desse estudo são apresentados para observação. O primeiro era um canino maxilar com extensa perda de periodonto e defeitos infra-ósseos que eram das variedades de uma e duas paredes; apenas a base de I mm mostrava

contenção ou proteção completa do coágulo sanguíneo (Figs. 6.1-6a a 6.1-6c).[106]

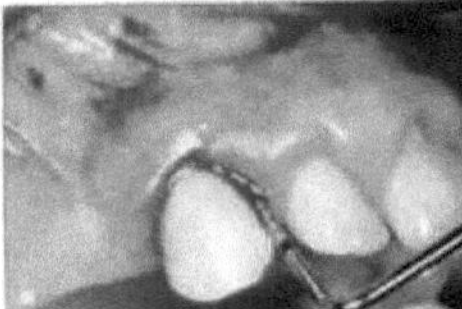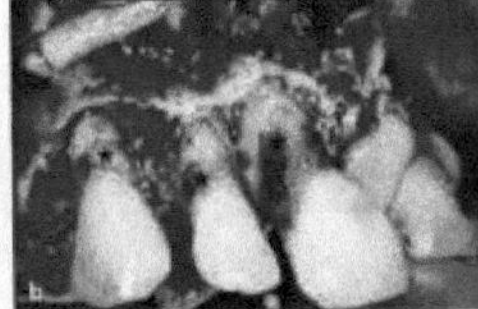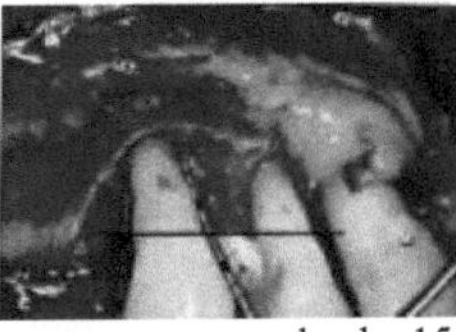

Fig. 6.1-6a Fotografia pré-operatória do canino superior direito com uma sonda de 15 mm colocada. Fig 6.1-6b Vista intra-operatória dos incisivos e caninos superiores. A base do cálculo está marcada. Fig 6.1-6c Após a reflexão de um retalho de espessura total e o desbridamento da raiz, são visíveis defeitos de uma parede de 6 mm nos aspectos mesial e distal do canino. Existe uma base de apenas 1 mm, oferecendo uma contenção completa para a proteção de um coágulo sanguíneo. A linha horizontal representa o nível vertical máximo do osso.

A comparação entre a radiografia de 9 meses e a imagem histológica permite a correlação do entalhe e fornece provas de regeneração ao nível do entalhe e oclusal ao mesmo. O ligamento periodontal estava maduro, vascularizado e demonstrou a fixação de fibras de Sharpey no novo cemento celular e no novo osso, sem qualquer reabsorção radicular ou anquilose.

O segundo exemplo foi um dente anterior mandibular com uma profundidade de sondagem de 8 mm (Fig. 6.1-7). A evidência histológica de regeneração incluía a área do entalhe, uma área oclusal ao entalhe e a área da boca do defeito.

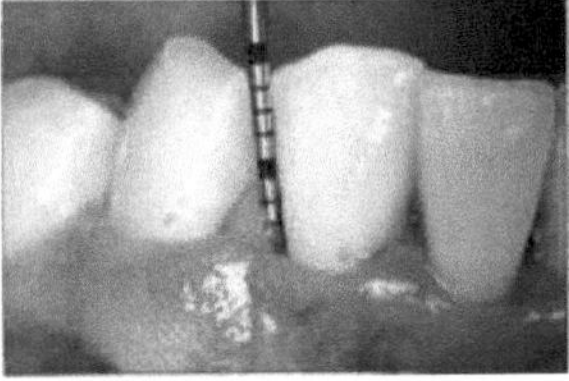

Fig 6.1-7 O canino mandibular sonda 8 mm na superfície distal.

Todos os três locais exibiram novo cemento celular, um ligamento periodontal maduro, funcional e vascular, e novo osso, com mínima ou nenhuma evidência da matriz do aloenxerto. Testes anteriores de materiais indicaram limitações regenerativas nas aberturas de defeitos não contidos, exceto quando o material osteocondutor foi combinado com osso autógeno. No entanto, o resultado observado do rhPDGF-BB com uma matriz de aloenxerto foi altamente favorável. A migração apical do epitélio juncional foi facilmente discernível a um nível oclusal à bolsa infra-óssea, e a extensão oclusal do novo cemento com fixação de fibras de Sharpey levou a uma regeneração completa. O novo osso substituiu quase totalmente a matriz do aloenxerto, restando apenas duas pequenas peças acima do novo osso. Mesmo estas peças pareciam exibir nova formação óssea nas suas superfícies.[107]

O significado desta observação torna-se evidente quando se consideram as suas implicações para o desenvolvimento ósseo na colocação de implantes. O aparelho de fibras do tecido conjuntivo supra-ósseo estava maduro e denso, enquanto a porção oclusal do novo ligamento periodontal apresentava as mesmas caraterísticas definidas, vasculares e maduras que a área não apical do entalhe. A segunda fase deste estudo de prova de princípio teve como objetivo avaliar a eficácia do rhPDGF-BB na promoção da regeneração em defeitos de furca de classe II em molares mandibulares. Embora um sucesso significativo tenha sido relatado anteriormente noutros estudos clínicos utilizando diferentes materiais, esse sucesso ainda não foi comprovado com evidências histológicas.

Até à data, o tratamento bem sucedido da furca de classe I não tem exigido esforços regenerativos e tem como objetivo final evitar a progressão para uma furca de classe II. O tratamento regenerativo da invasão da furca de classe III, ou seja, de toda e qualquer furca, tem-se mantido imprevisível e evasivo. Por conseguinte, o defeito de furca de classe II foi selecionado para experimentação, com o objetivo de demonstrar um regime de tratamento bem sucedido que resultasse no preenchimento do defeito, proporcionando um suporte ideal para a e um local que é mais facilmente mantido pelo paciente e pelo médico. Uma observação anterior de um regime de tratamento bem-sucedido incluiu 28 furcações de classe II tratadas consecutivamente. O protocolo clínico incluiu o aplainamento mecânico da raiz seguido de descontaminação com tetraciclina; a colheita de osso autógeno para preencher o defeito; a colocação artística de uma membrana não reabsorvível; sutura meticulosa com avanço dos retalhos; e intervenções cirúrgicas prolongadas. A sugestão clínica e radiográfica de regeneração era aparente no procedimento de reentrada cirúrgica do primeiro ano, o que foi confirmado histologicamente (Fig. 6.1-8).[108]

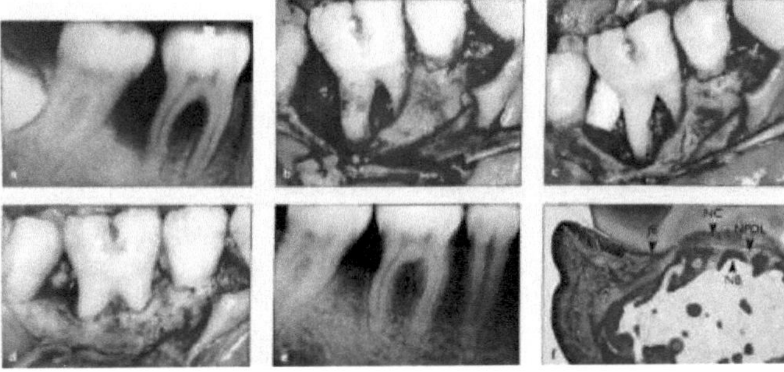

Fig 6.1-8a Um defeito de furca de classe II significativo comprometeu este molar mandibular. Fig 6.1-8b Os retalhos de espessura total com incisões sulculares e verticais de libertação foram concebidos para conseguir o encerramento primário sobre a membrana e o enxerto ósseo. Fig 6.1-8c Foi efectuada uma preparação meticulosa da raiz, e a raiz foi tratada com pasta de tetraciclina durante 4 minutos. Todo o tecido granulomatoso é removido e são utilizadas decorticações para obter a hemorragia do defeito ósseo. O osso autógeno colhido da tuberosidade foi enxertado na furca classe II e no defeito ósseo. Foi colocada uma membrana reforçada com titânio para cobrir a área interproximal e a furca. Fig. 6.1-8d. A área é reaberta após 1 ano para avaliar o resultado. O defeito mostra evidência de regeneração clínica, mas requer uma pequena osteoplastia para refinar o osso interproximal entre estes molares. Fig. 6.1-8e Radiografia do defeito após o tratamento. Fig 6.1-8f Uma secção de bloco cirúrgico revela novo cemento (NC), novo osso (NB) e um novo ligamento periodontal funcional (NPDL). Não há evidência de reabsorção radicular ou anquilose, e o epitélio juncional (JE) termina antes de invadir a furca (coloração azul de toluidina-fuschina básica).

A definição de regeneração periodontal foi satisfeita com novo cemento, novo osso e um novo ligamento periodontal com o epitélio juncional a terminar oclusalmente à entrada da furca (ver Fig. 6.1-8f). Embora seja uma prova interessante do princípio académico da oclusão celular para melhorar a regeneração, este regime de tratamento não é fácil de utilizar, requer um tempo cirúrgico significativo e acresce custos significativos para o doente e para o médico. Por conseguinte, procurou-se um regime alternativo mais viável do ponto de vista clínico e a utilização do rhPDGF-BB foi avaliada num estudo semelhante. Após o desbridamento completo do dente e do defeito, os defeitos ósseos foram preenchidos com aloenxerto que tinha sido hidratado com rhPDGF-BB. Os retalhos foram suturados no local, obtendo-se um fechamento primário para proteger o local enxertado (Figs. 6.1-9a e 6.1-9b).[109]

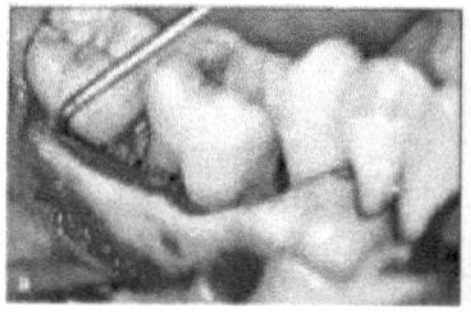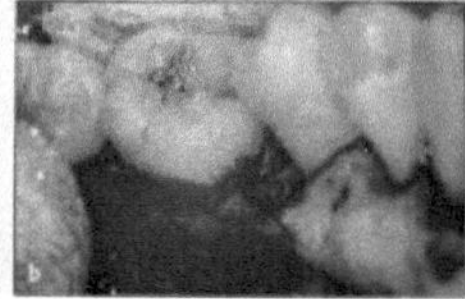

Fig 6.1-9a Uma sonda revela uma invasão de furca de classe II de 5 mm, principalmente horizontal, no aspeto lingual de um molar mandibular. O condicionamento da raiz para descontaminação foi efectuado com pasta de tetraciclina, que foi aplicada durante 4 minutos e enxaguada com soro fisiológico. Fig. 6.1-9b O rhPDGF foi aplicado na superfície da raiz. O aloenxerto foi hidratado com o rhPDGF e colocado no defeito.

Os resultados clínicos e radiográficos foram altamente promissores, e as evidências histológicas foram convincentes. Os critérios para a regeneração periodontal foram cumpridos não só ao nível do entalhe, mas em toda a área do fundo do dente. O cemento celular cobriu toda a superfície do dente, o defeito foi preenchido com osso novo e um ligamento periodontal funcional, vascular e maduro com fixação de fibras de Sharpey foi evidente em toda a área. A estrutura do enxerto ósseo tinha sido substituída e não havia indicação de reabsorção radicular ou anquilose.

Uma observação histológica única ocorreu com um espécime de uma regeneração de furca de classe II, onde uma pérola de esmalte foi negligenciada. Desenvolveu-se uma ponte de cemento sobre a pérola, uma indicação da poderosa capacidade regenerativa do rhPDGF-BB40 (Fig. 6.1-10). O uso continuado do dispositivo de sinalização (rhPDGF) resultou no tratamento de dentes severamente comprometidos com resultados robustos.[110]

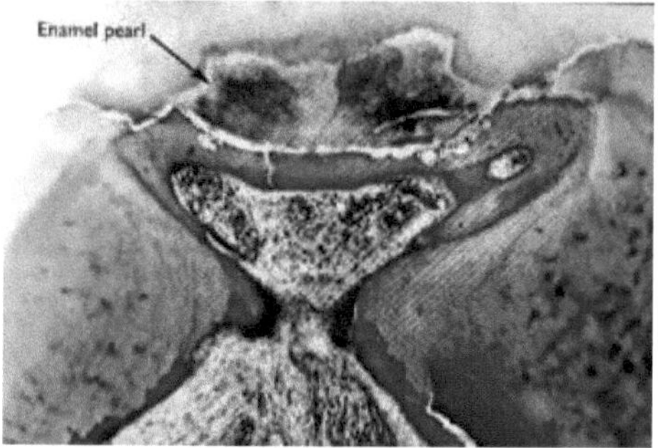

Fig 6.1-10 Novas fibras de colagénio inseridas no material semelhante ao cemento. A separação do novo material semelhante ao cemento do esmalte é provavelmente um artefacto. Está presente uma ligeira inflamação. A morfologia do tecido calcificado no canto superior direito dá a aparência de um segundo ósteon ou de um novo cemento que preenche o espaço estreito entre o novo cemento na superfície da raiz e o que cobre a pérola do esmalte (coloração azul de toluidina-fucsina básica; ampliação original x25).

A cratera interdentária nem sempre responde à regeneração e é frequentemente tratada com ressecção. No entanto, num caso em que um incisivo mandibular foi encaminhado para extração, desenvolvimento ósseo local e um potencial implante, o paciente concordou em permitir o tratamento com rhPDGF-BB e um substrato de aloenxerto. Este local também recebeu uma membrana Bio-Gide por razões empíricas. A profundidade de sondagem foi reduzida de 13 para 3 mm e reaberta após 11 meses (Fig. 6.1-11).

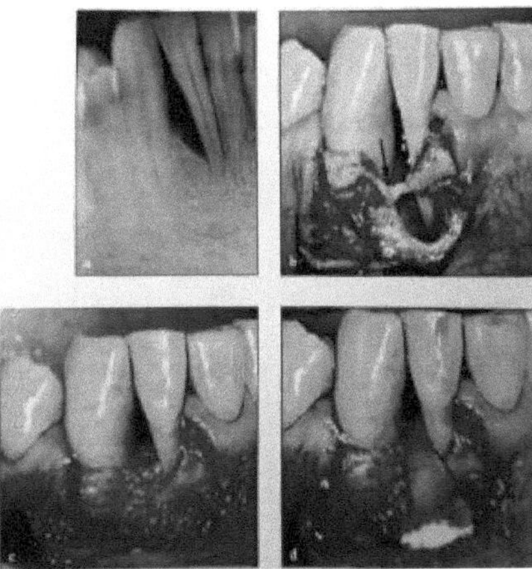

Fig 6.1-11a Radiografia de um incisivo lateral mandibular que foi considerado irremediável e encaminhado para extração e desenvolvimento do local do implante. Fig 6.1-11b Aspeto clínico do incisivo lateral. Está presente uma cratera interdentária larga (seta) na superfície mesial do canino. Fig 6.1-11c O defeito recebeu um aloenxerto, que foi hidratado e misturado com rhPDGF-BB. Fig 6.1-11d Foi colocada uma membrana de colagénio por razões empíricas.

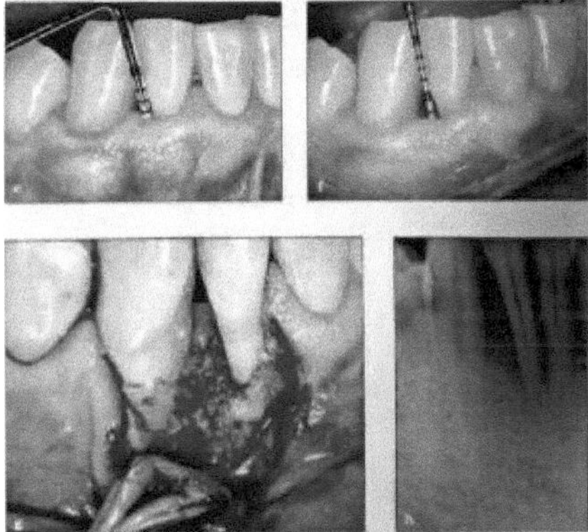

Fig. 6.1-11e A profundidade de sondagem pré-tratamento mede 13 mm. Fig. 6.1-11f A medição após o procedimento cirúrgico e regenerativo revela uma profundidade de sondagem de 3 mm. Fig. 6.1-11g Resolução do defeito após 11 meses. Fig 6.1-11h Aspeto radiográfico 11 meses após a cirurgia.

A regeneração significativa foi aparente não só para o incisivo lateral mas também para a cratera interdentária mesial no canino; isto foi comprovado radiograficamente (ver Fig. 6.1-11h). Um caso semelhante tratado com o mesmo protocolo envolveu uma perda óssea grave associada a um incisivo lateral mandibular e a um canino. O resultado pós-cirúrgico demonstrou um excelente preenchimento ósseo, evidenciando uma resposta notável ao tratamento combinado utilizando rhPDGF-BB e aloenxerto (Fig. 6.1-12).[111]

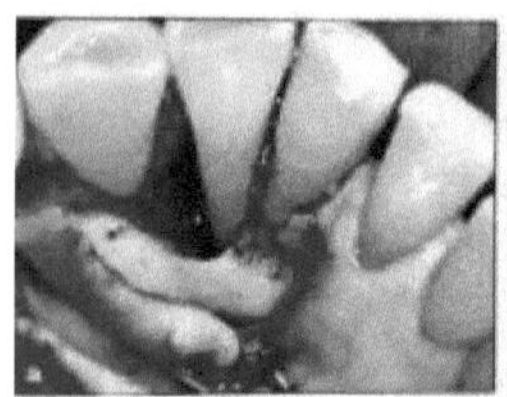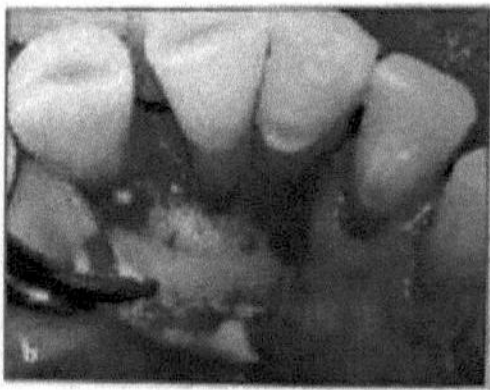

Fig. 6.1-12a Outro caso tratado com o protocolo descrito na Fig. 6.1-11. O defeito infra-ósseo ameaça o prognóstico tanto do canino como do incisivo lateral. Fig 6.1-12b Resultado da regeneração periodontal com rhPDGF-BB em combinação com aloenxerto ósseo.

Não é prático exigir provas histológicas contínuas para cada caso tratado com sucesso. Uma vez estabelecida a prova de princípio, a evidência clínica e radiográfica torna-se suficiente. Os regimes de tratamento acima mencionados melhoraram significativamente o prognóstico dos dentes tratados e atingiram o objetivo de permitir que tanto o doente como o higienista dentário gerissem a inflamação. A regeneração do periodonto perdido foi conseguida em pacientes susceptíveis com defeitos avançados. A fase subsequente da investigação envolveu o teste do rhPDGF-BB num grande ensaio pivotal multicêntrico, aleatório e controlado. Durante o processo de regulamentação, o fosfato p-tricálcico foi selecionado como o suporte, e 180 doentes foram incluídos no ensaio. De forma notável, apenas dois doentes foram perdidos no seguimento, resultando numa taxa de conclusão de 97%. Os blocos histológicos foram considerados desnecessários, uma vez que já tinham sido efectuados em fases anteriores do ensaio. No entanto, algumas áreas foram reabertas para observação clínica.

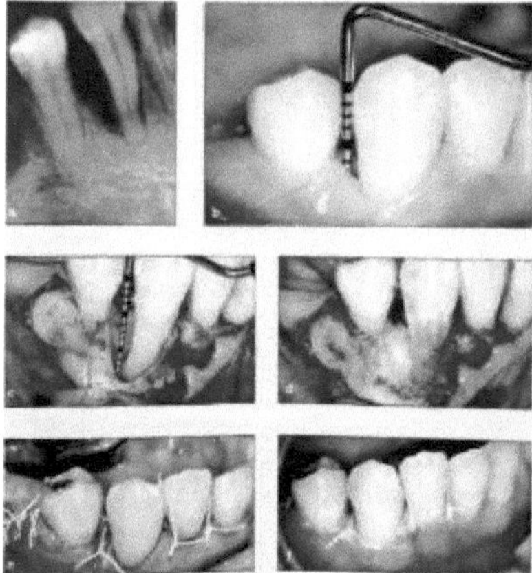

Fig 6.1-13a Radiografia inicial de pré-tratamento. Fig 8-13b A superfície distal do canino mandibular direito tem profundidades de sondagem de 8 a 9 mm. Fig 8-13c O defeito ósseo de base no canino mandibular indica uma perda significativa de ligação periodontal, e o prognóstico é questionável. A lesão óssea é profunda e, na sua maior parte, não está contida. O desbridamento meticuloso e a instrumentação da raiz foram concluídos. Fig. 8-13d. O defeito foi preenchido com um andaime de fosfato p-tricálcico misturado com rhPDGF. Fig 8-13e Os retalhos são coaptados para cobrir o local da cirurgia. Fig 8-13f Cicatrização aos 3 dias.

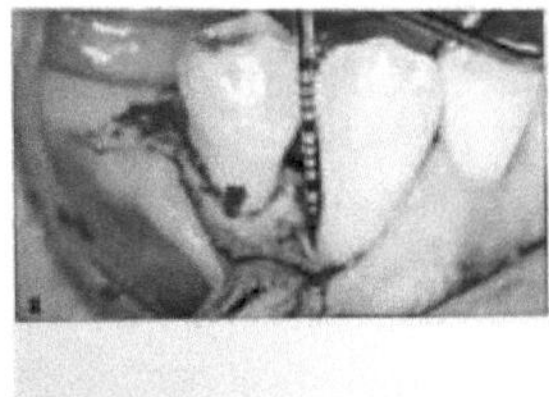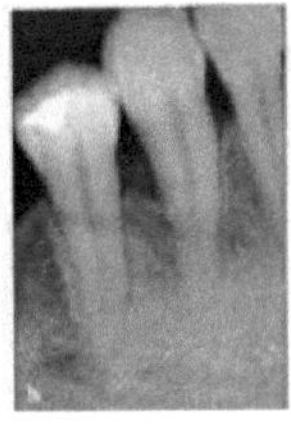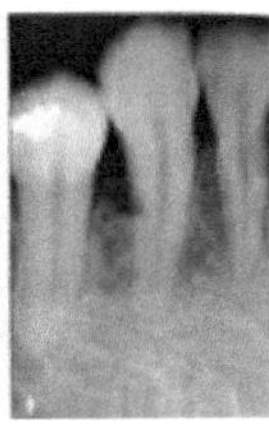

Fig 8-13g Aspeto do defeito aquando da reabertura para corrigir uma pequena discrepância óssea residual, 1 ano após a cirurgia. Fig 8-13h Aspeto radiográfico ao fim de 1 ano. Fig 8-13i Radiografia de três anos após a cirurgia.

Os resultados radiográficos e clínicos foram excelentes. A evidência de base para um canino mandibular demonstrou uma perda significativa de periodonto para um dente estratégico com um defeito não contido. A cicatrização dos tecidos moles aos 3 dias foi notável, e a reabertura e a observação radiográfica ao primeiro ano proporcionaram uma melhoria significativa do prognóstico que se manteve aos 3 anos (Fig. 8-13).[112]

A combinação do aloenxerto ósseo liofilizado, uma matriz osteocondutora amplamente utilizada em procedimentos regenerativos, com o rhPDGF-BB (nas concentrações de 0,3 e 1,0 mg/ml) tem-se revelado um sucesso no tratamento de defeitos infra-ósseos graves. A eficácia deste agente de sinalização em atuar como um fator quimiotático e mitogénico quando combinado com uma matriz deste tipo depende da sua absorção e libertação eficientes na sua forma biologicamente ativa. Os estudos de ligação e libertação do aloenxerto ósseo demonstraram a libertação do rhPDGF-BB, mantendo a sua potente atividade biológica (dados não publicados, 2006). Os tratamentos dos pacientes descritos neste capítulo revelam uma osteogénese clínica e radiográfica significativa após 11 meses de observação de acompanhamento.[113]

6.2 UTILIZAÇÃO DA RHPDGF PARA MELHORAR A REGENERAÇÃO ÓSSEA E PERIODONTAL

Os médicos confrontam-se frequentemente com o desafio de tratar doentes com perda óssea substancial devido a vários factores, como a doença periodontal, anomalias congénitas, tumores, lesões traumáticas ou reabsorção após a perda de dentes. Os métodos de tratamento tradicionais frequentemente não conseguem alcançar uma regeneração óssea adequada, levando à insatisfação tanto dos médicos como dos pacientes. Há muito que os factores de crescimento são considerados agentes promissores para acelerar o processo de cicatrização e melhorar a formação de tecidos em procedimentos regenerativos difíceis. Entre os factores de crescimento amplamente estudados encontra-se o fator de crescimento derivado das plaquetas (PDGF), conhecido pelas suas actividades de cicatrização de feridas bem caracterizadas, tanto em tecidos duros (osso) como em tecidos moles (pele, gengiva). Em desenvolvimentos recentes, o PDGF humano recombinante purificado (rhPDGF) foi combinado com tecidos de aloenxertos ou matrizes cerâmicas sintéticas, como o ß-tricalcium phosphate (0-TCP). A eficácia destas matrizes enriquecidas com factores de crescimento (GEMs) foi exaustivamente investigada em vários modelos animais e em estudos clínicos humanos a longo prazo. Este capítulo discute os resultados destes estudos, realçando o potencial das MEGs para evoluírem para produtos prontos a utilizar, capazes de promover a regeneração óssea de forma previsível e consistente.[114]

REGENERAÇÃO ÓSSEA

Enxerto ósseo

Uma variedade de materiais biológicos e sintéticos é atualmente utilizada pelos clínicos para aumentar o osso existente e melhorar a regeneração óssea. O enxerto ósseo autógeno, o padrão de ouro para o tratamento de defeitos ou deficiências ósseas, é normalmente colhido de locais intra-orais, como a sínfise do mento ou o ramo ascendente, ou, em alternativa, de locais extra-orais, como a crista ilíaca ou a tíbia proximal. A boa taxa de sucesso clínico dos enxertos de osso autógeno deve-se principalmente (1) à presença de osteoblastos e células osteoprogenitoras no enxerto;
(2) Factores de crescimento e outros mediadores bioquímicos que ocorrem naturalmente; e
(3) o carácter osteocondutor do próprio material de enxerto ósseo.

Em situações em que o osso autógeno não está disponível ou é de qualidade inferior à ideal, podem ser utilizadas fontes alternativas de osso. As matrizes tecidulares, que incluem materiais de enxerto alogénicos, xenogénicos e sintéticos, oferecem opções versáteis para uma série de procedimentos cirúrgicos orais e ortopédicos. Estas matrizes funcionam principalmente através da orientação passiva ou "condução" da migração celular através da matriz, facilitando, em última análise, a reparação do defeito. Estes materiais podem ser utilizados de forma independente, em conjunto com enxertos autógenos, ou juntamente com gaiolas de titânio, membranas de barreira (tais como tecido guiado e regeneração óssea guiada), ou outros materiais passivos concebidos para servirem de guias físicos ou barreiras para as células envolvidas no processo de reparação e regeneração. Embora estas opções mantenham eficazmente o espaço e proporcionem uma estrutura para a deposição de tecido, os resultados obtidos com as matrizes terapêuticas passivas têm mostrado variabilidade. Esta variabilidade é influenciada por factores como as propriedades físicas e químicas inerentes às matrizes, bem como a resposta de cicatrização individual do doente.[115]

Abordagens de engenharia de tecidos

Nos últimos anos, surgiram novas técnicas de engenharia de tecidos para regenerar o osso em locais de defeitos difíceis, onde a reparação espontânea é impossível. No seu cerne, a engenharia de tecidos ósseos envolve o fornecimento dos três elementos essenciais necessários para a formação óssea no local do defeito: células formadoras de osso, suportes ou matrizes e moléculas sinalizadoras, tais como factores de crescimento e outras proteínas específicas do osso, incluindo as proteínas morfogenéticas ósseas (BMPs). Os osteoblastos ou as células ósseas precursoras podem ser fornecidos através da sementeira direta no suporte (engenharia de tecidos in vitro), ou podem ser estimulados por mediadores bioquímicos a migrar para o suporte a partir do osso hospedeiro nas margens do defeito (engenharia de tecidos in vivo). Os andaimes funcionam como um sistema de suporte para as células no local do defeito, oferecendo uma base osteocondutora para o osso recém-sintetizado e assegurando que as células formadoras de osso permanecem no local o tempo suficiente para facilitar a reparação. Além disso, os andaimes evitam o colapso dos tecidos moles e ajudam a estabilizar os coágulos sanguíneos. São utilizados vários materiais como andaimes no enxerto ósseo, incluindo osso autógeno ou de aloenxerto, cerâmica de fosfato de cálcio porosa sintética, colagénio e polímeros sintéticos reabsorvíveis. Cada material possui propriedades distintas que contribuem para a sua eficácia na promoção da regeneração óssea.[116]

Os factores de crescimento servem para estimular a migração de células nativas para o local do defeito e aumentar a proliferação destas células para povoar o suporte através de efeitos quimiotácticos e mitogénicos específicos. Ao aumentar o número de células no local de tratamento, os factores de crescimento melhoram a formação da matriz e aumentam o potencial de condução do processo de cicatrização para a regeneração. As BMPs actuam principalmente através da osteoindução, estimulando a diferenciação de células estaminais pluripotentes em células formadoras de osso.[117]

REGENERAÇÃO PERIODONTAL E PERI-IMPLANTAR

Nos últimos anos, os factores de crescimento e as proteínas morfogenéticas ósseas (BMPs) têm atraído uma atenção significativa dos investigadores dentários e ortopédicos. Estas moléculas biológicas são promissoras para o desenvolvimento de biomateriais prontos a usar, prontamente disponíveis aos clínicos para regeneração óssea de forma controlada e previsível. Embora tenham sido identificados numerosos factores de crescimento ósseo e morfogénios, um dos factores de crescimento mais extensivamente estudados e caracterizados para aplicações clínicas é o fator de crescimento derivado das plaquetas (PDGF). No final dos anos 80, Lynch e colaboradores foram dos primeiros a descobrir que o PDGF promove a regeneração dos tecidos periodontais, incluindo osso, cemento e ligamento periodontal. Desde então, numerosos estudos forneceram provas do mecanismo de ação deste fator de crescimento fundamental. O PDGF existe na matriz óssea em pelo menos três formas diferentes: PDGF-AA, PDGF-AB e PDGF-BB. É libertado localmente durante a coagulação pelas plaquetas sanguíneas no local da lesão dos tecidos moles ou duros, iniciando uma cascata de eventos que culminam na resposta de cicatrização da ferida. Após a libertação das plaquetas, o PDGF liga-se a receptores de superfície celular bem caracterizados, facilitando a rápida migração celular (quimiotaxia) e a proliferação (mitogénese) na área lesionada.[118]

Estudos in vitro demonstram que o PDGF é um potente fator quimiotático e mitogénico para os fibroblastos do ligamento periodontal, cementoblastos e osteoblastos. Embora as proteínas dos factores de crescimento tenham demonstrado ser potentes estimuladores da reparação de feridas, a utilização de formas concentradas destas proteínas contidas nas plaquetas sanguíneas, incluindo o PDGF, não foi amplamente adoptada para o tratamento cirúrgico oral de rotina até 1998, quando Marx e colaboradores introduziram a técnica de concentração de plaquetas aos cirurgiões dentistas. Este exemplo inicial, e algo rudimentar, de engenharia de tecidos in vivo é conseguido através da concentração das plaquetas e subsequente ativação das mesmas para libertarem o seu conteúdo de factores de crescimento, incluindo o PDGF, o fator de crescimento transformador (3, o fator de crescimento das células endoteliais derivadas das plaquetas, o fator de crescimento semelhante à insulina I (IGF-1) e o fator plaquetário 4. Estes factores, quando aplicados no local de tratamento, dão o sinal às células mesenquimatosas e epiteliais locais para migrarem, se dividirem e aumentarem a síntese de colagénio e matriz. As preparações de trombina-cálcio também iniciam a coagulação, incluindo a conversão de fibrinogénio em fibrina, resultando num gel de plasma rico em plaquetas clinicamente útil que pode melhorar o manuseamento e a eficácia de autoenxertos particulados e substitutos ósseos.[115]

Atualmente, está disponível uma gama de procedimentos de concentração de plaquetas, com o potencial de aumentar o número de plaquetas até cinco ou seis vezes em comparação com os níveis normais de circulação. No entanto, os estudos que investigaram o impacto dos concentrados de gel de plaquetas, quer utilizados isoladamente quer em conjunto com matrizes osteocondutoras, na maturidade do enxerto, na densidade óssea e na formação de novo osso em várias aplicações clínicas mostraram resultados algo inconsistentes. Enquanto alguns estudos relataram excelentes resultados, outros não encontraram qualquer benefício discernível. Pensa-se que estes resultados divergentes resultam de variações na concentração de plaquetas, bem como das respostas individuais de cicatrização dos doentes. A eficácia dos concentrados de gel de plaquetas pode ser influenciada por factores como o procedimento específico utilizado para preparar o concentrado de plaquetas, a técnica utilizada para o aplicar e as caraterísticas de cicatrização únicas de cada doente.[119]

O concentrado de gel de plaquetas apresenta excelentes caraterísticas de manuseamento, isoladamente ou em combinação com uma variedade de matrizes; a principal desvantagem da técnica é a necessidade de obter sangue do doente, a natureza algo incómoda do processamento do sangue para fazer um gel de plaquetas estéril e a falta de uma resposta previsível após o tratamento. A necessidade de fornecer moléculas moduladoras do crescimento (factores de crescimento e morfogénios) numa forma altamente concentrada é considerada importante para aumentar a previsibilidade dos procedimentos regenerativos.[118]

Com os avanços na tecnologia de recombinação, as proteínas podem agora ser sintetizadas, concentradas e purificadas em grandes quantidades, abrindo caminho para o desenvolvimento e comercialização de produtos combinados de matriz de fator de crescimento recombinante em várias áreas médicas. Os produtos combinados representam uma tendência crescente na terapêutica regenerativa, atraindo cada vez mais a atenção das empresas farmacêuticas e de dispositivos médicos como forma de melhorar a regeneração dos tecidos. Estes produtos combinam matrizes específicas de tecidos com proteínas bioactivas altamente concentradas, com o objetivo de recrutar ativamente células progenitoras para o local de tratamento e aumentar significativamente o número de células. Ao combinar formas altamente concentradas de proteínas sinalizadoras, os investigadores clínicos podem criar produtos regenerativos melhorados que integram as caraterísticas físicas e químicas necessárias para a fixação, o crescimento e a diferenciação celulares específicos, assegurando simultaneamente uma libertação óptima de proteínas bioactivas para conseguir uma regeneração óptima.[120]

Até à data, apenas três produtos de factores de crescimento recombinantes foram comercializados para utilização na regeneração de tecidos: O rhPDGF foi a primeira proteína recombinante a ser aprovada pela Food and Drug Administration (FDA) dos EUA para o tratamento de úlceras crónicas do pé em doentes diabéticos (Regranex, Ethicon). A utilização generalizada desta aplicação estabeleceu a segurança e a eficácia do rhPDGF na regeneração de tecidos moles. Além disso, o rhPDGF foi rigorosamente testado em estudos com animais, que indicam que o PDGF tem potencial para ser utilizado para dirigir e controlar a regeneração óssea. Por exemplo, um estudo de osteotomia da tíbia em coelhos demonstrou que o rhPDGF aumentou substancialmente a taxa de reparação de fracturas em comparação com locais de controlo não tratados. Além disso, a resistência biomecânica do tecido de reparação nos animais tratados com rhPDGF não foi significativamente diferente da do osso normal e intacto. Além disso, quando o rhPDGF foi injetado subperiostealmente em ossos longos, induziu a formação de osso intramembranoso.[121]

Num estudo exaustivo que envolveu animais osteoporóticos, que incluiu exames de densidade óssea por absorciometria de raios X de dupla energia, exames quantitativos de tomografia computorizada (TC), testes biomecânicos e análises histológicas, a injeção sistémica periódica de rhPDGF elevou substancialmente a densidade óssea nos ossos longos e na coluna vertebral. Numerosos estudos in vivo em animais e ensaios clínicos em humanos investigaram a eficácia do rhPDGF isoladamente e em combinação com outros factores de crescimento, como o IGF, no tratamento de defeitos periodontais.

Lynch e colegas foram pioneiros na publicação de provas do potencial regenerativo do rhPDGF-BB em defeitos periodontais de ocorrência natural em cães. O tratamento com rhPDGF-BB levou a um aumento da atividade celular, resultando numa melhor regeneração do osso, do cemento e do ligamento periodontal. Além disso, a aplicação direta de uma mistura de rhPDGF/IGF à volta de locais de implantes press-fit em cães demonstrou um aumento de duas a três vezes no número de espaços peri-implantares preenchidos com osso em momentos iniciais. Da mesma forma, foram observados resultados promissores com a colocação imediata de implantes em alvéolos de extração tratados com membranas de politetrafluoroetileno expandido e rhPDGF/IGF, onde a densidade óssea e o contacto osso-implante foram duplicados em comparação com locais tratados apenas com a membrana ou com uma combinação de membranas e enxertos ósseos. Um ensaio clínico em humanos conduzido por Howell e colegas avaliou a aplicação do tratamento com rhPDGF/rhIGF em defeitos periodontais ósseos. Os factores de crescimento foram aplicados diretamente nos locais experimentais, contidos numa matriz de metilcelulose para aumentar a retenção. Os resultados revelaram um aumento estatisticamente significativo na formação óssea alveolar nos locais tratados com os factores de crescimento, em comparação com os locais de controlo não tratados, aos 9 meses de pós-operatório. Especificamente, o grupo rhPDGF/rhIGF exibiu uma nova altura óssea de 2,08 mm e atingiu 43,2% de preenchimento do defeito ósseo, enquanto os locais de controlo demonstraram uma nova altura óssea de 0,75 mm e 18,5% de preenchimento do defeito.[122]

MATRIZES ENRIQUECIDAS COM FACTORES DE CRESCIMENTO

Recentemente, o rhPDGF foi integrado em suportes específicos para tecidos, com o objetivo de potenciar os princípios fundamentais da engenharia de tecidos. Ao longo de vários anos, Lynch e colegas avaliaram a eficácia do rhPDGF combinado com matrizes osteocondutoras, incluindo auto-enxertos, aloenxertos, xenoenxertos ou matrizes sintéticas de engenharia, como o ß-tricalcium phosphate (0-TCP), para utilização em procedimentos periodontais e peri-implantares. Em teoria, o PDGF inicia a migração celular para o defeito ósseo a partir das margens do tecido circundante e estimula a proliferação celular, facilitando a colonização da matriz por células formadoras de osso e ligamento. Para além de servir de veículo para a administração de factores de crescimento, a matriz oferece apoio às células migratórias e ajuda a promover a formação de novo osso e ligamento. Além disso, o PDGF pode contribuir significativamente para estimular a revascularização durante a regeneração óssea. A investigação confirmou o efeito angiogénico do PDGF, promovendo o desenvolvimento de capilares no tecido em regeneração.[123]

Ensaio em animais

Simion e colaboradores utilizaram o rhPDGF-BB em combinação com um suporte xenogénico num modelo canino estabelecido para estudar a regeneração óssea periodontal em defeitos graves do rebordo alveolar criados cirurgicamente. Um bloco de osso esponjoso bovino desproteinizado infundido com rhPDGF-BB foi colocado no local do defeito e estabilizado com dois implantes dentários de titânio. Foi examinado o efeito do rhPDGF-BB com e sem uma membrana de colagénio de duas camadas colocada entre o periósteo e o bloco de enxerto e comparado com blocos de enxerto não tratados implantados com a membrana de colagénio. A matriz infundida com rhPDGF-BB melhorou significativamente a formação óssea e a cicatrização gengival em defeitos ósseos alveolares grandes e de tamanho crítico. As análises radiográficas e histológicas indicaram que a maior regeneração óssea ocorreu com o bloco de enxerto infundido com rhPDGF-BB sem a membrana intersticial (Fig. 6.2-1).[124]

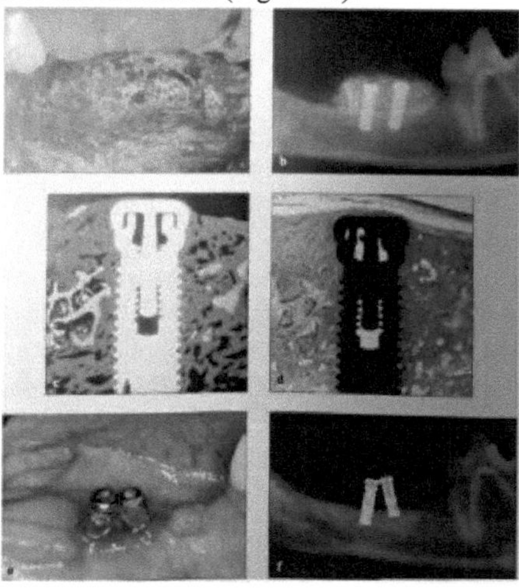

Fig 6.2-1a O rhPDGF promove o aumento da formação óssea num modelo canino de aumento do rebordo alveolar. É visível uma excelente formação óssea após 4 meses num local tratado com um bloco ósseo infundido com rhPDGF-BB colocado sem uma membrana. Fig 6.2-1b Radiografia do local tratado com rhPDGFBB aos 4 meses. Fig 6.2-1c Aspeto da micro-TC do local tratado com rhPDGF. Fig 6.2-1d Aspeto histológico do local tratado com rhPDGF (coloração azul de toludina/pironina G; ampliação original X12,5). Fig 6.2-1e É apresentado um local de controlo 4 meses após o tratamento com regeneração óssea guiada com um bloco de osso bovino desproteinizado e uma membrana de colagénio intersticial. Fig 6.2-1f Radiografia do local de controlo aos 4 meses.

Em contraste com os procedimentos tradicionais de regeneração óssea guiada, a membrana parecia impedir a penetração do enxerto pelas células formadoras de osso. Evidências convincentes indicam que o rhPDGF- BB exibiu um potente efeito quimiotático quando houve acesso direto ao periósteo e ao seu abundante fornecimento de células osteogénicas. A análise histológica revelou que a formação óssea ocorreu a partir das superfícies coronal e apical do enxerto tratado com rhPDGF-BB, indicando que os osteoblastos e outras células precursoras de formação óssea foram atraídos para o enxerto a partir da superfície periosteal superior (coronal) e dos espaços medulares inferiores (apicais). Além disso, o crescimento ósseo a partir da superfície periosteal pareceu mais robusto do que a formação óssea observada na crista óssea original. As observações de exames de micro-CT (SkyScan) corroboraram os resultados histológicos. O osso regenerado era claramente visível na região coronal e adjacente à crista alveolar nativa para os enxertos tratados com rhPDGF-BB, com restos do bloco de osso bovino desproteinizado presentes entre a crista e os enxertos. O osso recém-formado que preenchia os espaços trabeculares das porções intervenientes do bloco ósseo parecia integrar-se perfeitamente com as camadas superior e inferior do osso regenerado. Além disso, foi observada uma intensa atividade de formação óssea na interface osso-implante, com uma elevada taxa de contacto osso-implante evidente no regenerado[bone].125

Ensaios clínicos

Aloenxerto ósseo

Os estudos clínicos iniciais em humanos utilizaram o rhPDGF-BB combinado com aloenxerto ósseo. Foi concluído um ensaio clínico para avaliar a eficácia do tratamento com rhPDGF-BB em defeitos intra-ósseos interproximais extensos e lesões de furca de classe II associadas a periodontite avançada. O procedimento cirúrgico, em resumo, envolveu a reflexão de retalhos de espessura total e o desbridamento completo do local do defeito. As superfícies radiculares foram raspadas e aplainadas e depois tratadas localmente com tetraciclina. Após a irrigação completa das superfícies radiculares, os locais dos defeitos foram preenchidos com aloenxerto ósseo liofilizado desmineralizado que tinha sido embebido numa solução contendo rhPDGF- BB numa concentração de 0,5, 1,0 ou 5,0 mg/mL (Figs. 6.2-2a e 6.2-2b).

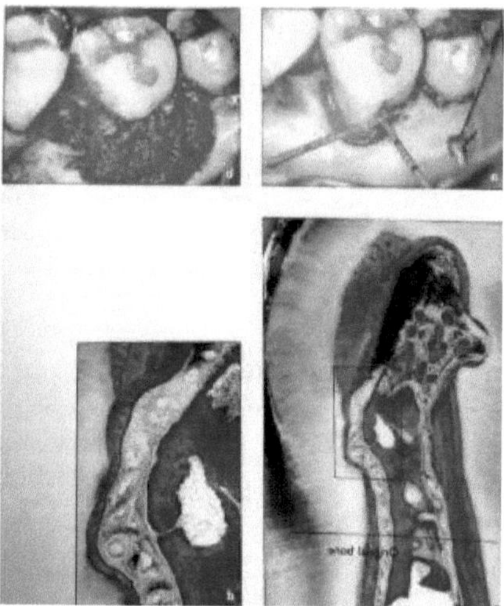

Fig 6.2-2a Uma furca de classe II com um defeito envolvente mesial é desbridada. Fig 6.2-2b O local é enxertado com uma matriz enriquecida com fator de crescimento que consiste em osso de aloenxerto saturado com rhPDGF-BB. A matriz foi saturada com a solução pura de fator de crescimento recombinante antes de ser colocada no local do defeito. Fig. 6.2-2c. A amostra histológica revela regeneração periodontal coronal a um entalhe de referência colocado na base do cálculo antes do tratamento (coloração azul de toluidina-fucsina básica; ampliação original X6,3). Fig 6.2- 2d Ampliação aumentada da área em caixa na Fig 6.2-2c (coloração de fucsina básica azul de toluidina; ampliação original x25).

Os locais de defeito de controlo foram preenchidos com osso bovino anorgânico disponível comercialmente em colagénio. As profundidades clínicas de sondagem e os níveis de inserção foram avaliados em intervalos periódicos até aos 9 meses de pós-operatório, altura em que os dentes tratados foram removidos em bloco para análise histológica. Os resultados indicaram que foram alcançadas melhorias substanciais nas profundidades de sondagem verticais e horizontais em relação aos níveis de referência em todos os locais tratados com rhPDGF-BB. A avaliação histológica revelou uma regeneração periodontal robusta nos locais tratados com rhPDGF-BB, incluindo novo osso, cemento e formação de ligamento periodontal (Figs. 6.2-2c e 6.2-2d). A análise estatística indicou que o rhPDGF-BB combinado com osso de aloenxerto produziu uma regeneração robusta e uma melhor fixação gengival nos defeitos ósseos interproximais e nos defeitos de furca de classe II, em comparação com a linha de base.[126]

As comparações entre doses revelaram que não houve reacções adversas, mesmo na dose mais elevada, indicando que o rhPDGF-BB foi bem tolerado em locais de defeitos orais.

Os resultados notáveis demonstrados neste estudo são significativos, uma vez que marca o primeiro exemplo que fornece evidências histológicas claras de regeneração periodontal para defeitos de furca de classe II em humanos. As tentativas anteriores de tratamentos regenerativos em defeitos de furca tiveram um sucesso limitado e variável devido à anatomia complexa, ao acesso difícil à área, ao tamanho reduzido do forame furcal e à acumulação frequente de placa microbiana.

Os efeitos regenerativos do rhPDGF em combinação com o aloenxerto ósseo liofilizado mineralizado foram evidenciados clinicamente num estudo de caso relatado por Nevins et al. Dois pacientes com dentes que apresentavam uma perda óssea extremamente grave (prognóstico reservado a sem esperança), necessitando de enxerto ósseo cirúrgico, foram tratados com aloenxerto ósseo liofilizado mineralizado saturado com rhPDGF-BB. A matriz enriquecida com o fator de crescimento (GEM) foi colocada no defeito e uma membrana de barreira reabsorvível foi colocada sobre o defeito antes do encerramento dos tecidos moles. Ambos os doentes foram monitorizados durante 8 a 11 meses, após o que foi realizado um procedimento cirúrgico de reentrada para avaliar a resposta de cicatrização nestes defeitos anteriormente graves. Durante o período de observação, ambos os doentes apresentaram uma excelente cicatrização dos tecidos moles. Aos 8 a 11 meses, as profundidades de sondagem de ambos os doentes mediam 3 mm, com recessão gengival de 0 mm e 3 mm para o doente 1 e o doente 2, respetivamente. Os ganhos no nível de fixação clínica relativamente à linha de base foram de 7 mm e 2 mm para o doente 1 e o doente 2, respetivamente. Não se registaram efeitos adversos associados a qualquer uma das doses de rhPDGF-BB. O exame radiográfico confirmou um excelente preenchimento ósseo em ambos os pacientes aquando da reentrada cirúrgica dos locais tratados aos 8 a 11 meses. A combinação de rhPDGF-BB com aloenxerto ósseo liofilizado mineralizado revelou-se altamente eficaz no tratamento da perda óssea periodontal grave.[127]

GEM sintético

Uma alternativa a um sistema de aloenxerto poderia envolver a utilização de um sistema de Matriz Melhorada com Fator de Crescimento (GEM) totalmente sintético. O PDGF-BB humano recombinante foi combinado com ß-tricalcium phosphate (ß-TCP), um biomaterial cerâmico reabsorvível bem estabelecido, normalmente utilizado para aumentar os enxertos ósseos autógenos ou como substituto dos enxertos ósseos. Um estudo recente de Nevins e colegas relatou os resultados de um grande ensaio clínico multicêntrico, aleatório, controlado e cego, que avaliou a eficácia do rhPDGF-BB em conjunto com uma matriz porosa de ß-TCP (GEM 2IS, BioMimetic Therapeutics). O estudo incluiu 180 participantes com pelo menos um defeito periodontal interproximal com 4 mm ou mais de profundidade pós-debridamento. Outros critérios de inclusão incluíam uma profundidade de sondagem inicial de 7 mm ou superior, tecido queratinizado adequado para assegurar a cobertura completa do defeito, uma base radiográfica do defeito de pelo menos 3 mm coronal ao ápice do dente e nenhuma evidência de periodontite agressiva localizada. Os defeitos de furca de classe I e II também eram permitidos, e os fumadores que consumiam até um maço de tabaco por dia foram incluídos no estudo.[128]

Foram avaliados três grupos de tratamento: 1. ß-TCP mais 0,3 mg/mL de rhPDGF-BB (grupo I) 2. ß - TCP mais 1,0 mg/mL de rhPDGF-BB (grupo II) 3. ß -TCP mais tampão isoladamente (grupo III). Os defeitos foram classificados como de uma, duas ou três paredes e circunferenciais, indicando a extensão do envolvimento e a gravidade. No momento da cirurgia, os grânulos de ß -TCP foram saturados com a solução de tratamento (apenas tampão ou tampão contendo rhPDGF) durante 10 minutos para permitir a ligação do rhPDGF-BB antes de o enxerto ser colocado no local do defeito. O retalho gengival refletido foi suturado e fechado, produzindo uma cobertura completa de tecido mole. Os pacientes foram seguidos durante um período de 6 meses, com avaliações clínicas e radiográficas periódicas para monitorizar a segurança e a eficácia do tratamento. As medidas de resultado incluíram a avaliação das alterações dos tecidos moles e a avaliação do crescimento ósseo. O nível de inserção clínica gengival e o grau de recessão pós-cirúrgica foram medidos e comparados com a linha de base e com o grupo de controlo B - TCP. As comparações radiográficas da percentagem de preenchimento ósseo e do crescimento ósseo linear entre a linha de base e os 6 meses de pós-operatório foram efectuadas por um centro radiográfico independente e cego. A percentagem de preenchimento ósseo foi calculada dividindo o crescimento ósseo linear pela profundidade do defeito ósseo original. A segurança foi monitorizada ao longo do ensaio, avaliando a frequência e a gravidade dos eventos adversos clínicos e/ou radiográficos. Foi observada uma excelente cicatrização em todos os defeitos tratados com rhPDGF- BB.[129]

Verificou-se um aumento notável no nível de fixação clínica aos 3 meses para o grupo de 0,3 mg/mL de rhPDGF-BB em comparação com os controlos B-TCP, indicando uma vantagem precoce do tratamento com rhPDGF-BB. Aos 6 meses, o ganho no nível de fixação clínica para o grupo de concentração mais baixa de rhPDGF-BB permaneceu superior ao do grupo de controlo, embora não tenha sido alcançada significância estatística. Adicionalmente, aos 3 meses, o grupo tratado com rhPDGF-BB mostrou uma recessão gengival significativamente menor em comparação com o grupo de controlo não tratado. No entanto, aos 6 meses, esta diferença desapareceu, uma vez que o grupo de controlo apresentou um ligeiro aumento da altura gengival ao longo do tempo. A concentração mais elevada de rhPDGF-BB a 1,0 mg/mL foi considerada segura mas menos eficaz do que a dose de 0,3 mg/mL. Embora não tenham sido observadas diferenças estatisticamente significativas no nível de inserção clínica ou recessão gengival para o grupo de concentração mais elevada de rhPDGF-BB, este levou a melhorias significativas na regeneração óssea em comparação com os controlos de B-TCP. Isto sublinha a importância de estudos clínicos completos de novas terapias com factores de crescimento, incluindo a análise sistemática dos efeitos da dose. A avaliação radiográfica demonstrou que ambas as concentrações de rhPDGF-BB resultaram num preenchimento ósseo significativamente maior aos 6 meses, em comparação com a matriz de B-TCP isolada.[130]

Uma análise de subgrupo indicou ainda que o tratamento com rhPDGF-BB melhorou o preenchimento ósseo nos fumadores e para todos os tipos de defeitos: de uma, duas e três paredes e circunferenciais. Da mesma forma, o crescimento ósseo linear também foi significativamente maior para o grupo I do que para os grupos II e III. Não foram encontradas diferenças significativas no número ou gravidade dos eventos adversos entre os três grupos, indicando que tanto o rhPDGF-BB como a matriz B -TCP eram seguros e bem tolerados nos locais dos defeitos. Os resultados deste estudo demonstraram claramente que o rhPDGF-BB em combinação com uma matriz sintética de B -TCP acelera a taxa de regeneração óssea e melhora o preenchimento ósseo e o nível de inserção clínica em defeitos periodontais tratados. Estes resultados superiores mantiveram-se ao longo do tempo durante, pelo menos, 2 anos após o tratamento (Fig. 6.2-3).

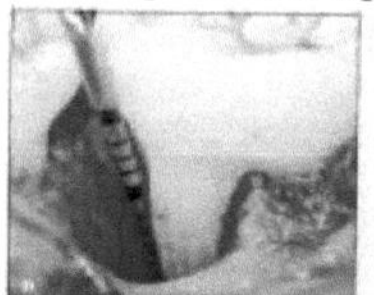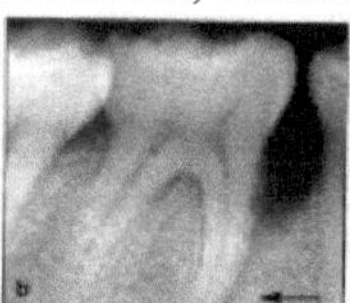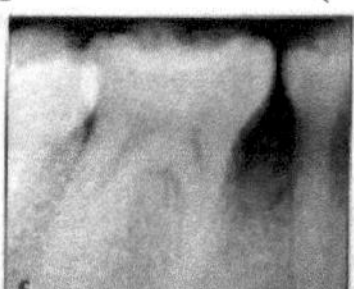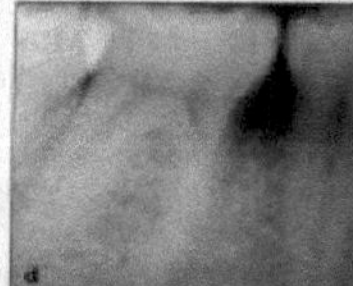

Fig. 6.2-3a A vista lingual intra-operatória revela um defeito intraósseo profundo e largo na superfície mesial da raiz. Fig. 6.2-3b O defeito é facilmente observado na radiografia, que mostra

perda óssea na superfície mesial da raiz (seta) e que se estende até à região da furca do molar inferior direito. Fig 6.2-3c O nível ósseo está aumentado 6 meses após o tratamento com rhPDGF-BB e p-TCR Fig 6.2-3d Aos 18 meses, a área da furca está completamente preenchida e a área do defeito mesial aumentou tanto em altura como em densidade, fornecendo evidência radiográfica de preenchimento ósseo contínuo e manutenção a longo prazo do osso regenerado num defeito tratado com rhPDGFBB.

Uma série de casos recentes demonstrou que, juntamente com a continuação do preenchimento ósseo no local do defeito, se verificaram alterações acentuadas no aspeto radiográfico do osso regenerado. A radiopacidade aumentou ao longo do tempo, indicando que o osso recém-formado continuava a ser depositado e mineralizado à medida que a matriz óssea sintética era substituída. Para além disso, um padrão trabecular distinto tornou-se mais evidente no osso regenerado à medida que este amadurecia. O osso regenerado contido no local do defeito foi-se misturando gradualmente com o osso nativo nas margens do defeito original aos 9 a 12 meses de pós-operatório e, radiograficamente, observou-se pouca diferença entre a área do defeito original e o osso circundante. Estas observações são significativas porque fornecem aos clínicos informações importantes relacionadas com o tempo esperado de cicatrização radiográfica após o tratamento cirúrgico com matrizes enriquecidas com rhPDGF. Os resultados do acompanhamento de doentes de centros que participaram numa avaliação a longo prazo (24 meses) de locais tratados no ensaio clínico principal demonstraram que os resultados significativamente melhorados em locais tratados com 0,3 mg/mL de rhPDGF (GEM 2IS), que foram observados no momento inicial de 6 meses, continuaram a melhorar e permaneceram significativamente melhores do que os resultados observados no grupo de controlo B -TCP. Embora o grupo de controlo B -TCP tenha demonstrado uma melhoria em relação aos resultados observados aos 6 meses, a melhoria permaneceu significativamente inferior à observada nos locais tratados com 0,3 mg/mL de rhPDGF. Nas Figs. 6.2-4 a 6.2-8 são apresentados casos clínicos adicionais que mostram os resultados do acompanhamento a longo prazo em locais tratados com rhPDGF.[131]

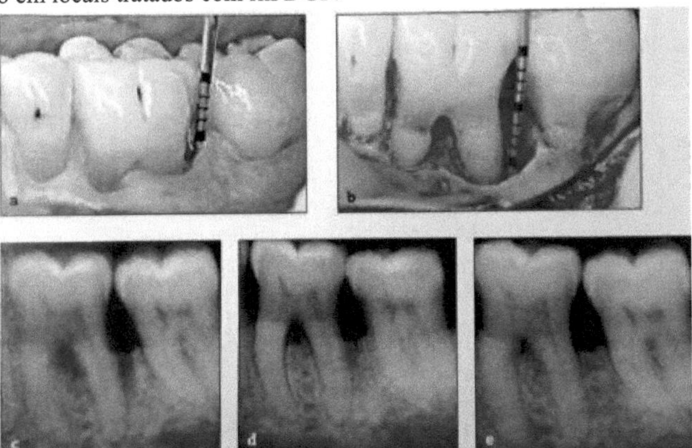

Fig. 6.2-4a Caso representativo de um ensaio clínico fundamental do tratamento com rhPDGF. Defeito periodontal na linha de base. Fig. 6.2-4b O defeito foi desbridado. Fig 6.2-4c Radiografia de base do defeito. Fig 6.2-4d Radiografia do local tratado 6 meses após a cirurgia. Fig. 6.2-4e Radiografia do local tratado 18 meses após a cirurgia. Note-se o aumento progressivo da

radiopacidade e do padrão de osso trabecular (preenchimento e maturação óssea) na área do defeito original.

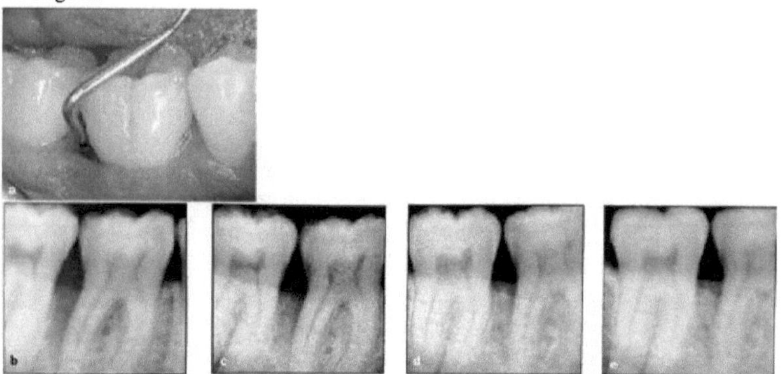

Fig. 6.2-5a Um defeito intraósseo grave no aspeto distal do primeiro molar inferior direito é evidente clinicamente. Fig. 6.2-5b Radiografia de base do defeito. Fig 6.2-5c Radiografia do local tratado 6 meses após a cirurgia. Fig. 6.2-5d Radiografia do local tratado 12 meses após a cirurgia. Fig 6.2-5e Radiografia do local tratado 24 meses após o tratamento. O local parece ter aumentado em densidade (mineralização) e maturação ao longo do tempo, como evidenciado pelo aumento da radiopacidade e da trabeculação óssea.

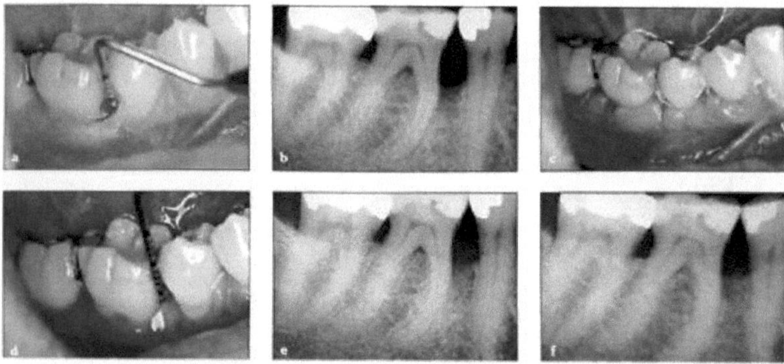

Fig 6.2-6a O defeito intraósseo será tratado com rhPDGF. Fig. 6.2-6b Radiografia de base do defeito. Fig 6.2-6c A cicatrização inicial dos tecidos moles é excelente, 3 a 5 dias após a cirurgia. Fig 6.2-6d Cicatrização clínica 6 meses após a cirurgia. Fig. 6.2-6e Radiografia do local tratado 6 meses após a cirurgia. Fig. 6.2-6f Radiografia do local tratado 24 meses após a cirurgia. O preenchimento ósseo radiográfico progressivamente crescente é contíguo com o osso circundante.

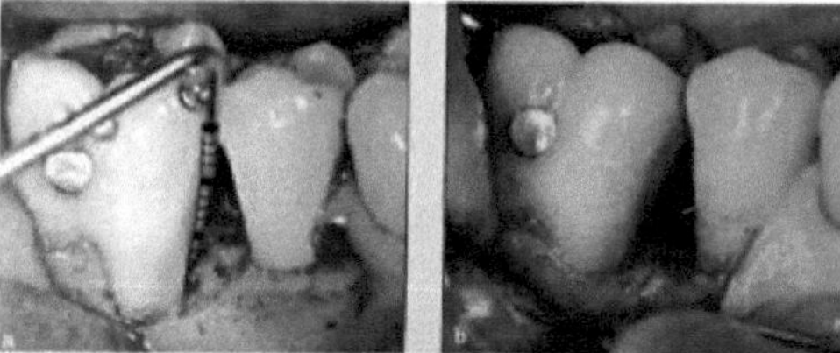

Fig 6.2-7a Um defeito largo e superficial está presente na linha de base. Fig. 6.2-7b A placa vestibular regenerou-se ao longo da proeminência radicular, e há preenchimento completo do

defeito interproximal 24 meses após a cirurgia.

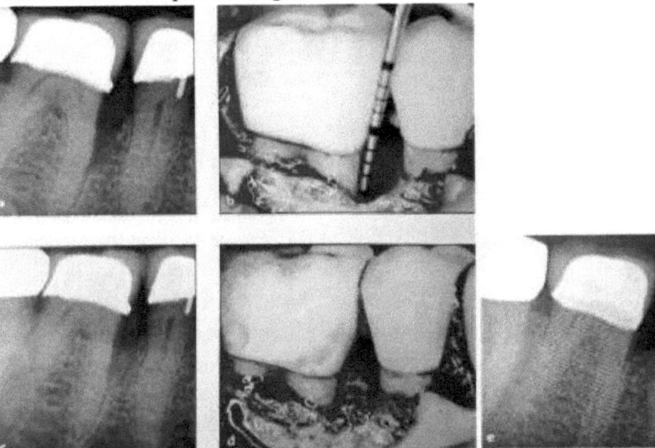

Fig 6.2-8a Radiografia de base do defeito intraósseo. Fig. 6.2-8b Aspeto clínico do defeito na linha de base. Fig. 6.2-8c Radiografia do local tratado 6 meses após a cirurgia. Fig. 6.2-8d Resultados clínicos 6 meses após a cirurgia. Fig. 6.2-8e Embora o defeito original parecesse estar preenchido (clínica e radiograficamente) 6 meses após o tratamento, existem provas radiográficas de mineralização e maturação adicionais 24 meses após a cirurgia.

6.3 APLICAÇÕES DE ENGENHARIA DE TECIDOS MOLES EM DENTISTRY

As técnicas cirúrgicas actuais, eficazes na maioria dos procedimentos de aumento do rebordo, enxerto gengival livre e recobrimento radicular, requerem um local de colheita cirúrgica à distância para o tecido dador. Do ponto de vista do paciente, o local do dador é frequentemente mais desconfortável no pós-operatório do que o local do enxerto; do ponto de vista do médico, o local do dador é mais propenso a problemas pós-operatórios, tais como hemorragia excessiva. Para além destas preocupações, apenas uma quantidade finita de tecido de dador está disponível para ser colhido em qualquer altura. Uma vez que a quantidade de tecido de dador disponível é insuficiente para satisfazer as necessidades da maioria dos doentes que necessitam de múltiplos enxertos, o doente tem de passar por vários procedimentos cirúrgicos de colheita.[132]

Atualmente, não existem técnicas de aumento disponíveis para corrigir defeitos dos tecidos moles, como o espaço interproximal aberto, de uma forma previsível. No entanto, existe a esperança de que a engenharia de tecidos ofereça uma solução, fornecendo um fornecimento abundante de tecido de dador "pronto a usar" ou outras terapêuticas para tratar defeitos orais como o espaço interproximal aberto. O sucesso pioneiro da engenharia de tecidos começou com o maior órgão do corpo, a pele, que tem sido objeto de engenharia bem sucedida em laboratórios e aplicada nos cuidados de rotina dos doentes. Os produtos de pele com engenharia de tecidos encontraram aplicações em centros de cicatrização de feridas para o tratamento de várias doenças, incluindo queimaduras, úlceras de estase venosa, úlceras de pressão e úlceras diabéticas. É plausível alargar esta tecnologia à medicina dentária. O desenvolvimento da engenharia de tecidos moles em medicina dentária tem seguido três linhas principais de investigação básica: a utilização de aloenxertos acelulares, a aplicação de factores de crescimento e proteínas da matriz extracelular e a utilização de terapias baseadas em células vivas. Estas vias são promissoras para a resolução de defeitos dos tecidos moles na cavidade oral e para o avanço da regeneração dos tecidos orais.

ALOENXERTOS ACELULARES

Os aloenxertos de pele podem ser incorporados em feridas cutâneas de espessura total, mas acabam por ser rejeitados porque as células do tecido epidérmico e dérmico do enxerto, principais responsáveis por esta rejeição, provocam uma resposta imunitária. O componente não celular da derme, constituído por proteínas da matriz extracelular e colagénio, é relativamente não imunogénico. O transplante de matriz de tecido extracelular não imunogénico foi demonstrado com sucesso com enxertos de osso desmineralizado liofilizado. As células destes aloenxertos são destruídas durante o processo de liofilização, mas a organização estrutural da matriz extracelular permanece intacta e não provoca uma resposta imunitária específica. A matriz extracelular, além disso, pode proporcionar um ambiente para a osteoindução e o repovoamento de células osteogénicas. Do mesmo modo, um substituto de pele acelular pode fornecer uma superfície biocompatível capaz de produzir sinais químicos ou físicos que orientam as células para actividades desejadas, como a proliferação, migração e diferenciação.[133]

A matriz dérmica acelular, um substituto da pele de base biológica derivado da pele de cadáveres, tem sido utilizada em medicina dentária para aplicações em tecidos moles. Este aloenxerto imunologicamente inerte suporta a migração fibroblástica e a revascularização.

Embora tenha sido estudado principalmente para enxertos de recobrimento radicular, também se mostra promissor para o aumento do rebordo de tecidos moles. Os estudos relatam uma cobertura radicular média que varia entre 66% e 99%, com uma média geral de 86%. Estudos controlados demonstram resultados estáveis até 1 ano, mas é necessária mais investigação para confirmar a estabilidade a longo prazo.

FACTORES DE CRESCIMENTO E PROTEÍNAS DA MATRIZ EXTRACELULAR

As estratégias de engenharia de tecidos para regenerar ou reparar tecidos imitam frequentemente o processo natural do corpo (biomimética) para crescer ou regenerar tecidos, incorporando frequentemente moléculas de sinalização ou moléculas de matriz extracelular.

Derivado da matriz do esmalte

Um dos primeiros exemplos da utilização da biomimética em medicina dentária é a sequência de eventos que ocorre após a aplicação do derivado da matriz do esmalte (EMD; Emdogain, Straumann) na superfície da raiz para promover a repopulação celular selectiva durante as fases iniciais da cicatrização periodontal. Vários relatórios demonstraram que o EMD aumenta a proliferação, diferenciação e migração de osteoblastos e células do ligamento periodontal (PDL), imitando o processo natural de desenvolvimento dentário. O EMD foi avaliado quanto ao seu potencial tanto na regeneração de defeitos intra-ósseos como, mais recentemente, na recessão gengival.[134]

Um estudo comparou a eficácia do derivado da matriz do esmalte (EMD) colocado sob um retalho avançado coronalmente (grupo de teste) versus tecido conjuntivo subepitelial colocado sob um retalho avançado coronalmente (grupo de controlo) para tratar defeitos do tipo recessão. Vinte pacientes com recessão facial significativa foram tratados e seguidos durante 12 meses. Os parâmetros clínicos, incluindo a quantidade de recessão, a largura do defeito gengival, a largura do tecido queratinizado, a profundidade de sondagem, o nível de fixação, a inflamação, a pontuação da placa, a textura do tecido, a cor e o desconforto, hemorragia, inchaço e sensibilidade relatados pelo paciente, foram avaliados no início e aos 6, 9 e 12 meses. Os resultados mostraram resultados semelhantes entre os dois grupos, exceto no que diz respeito a diferenças na cicatrização precoce, desconforto auto-relatado e ganho de tecido queratinizado.[135]

O retalho avançado coronalmente com EMD resultou numa melhor cicatrização precoce e menos desconforto relatado pelo paciente do que o enxerto de tecido conjuntivo subepitelial, enquanto os locais tratados com um enxerto de tecido conjuntivo subepitelial demonstraram uma maior quantidade de tecido queratinizado durante o período de avaliação de 12 meses (Fig. 6.3-1). Não houve diferença estatisticamente significativa na percentagem de cobertura radicular obtida entre os grupos de controlo e de teste no final dos 12 meses. Das superfícies radiculares tratadas com enxertos de tecido conjuntivo subepitelial, 93,8% foram cobertas, enquanto 95,1% das superfícies radiculares tratadas com um retalho avançado coronalmente mais EMD foram cobertas. Tanto o grupo de teste como o grupo de controlo demonstraram um ganho médio de fixação de 4,5 mm (variação de 4,0 a 8,0 mm). Não se registaram diferenças estatisticamente significativas no ganho de ligação clínica, hipersensibilidade radicular ou profundidade de sondagem. Dentro das limitações deste estudo, os resultados indicaram que a adição de EMD a um retalho avançado coronalmente resultou num recobrimento radicular semelhante ao obtido com um enxerto de tecido conjuntivo subepitelial, sem a morbilidade e as potenciais dificuldades clínicas associadas à cirurgia do local doador.

Trombelli salientou que os enxertos de recobrimento radicular têm como objetivo restaurar os aspectos funcionais e estéticos do complexo mucogengival, incluindo a regeneração das estruturas de fixação perdidas, como o cemento, as fibras do tecido conjuntivo e o osso alveolar. Num estudo separado, dois dentes comprometidos de um paciente foram aleatoriamente designados para receber um enxerto de tecido conjuntivo subepitelial ou um retalho avançado coronalmente mais derivado de matriz de esmalte (EMD). Após o procedimento cirúrgico, ambos os dentes e o tecido circundante foram analisados histologicamente ao fim de 6 meses. A análise do enxerto de tecido conjuntivo subepitelial revelou uma ligação íntima do tecido conjuntivo à dentina, com um epitélio juncional limitado na porção coronal. Feixes de tecido conjuntivo grandes e não inflamados constituíam a maioria do novo tecido, estendendo-se para além da margem gengival original. Estes achados histológicos apoiaram as observações clínicas de cobertura radicular bem sucedida.[136]

No entanto, a análise também revelou um epitélio juncional longo contra a superfície da raiz e evidência de reabsorção radicular na área entalhada. Houve alguma formação de cemento (provavelmente cemento reparador) no entalhe feito adjacente à crista alveolar, muito provavelmente devido ao trauma agudo da realização do entalhe, mas não houve evidência de um novo aparelho de fixação compreendendo novo cemento, osso ou inserção de fibras PDL. De facto, o nível da crista alveolar não parecia ter sido alterado, apesar do procedimento de retalho aberto.

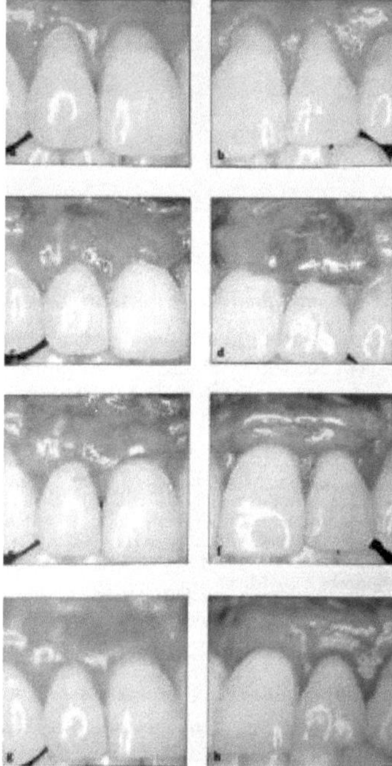

Figs 6.3-1a e 6.3-1b Aspeto inicial dos incisivos laterais superiores que foram escolhidos aleatoriamente para receber o tratamento de teste (EMD) (a) ou o tratamento de controlo (enxerto de tecido conjuntivo subepitelial) (b). Figs 6.3- 1c e 6.3-1d Resultados após 1 semana. Os dentes

submetidos ao tratamento de teste (c) apresentam menos sinais clínicos de inflamação do que os dentes de controlo (d). Figs 6.3-1e e 10-1f Dentes de teste (e) e de controlo (f) às 4 semanas. O tratamento de teste continua a apresentar uma cicatrização superior da ferida. Figs 6.3-1g e 6.3-1h Resultados 12 meses após a cirurgia. A recriação de uma morfologia funcional e estética do complexo mucogengival é clinicamente demonstrada com os tratamentos de teste (g) e de controlo (h).

O exame histológico do retalho avançado coronalmente mais EMD foi dificultado pela fenestração pós-operatória do retalho, tornando os entalhes de referência inutilizáveis. Embora a ausência de pontos de referência seja comum em tais avaliações, aproximadamente 50% das avaliações histológicas humanas de enxertos de recobrimento radicular não possuem entalhes de referência. Apesar dessa limitação, as fotografias intraoperatórias não revelaram osso no lado facial ou mesial do dente, e uma apicoectomia prévia havia deixado o ápice do dente desprovido de osso. Portanto, qualquer osso observado histologicamente nessas superfícies indicaria nova formação óssea. A análise mostrou principalmente cemento celular revestindo a superfície da raiz tratada.[137]

Sabe-se que a EMD promove o desenvolvimento de cemento celular e acelular, frequentemente depositado sobre cemento e dentina antigos. A presença de cemento celular, especialmente em conjunto com enxertos ósseos, é comum. Em particular, as ilhas de osso condensado observadas a uma distância uniforme da superfície da raiz são intrigantes, uma vez que a formação óssea ocorre tipicamente como uma extensão ou aposição à crista alveolar existente. As secções histológicas sugerem que a EMD pode contribuir para a regeneração, embora sejam necessários mais estudos para confirmação. Foi observado tecido conjuntivo, potencialmente organizador de fibras PDL, paralelo entre o cemento da superfície da raiz e as ilhas de osso em condensação. Embora a regeneração exija fibras PDL funcionalmente orientadas, a maioria dos estudos histológicos relata a orientação das fibras paralelamente ao dente, em vez de perpendicularmente. Este facto pode sugerir a necessidade de um período de cicatrização mais longo para uma orientação adequada das fibras, particularmente porque o tecido ósseo observado era imaturo. Em resumo, as secções histológicas do retalho avançado coronalmente mais EMD revelaram cemento, tecido conjuntivo intercalado (potencialmente organizando PDL), e ilhas de osso condensado a uma distância fixa da superfície da raiz. Apesar da ausência de entalhes de referência que impedem uma interpretação clara, os resultados de cicatrização implicam que

O EMD pode melhorar a regeneração periodontal de retalhos avançados coronalmente sobre raízes desnudadas.[138]

Cobertura da raiz com rhPDGF

Os factores de crescimento, particularmente o fator de crescimento derivado das plaquetas (PDGF), desempenham um papel crucial na engenharia de tecidos, especialmente na periodontia. Desde a sua descoberta no final dos anos 80, o PDGF tem sido amplamente estudado pela sua capacidade de promover a regeneração dos tecidos periodontais, como o osso, o cemento e o ligamento periodontal. Os estudos elucidaram o seu mecanismo de ação, incluindo o seu efeito estimulador na proliferação celular e na quimiotaxia. O PDGF-BB humano recombinante (rhPDGF-BB) tem apresentado resultados promissores tanto em estudos com animais como em humanos, demonstrando a sua eficácia na regeneração dos tecidos periodontais. Combinado com o p-Triccium phosphate (β-TCP), uma forma porosa de fosfato de cálcio, fornece um suporte para a formação de novo osso e estabiliza os coágulos sanguíneos. Ensaios clínicos recentes que envolveram 180 pacientes demonstraram que a combinação de в-TCP e rhPDGF-BB acelera o ganho de nível de fixação clínica e aumenta o crescimento ósseo linear e a percentagem de preenchimento ósseo em defeitos intra-ósseos graves, em comparação com o в-TCP isolado ou outros materiais de enxerto.[139]

Com base nestes resultados, McGuire e Scheyer publicaram uma série de casos em que avaliaram o rhPDGF-BB mais в -TCP e uma membrana de colagénio com um retalho avançado coronalmente e compararam os resultados com os obtidos com um enxerto de tecido conjuntivo subepitelial com um retalho avançado coronalmente em doentes com defeitos do tipo recessão. Devido ao número limitado de casos tratados neste estudo de viabilidade e às pequenas diferenças nos resultados clínicos, não foram feitas comparações estatísticas entre os grupos de teste e de controlo, como seria feito num estudo maior e com maior potência. No entanto, ambos os procedimentos alcançaram previsivelmente o recobrimento radicular; ao fim de 6 meses de cicatrização, todos os pacientes, teste e controlo, não tinham mais de 1 mm de recessão residual. Todos os tecidos pareciam saudáveis e estáveis, e os enxertos de teste pareciam menos volumosos e mais estéticos (Figs. 6.3-2 e 6.3-3).

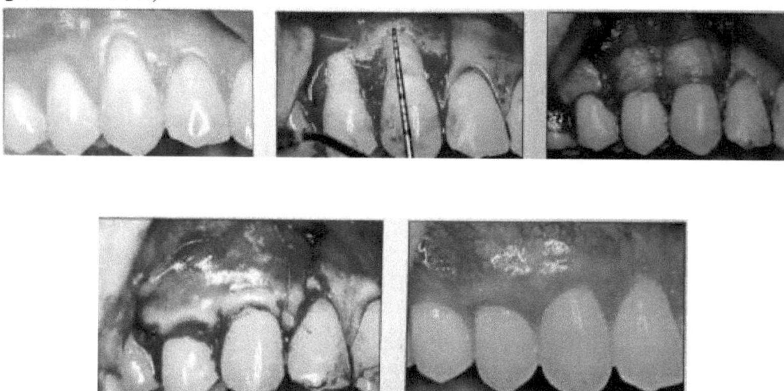

Fig 6.3-2a Vista pré-operatória de um dente de controlo (canino). Fig 6.3-2b Medição intra-operatória após retalho de espessura parcial. Fig 6.3-2c Tecido conjuntivo suturado sobre as superfícies radiculares desnudadas. Fig 6.3-2d Retalho mucogengival reposicionado sobre o tecido conjuntivo. Fig 6.3-2e Vista pós-operatória de seis meses do enxerto de tecido conjuntivo.

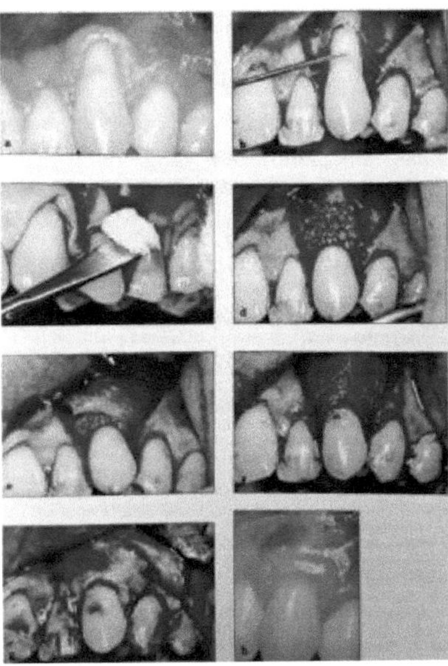

Fig 6.3-3a Vista pré-operatória de um dente de teste (canino). Fig 6.3-3b Aspeto após a reflexão de um retalho de espessura total e preparação da raiz. Fig 6.3-3c e 6.3-3d Mistura de rhPDGF e β -TCP colocada sobre a superfície da raiz. Figs 6.3-3e e 6.3-3f Membrana de colagénio, saturada em rhPDGF, aparada e suturada sobre a raiz desnudada. Fig 6.3-3g O retalho mucogengival avançou sobre a membrana e foi suturado à papila. Fig 6.3-3h Vista pós-operatória de seis meses de rhPDGF mais β -TCP e enxerto de membrana de colagénio.

A série de casos forneceu uma prova de princípio para o tratamento bem sucedido de defeitos do tipo recessão periodontal com rhPDGF-BB mais β -TCP e uma membrana de colagénio sem a necessidade de tecido autógeno colhido de um segundo local cirúrgico. Os resultados positivos deste estudo de viabilidade apoiam a necessidade de um estudo clínico com a potência adequada para determinar a viabilidade desta abordagem para o recobrimento radicular. As evidências destes dois estudos sugerem que as estratégias de engenharia de tecidos que empregam moléculas de matriz extracelular e factores de crescimento para facilitar a cobertura de superfícies radiculares desnudadas são promissoras para alcançar melhores resultados com procedimentos cirúrgicos menos invasivos.[140]

TERAPIAS VIVAS BASEADAS EM CÉLULAS

A terceira linha de investigação em engenharia de tecidos moles tem sido a implantação de células vivas. Os substitutos de pele vivos, baseados em células, e a construção in vitro de um tecido vital transplantável têm sido os principais objectivos da engenharia de tecidos. Um dos primeiros substitutos da pele com bioengenharia consistia em culturas autólogas cultivadas a partir de pequenas biopsias.

Transplante autólogo de fibroblastos

Até à data, todas as tentativas de reconstruir a papila interproximal têm tido um sucesso limitado. Num pequeno número de relatos de casos, apenas alguns clínicos foram capazes de regenerar uma forma papilar deficiente causada pela perda de tecido duro ou mole, e nenhum foi capaz de regenerar a papila de forma previsível. A maioria dos estudos consiste num único relato de caso, e poucos apresentam resultados a longo prazo. Estas tentativas utilizaram abordagens tradicionais de cirurgia plástica periodontal e algumas abordagens não cirúrgicas para preservar a papila. Os desenhos de retalhos modificados ou as manipulações cirúrgicas têm sido a abordagem tradicional, enquanto alguns investigadores tentaram enxertos de tecidos duros e moles. A fraca vascularização e o acesso cirúrgico limitado têm frustrado estes esforços.[141]

Apesar dos desafios, a satisfação dos desejos dos pacientes de fechar os espaços interproximais abertos motiva os clínicos a explorar os procedimentos de regeneração papilar. Os fibroblastos gengivais, com a sua variabilidade fenotípica, têm potencial para contribuir para a regeneração papilar, diferenciando-se em vários tipos de células sob estimulação adequada. Em locais saudáveis, os fibroblastos são essenciais para a produção e manutenção da matriz do tecido conjuntivo.

Os recentes avanços na cirurgia plástica incluem a injeção de fibroblastos autólogos expandidos in vitro para o contorno de tecidos moles, demonstrando segurança no ambiente oral em estudos de fase I. Para expandir os volumes dos tecidos moles gengivais interdentários, foi realizado um estudo aleatório, duplamente cego e controlado por placebo, utilizando uma nova técnica de injeção de fibroblastos. Esta abordagem envolveu a indução de uma resposta inflamatória transitória na papila para auxiliar o transplante de células. Participaram 20 pacientes com defeitos de recessão papilar interdentária, com dois defeitos de recessão interproximal primários aleatorizados para transplante de células ou tratamento com placebo. A alteração da altura da papila, medida como a distância entre a ponta da papila interproximal e a base da área de contacto, foi avaliada entre o início e os 4 meses.[142]

As percepções de mudança dos pacientes e dos médicos foram sistematicamente registadas utilizando várias ferramentas de medição, incluindo uma sonda periodontal UNC 15 (Hu-Friedy), um calibrador digital em moldes de gesso e fotografias digitais. Tanto o examinador como os pacientes completaram uma avaliação com uma escala visual analógica para cada local, com ocultação dos locais de teste e de controlo para todas as partes envolvidas.

Após o cultivo e a expansão dos fibroblastos gengivais obtidos de uma biópsia, foi produzida em laboratório uma suspensão de células autólogas. Para preparar a papila para a injeção de células, foi realizado um insulto cirúrgico cinco a sete dias antes da injeção inicial de células ou da solução placebo. Este procedimento de preparação da papila tinha como objetivo induzir uma resposta inflamatória transitória, aumentando temporariamente o volume do tecido e facilitando a injeção da suspensão de células. A suspensão, contendo 20 milhões de células por mililitro, foi injetada durante a primeira sessão de tratamento, seguida de tratamentos subsequentes com intervalos de 1 a 2 semanas.

Em média, foram injectados 0,4 a 0,6 ml de solução na papila em cada uma das três injecções. Os resultados do estudo foram registados em cada visita de tratamento e 2, 3 e 4 meses após a injeção inicial. Num estudo realizado anteriormente na Universidade de Medicina e Medicina Dentária de Nova Jérsia, 94 doentes classificaram o seu grau de correção das rítides faciais e depressões dérmicas, a sua satisfação com os resultados e a sua perceção de melhorias contínuas. Numa escala de 0 a 10, em que 10 representa uma correção total e completa, a classificação média do grau de correção foi de 7,8. Além disso, 92% dos pacientes estavam satisfeitos com os resultados globais e 78%

percepcionaram uma melhoria contínua até 24 meses. Do mesmo modo, no estudo do autor, tanto as pontuações analógicas visuais do investigador como as dos doentes revelaram uma melhoria estatisticamente significativa com a injeção de fibroblastos autólogos. No segundo mês do estudo, a pontuação visual analógica média melhorou tanto nos locais de teste como nos locais de placebo, mas a melhoria foi maior nos locais de teste (P = 0,02, teste de classificação assinado). Para além disso, as zonas com placebo pioraram nos meses 3 e 4, enquanto as zonas com teste continuaram a melhorar e a manter a sua diferença estatisticamente significativa (P = 0,02 para o mês 3 e P = 0,006 para o mês 4) em relação às zonas com placebo (Fig. 6.3-4).

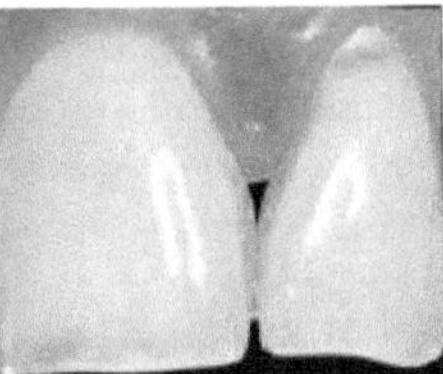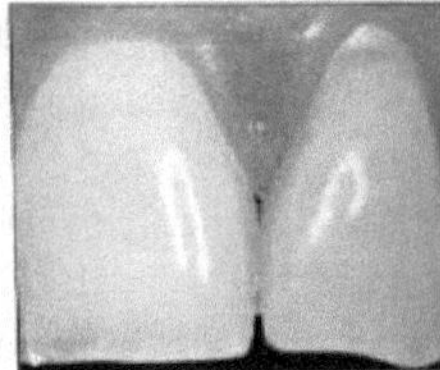

Fig 6.3-4a Vista pré-operatória de um espaço interproximal aberto. Fig 6.3-4b Quatro meses após três injecções na papila com os fibroblastos do próprio doente. Note-se a melhoria da forma da papila.

Estes resultados preliminares indicam que novas técnicas de engenharia de tecidos podem ser promissoras na resolução de espaços interproximais abertos. Está em curso mais investigação para aperfeiçoar a técnica e confirmar os resultados.[143]

Biossíntese de células autólogas

A literatura periodontal inclui casos em que os cirurgiões utilizaram métodos de engenharia de tecidos para fazer uma biopsia e cultivar as células do próprio paciente para fins de enxerto. Pini Prato et al. documentaram um caso em que foi efectuada uma biópsia de gengiva anexa do lado oposto da boca que necessitava de aumento gengival. Os fibroblastos extraídos da biópsia foram depois semeados numa matriz tridimensional não tecida de hidroxiapatite (éster benzílico do ácido hialurónico). Dez dias após a biópsia, o enxerto de fibroblastos cultivados sobre a membrana reabsorvível foi suturado ao leito periosteal. Esta técnica, que permite obter um rendimento significativo de tecido dador a partir de uma pequena amostra de biópsia, foi proposta como um avanço em relação aos métodos anteriores, reduzindo substancialmente o desconforto pós-operatório do doente.[144]

Pini Prato et al. também documentaram um relato de caso em que uma técnica semelhante foi aplicada para gerar tecido queratinizado em seis locais em cinco pacientes. Foram obtidas pequenas amostras de biópsia de epitélio e tecido conjuntivo, com subsequente separação de queratinócitos e fibroblastos. Apenas os fibroblastos foram cultivados, semeados na estrutura de hidroxiapatite e utilizados como material dador. Após a conclusão do estudo (3 meses), o exame histológico revelou um aumento do tecido totalmente queratinizado em todos os locais tratados.

Num estudo separado, Momose et al. utilizaram uma abordagem comparável para biopsiar a gengiva aderida (epitélio e tecido conjuntivo) da almofada retromolar. As células epiteliais foram semeadas numa membrana de bicamada de colagénio-silicone, cultivadas e depois utilizadas como tecido dador para enxertos de tecidos moles. O estudo realçou libertações significativas de fator de crescimento endotelial vascular, fator de crescimento transformador alfa e fator de crescimento transformador beta das folhas epiteliais gengivais humanas com engenharia de tecidos. Os autores sugeriram que o material de enxerto pode ter potencial para promover a cicatrização de feridas e a regeneração de tecidos.[145]

Substituto dérmico derivado de fibroblastos humanos

O primeiro estudo controlado e aleatório para avaliar a segurança e a eficácia de um substituto cutâneo vivo, baseado em células, no ambiente oral foi publicado por McGuire e Nunn. Este estudo avaliou um substituto dérmico vivo, derivado de fibroblastos humanos com engenharia de tecidos (HF-DDS; Dermagraft, Advanced Tissue Sciences) e a sua capacidade de aumentar a quantidade de tecido queratinizado à volta dos dentes que não necessitavam de cobertura radicular e comparou os resultados com os de um auto-enxerto gengival utilizando tecido de dador colhido do palato do paciente.

O enxerto de substituição dérmica humana com engenharia de tecidos utilizado neste estudo foi fabricado através de uma cultura tridimensional de células de fibroblastos diplóides humanos num suporte de polímero. O suporte é uma malha de poliglactina bioabsorvível (Vicryl, Ethicon), que se degrada por hidrólise e se perde após o transplante, deixando os componentes da matriz celular e extracelular. As estirpes de células de fibroblastos humanos utilizadas para produzir este material provêm de prepúcios de recém-nascidos e são cultivadas através de métodos padrão. Os fibroblastos segregam uma mistura de factores de crescimento e proteínas da matriz para criar uma estrutura dérmica viva que, após a criopreservação, permanece metabolicamente ativa depois de ser implantada no leito do enxerto.[146]

O mecanismo de ação proposto para o material HF-DDS envolveu múltiplos componentes que actuaram em conjunto, incluindo a colonização celular do leito da ferida, a angiogénese e a promoção da reepitelização. A atividade biológica foi concebida para funcionar em duas frentes: Em primeiro lugar, o tecido dérmico preencheria o leito, fornecendo um substrato para incentivar a migração de queratinócitos para a formação de epitélio sobre o enxerto. O colagénio e a fibronectina do HF-DDS foram cruciais para a fixação e migração ideais dos queratinócitos. Em segundo lugar, os fibroblastos vivos incluídos no HF-DDS produziriam vários factores de crescimento, incluindo factores angiogénicos, como o fator de crescimento endotelial vascular, factores estimulantes da matriz, como o fator de crescimento transformador beta, e factores estimulantes dos queratinócitos, como o fator de crescimento dos queratinócitos. Estes factores promovem a regeneração de forma sinérgica.

Com o HF-DDS, os receptores de superfície dos fibroblastos podiam comunicar com as células nativas do defeito, modulando a secreção de factores de crescimento, matrizes extracelulares e glicosaminoglicanos para garantir que eram recebidas quantidades precisas e que a secreção era contínua. Num estudo que envolveu 25 pacientes com gengiva insuficientemente aderida, um dente por paciente foi aleatorizado para receber um auto-enxerto gengival (controlo) ou um enxerto HF-DDS (teste). Os parâmetros clínicos foram medidos no início e aos 3, 5, 7, 9 e 12 meses, incluindo recessão, nível de fixação clínica, altura do tecido queratinizado e índice de placa. A profundidade de sondagem foi medida aos 7, 9 e 12 meses, com pontuação da inflamação, e a textura e cor do tecido foram comparadas com o tecido circundante.[147]

A resistência à tração muscular foi avaliada e foi utilizado um questionário para determinar a preferência do paciente. A posição cirúrgica do enxerto e o nível do osso alveolar foram registados na visita cirúrgica. Os pacientes foram avaliados semanalmente durante as primeiras 4 semanas, altura em que a recessão e o nível de higiene oral foram medidos. Foram realizadas biópsias nos locais de teste e de controlo de três pacientes 6 meses após a cirurgia. Histologicamente, as biópsias do auto-enxerto gengival e do HF-DDS eram semelhantes: tecido conjuntivo coberto por epitélio queratinizado. Para além das biópsias de tecidos moles, o estudo também avaliou biópsias de punch de 2 mm do enxerto de teste em sete pacientes do sexo feminino, de 3 a 18 meses após a cirurgia, para determinar se algum dos fibroblastos do enxerto permanecia no paciente. A capacidade destes fibroblastos para colonizar o local de implantação e sobreviver foi investigada através da deteção do marcador do cromossoma Y SRY na amostra da biopsia, utilizando uma técnica de reação em cadeia da polimerase aninhada capaz de detetar moléculas únicas. Os fibroblastos do implante cultivado não foram detectados em nenhum paciente em nenhuma biópsia. Além disso, não foram observados quaisquer eventos adversos em qualquer altura. Os resultados dos grupos de teste e de controlo foram semelhantes para todos os parâmetros clínicos medidos, com exceção da quantidade de tecido queratinizado e da percentagem de retração do tecido queratinizado. O grupo de controlo apresentou uma média de 1,0 a 1,2 mm de tecido queratinizado a mais do que o grupo de teste (P < 0,001), e o grupo de controlo teve cerca de metade da retração do que o grupo de teste (P < 0,001).

O estudo também demonstrou que a utilização de várias camadas do material resultou numa menor contração e num tecido mais queratinizado. Os locais de teste demonstraram uma correspondência de cor significativamente melhor ao longo do tempo do que os locais de controlo (P = 0,01). Da mesma forma, a textura do tecido foi significativamente melhor nos locais de teste do que nos locais de controlo ao longo do tempo (P = 0,001). Os resultados deste estudo indicam claramente que a utilização de uma única camada de enxerto HF-DDS resultou numa maior contração e em menos tecido queratinizado do que o auto-enxerto gengival. Existe informação limitada na literatura relativamente à capacidade de um material de engenharia de tecidos criar tecido queratinizado à volta dos dentes. Três relatos de casos parecem confirmar as observações do estudo do autor acima mencionado de que o tecido queratinizado pode ser gerado com estes materiais de engenharia de tecidos, mas não em grandes quantidades. O estudo do autor representa a primeira tentativa de utilização de um material de engenharia de tecidos pronto a usar no ambiente oral, e poderiam ter sido obtidos melhores resultados se um retalho tivesse coberto o material de teste.[148]

No geral, a investigação mostrou que o enxerto HF-DDS de engenharia de tecidos era seguro e capaz de gerar tecido queratinizado sem a morbilidade e as potenciais dificuldades clínicas associadas à cirurgia do local doador. O auto-enxerto gengival gerou mais tecido queratinizado e encolheu menos do que o enxerto HF-DDS, mas o enxerto de teste gerou tecido que parecia mais natural (Fig. 6.3-5).

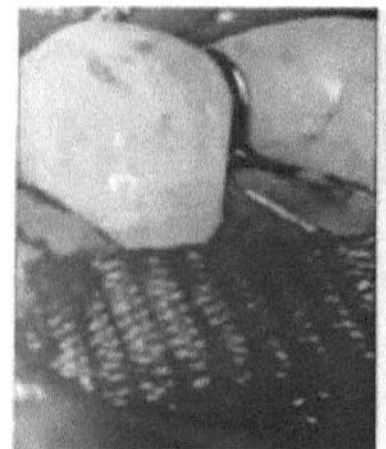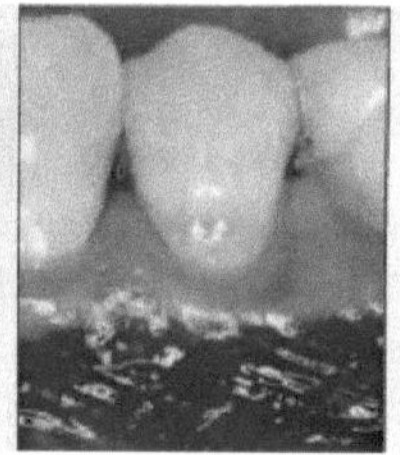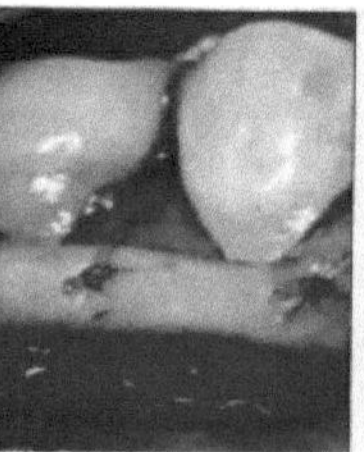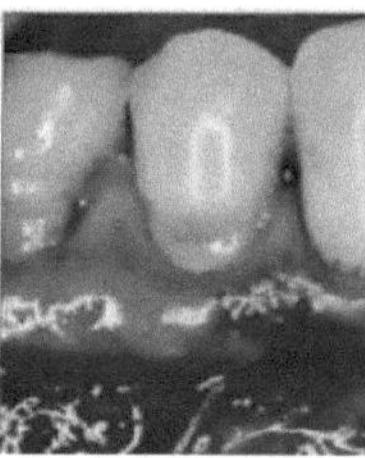

Fig 6.3-5a HF-DDS suturado às papilas interproximais após a preparação do leito. Fig 6.3-5b Resultado aos 12 meses. É evidente uma faixa de tecido queratinizado após a coloração com o corante de iodo de Schiller. Fig. 6.3-5c Enxerto gengival livre suturado às papilas interproximais após a preparação do leito. Fig 6.3-5d Resultado aos 12 meses. É evidente uma faixa de tecido queratinizado após a coloração com o corante de iodo de Schiller.

O HF-DDS foi também avaliado num estudo de viabilidade controlado e aleatório, no qual foi colocado sob um retalho coronalmente avançado e comparado com um enxerto de tecido conjuntivo subepitelial. O objetivo deste estudo aleatório, controlado e de boca dividida foi testar a viabilidade do substituto dérmico derivado de fibroblastos humanos colocado sob um retalho coronalmente avançado como potencial substituto de um enxerto de tecido conjuntivo subepitelial colocado sob um retalho coronalmente avançado em pacientes com defeitos do tipo recessão.

Treze pacientes com defeitos de recessão facial bilateral classe I ou II de Miller de 3 mm ou mais em dois dentes não adjacentes foram incluídos neste estudo. O dente de teste recebeu um enxerto HF-DDS, enquanto um enxerto de tecido conjuntivo foi colocado no local de controlo. Foram efectuadas medições clínicas no início do estudo, 1 semana e 1, 3 e 6 meses após a cirurgia, incluindo o índice de placa, a profundidade de recessão, os níveis de inserção clínica, a largura da recessão, a profundidade de sondagem e a largura do tecido queratinizado. Todas as leituras foram efectuadas por um examinador mascarado e calibrado. Não foram encontradas diferenças estatisticamente significativas entre os grupos de teste e de controlo. Embora o grupo de controlo tenha apresentado uma cobertura radicular ligeiramente superior, a diferença não foi significativa. A largura do defeito de recessão foi ligeiramente menor no grupo de teste. A quantidade de tecido queratinizado era a mesma em ambos os grupos aos 6 meses. A maior cobertura radicular obtida quando foram utilizadas duas camadas de HF-DDS aproximou-se da significância estatística. As caraterísticas clínicas de manuseamento do HF-DDS foram melhores do que as de um enxerto de tecido conjuntivo, sendo a membrana fácil de aparar e colocar no leito, e permitindo um avanço mais fácil do retalho coronal.[149]

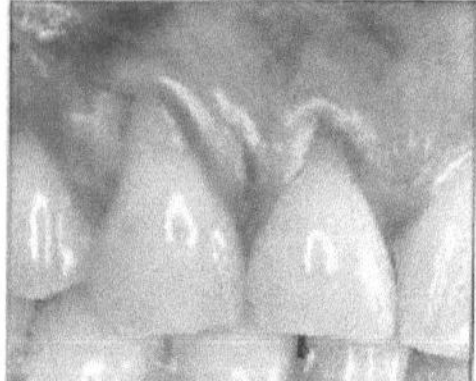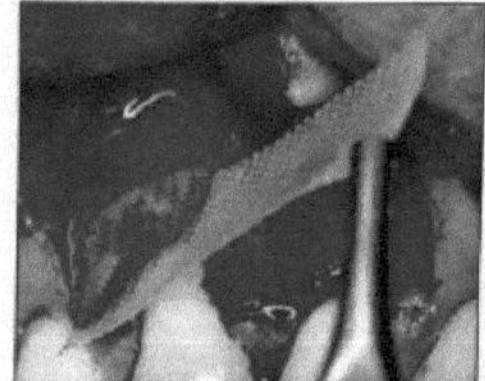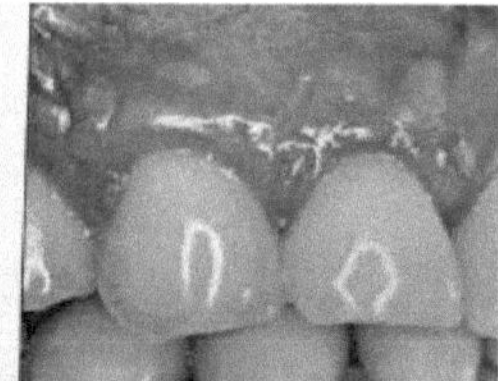

Fig 6.3-6a Vista pré-operatória de uma superfície radicular desnudada num dente de teste. Fig 6.3-6b HF-DDS colocado sobre a superfície radicular desnudada e suturado interproximalmente após a preparação da raiz e elevação de um retalho de espessura parcial. Fig 6.3-6c Vista pós-operatória

de um ano demonstrando excelente cobertura radicular.

Dentro dos limites deste estudo, o substituto dérmico derivado de fibroblastos humanos pode apresentar um substituto aceitável para enxertos de tecido conjuntivo para cobrir defeitos de recessão. O retalho avançado coronalmente com HF-DDS representa uma técnica mais simples para o médico e uma cirurgia menos invasiva para o paciente. É necessário um ensaio multicêntrico de maiores dimensões para validar os resultados deste estudo de viabilidade.

Substituto vivo da pele com duas camadas (terapia celular com duas camadas)

Foi efectuado um estudo para avaliar a segurança e a eficácia de uma terapia celular em duas camadas (BCT; Apligraf, Organogenesis). O dispositivo de teste está a ser comparado com auto-enxertos gengivais no que diz respeito à capacidade de gerar gengiva aderente à volta dos dentes que não necessitam de cobertura radicular. Trata-se de um substituto de pele vivo, de engenharia de tecidos, com duas camadas, composto por uma camada dérmica de fibroblastos humanos e uma camada epidérmica cornificada sobrejacente de queratinócitos humanos vivos numa rede de colagénio bovino de tipo I. Os queratinócitos e os fibroblastos utilizados no BCT são derivados do prepúcio neonatal. Está atualmente aprovado para o tratamento de úlceras de estase venosa e úlceras do pé diabético e tem sido utilizado mais recentemente para tratar uma variedade de feridas agudas.

Pensa-se que os efeitos do BCT nestas feridas estão relacionados com as suas semelhanças estruturais com a pele humana. É fornecido "vivo", como evidenciado pelo facto de que, se for ferido na sua embalagem, "cura-se a si próprio" na prateleira. É enviado num recipiente especial que permite um prazo de validade de 10 dias sem necessidade de refrigeração. A epiderme é composta principalmente por queratinócitos em diferenciação, que produzem factores de crescimento e citocinas que actuam como sinais entre as células e ajudam a regular a função da pele. Os fibroblastos, o principal tipo de células da derme, são responsáveis pela produção e manutenção da maior parte da matriz extracelular. As células dérmicas produzem e utilizam citocinas e factores de crescimento como sinais para regular processos críticos para a função da pele. A terapia celular em duas camadas é um produto de engenharia de tecidos, semelhante a uma gengiva, que apresenta uma interação sinérgica entre as camadas epidérmica e dérmica (por exemplo, o produto produz citocinas e factores de crescimento que não são produzidos por nenhuma das células componentes isoladamente).

A eficácia do BCT parece estar menos relacionada com a funcionalidade estrutural da epiderme orientada sobre a derme e mais com a interação entre as células de cada camada. Como tal, parece produzir resultados independentemente da sua orientação no leito da ferida. A terapia celular em duas camadas aumenta a diferenciação das células e dos tecidos através das interações célula-matriz, célula-célula e célula-ambiente. Embora as camadas se assemelhem muito à pele humana, existem algumas diferenças inerentes à composição celular. A terapia celular em duas camadas não contém vasos sanguíneos, glândulas sudoríparas ou folículos pilosos. Embora a BCT não contenha células como as células de Langerhans, melanócitos, macrófagos ou linfócitos, o que pode explicar o seu baixo perfil imunogénico, possui um perfil de citocinas semelhante ao da pele humana. As células vivas do enxerto produzem citocinas e factores de crescimento envolvidos na cicatrização normal das feridas. A investigação revelou também que o produto é dinâmico,

com um perfil de citocinas que se altera em resposta a lesões.[150] Até à data, os resultados preliminares periodontais
parecem encorajadores (Fig. 6.3-7).

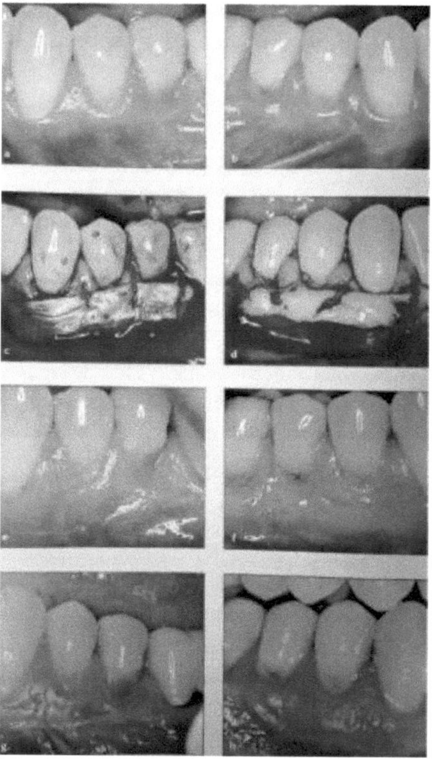

Figs 6.3-7a e 6.3-7b Aspeto inicial dos primeiros pré-molares mandibulares e canino' que foram aleatorizados para receber tratamento de teste (terapia celular em duas camadas) (a) ou tratamento de controlo (auto-enxerto gengival) (b). Figs 6.3-7c e 6.3-7d Enxerto de teste (c) e enxerto gengival livre (d) suturados interproximalmente após a preparação do leito.

Se estes resultados positivos se confirmarem, prevêem-se ensaios multicêntricos de maior dimensão envolvendo uma variedade de aplicações.

6.4 DESENVOLVIMENTO DE LOCAIS PARA COLOCAÇÃO DE IMPLANTES

:

TÉCNICAS REGENERATIVAS E ESTÉTICAS EM CIRURGIA PLÁSTICA ORAL

A substituição de dentes por implantes dentários evoluiu do tratamento do edentulismo completo com próteses híbridas para a substituição de dentes unitários com restaurações de coroas suportadas por implantes. Consequentemente, as exigências estéticas evoluíram para exigir restaurações de implantes discretas que se adaptam aos contornos naturais dos tecidos moles marginais. As exigências do tratamento aumentam quando são substituídos vários dentes na zona estética.[151]

Por conseguinte, devem ser utilizados procedimentos e técnicas de diagnóstico para determinar o curso do tratamento que irá otimizar os resultados da terapia com implantes. Os procedimentos de regeneração óssea guiada (ROG) para aumentar os rebordos alveolares deficientes e as técnicas de preservação do rebordo para manter um volume adequado do rebordo nos locais de extração dentária são meios bem estabelecidos para melhorar a estética e a função das restaurações com implantes dentários. Mais recentemente, os clínicos começaram a aplicar princípios de engenharia de tecidos, particularmente o tratamento com factores de crescimento, para melhorar o resultado da preparação do local do implante. Este capítulo abordará as técnicas atualmente aplicadas para o desenvolvimento do local do implante e apresentará os resultados da aplicação clínica do fator de crescimento derivado de plaquetas humano recombinante BB (rhPDGF-BB) para a regeneração de tecidos.[152]

REGENERAÇÃO ÓSSEA GUIADA

A ROG utilizando auto-enxertos e membranas é um procedimento previsível para regenerar defeitos horizontais do rebordo. Os defeitos ósseos verticais apresentam um maior desafio para a regeneração e podem ser tratados com ROG em procedimentos faseados ou simultâneos. Técnicas mais recentes, como a osteogénese de distração, têm sido relatadas para tratar com sucesso defeitos verticais avançados; no entanto, a sua previsibilidade pode ser limitada para locais que requerem regeneração tridimensional. Foram publicadas anteriormente diretrizes para tratamentos de ROG bem sucedidos. Os grandes defeitos contidos podem ser tratados de forma previsível com autoenxertos e membranas não reabsorvíveis (Fig. 6.4-1).

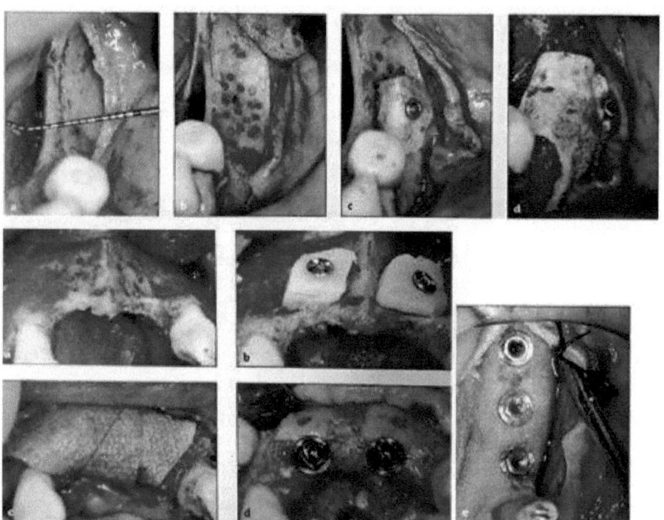

Fig 6.4-1a O rebordo mandibular é demasiado estreito para permitir a colocação do implante. Fig 6.4-1b O rebordo é perfurado para abrir os espaços da medula. Fig 6.4-1c É colocado um enxerto autógeno em bloco e fixado com um mini-parafuso. Fig 6.4-1d O enxerto em bloco e as lascas de osso autógeno são cobertos com uma membrana não reabsorvível. Fig 6.4-1e O local é reaberto na segunda fase da cirurgia para revelar uma largura óssea adequada para a colocação do implante. Fig 6.4-2a A zona anterior do maxilar, em forma de faca, não é adequada para a colocação de implantes. Fig 6.4-2b Os enxertos autógenos em bloco são fixados com mini-implantes. Fig 6.4-2c Os enxertos em bloco são contornados com lascas de osso autógeno e cobertos com uma membrana reabsorvível. Fig 6.4-2d A cirurgia de reentrada para colocação do implante 6 meses após o enxerto revela uma reconstrução suficiente do processo alveolar para proceder à colocação do implante.

Os grandes defeitos não contidos podem beneficiar da utilização de enxertos em bloco para suportar material de enxerto particulado adicional, quer se trate de enxertos de substituição óssea autógenos ou alogénicos. Estes procedimentos podem ser bem sucedidos com membranas não reabsorvíveis ou reabsorvíveis. A Figura 6.4-2 mostra uma reabsorção vertical e lateral avançada do rebordo na região do incisivo central do maxilar. O local foi tratado com sucesso com enxertos ósseos autógenos em bloco corticocancelo e lascas de osso autógeno particulado combinados com aloenxerto ósseo liofilizado (FDBA) e protegidos por uma membrana reabsorvível.[153]

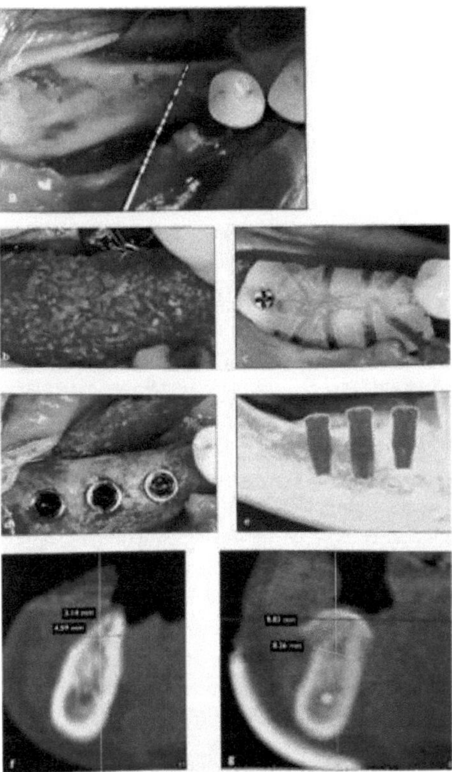

Fig 6.4-3a É efectuada uma técnica de crista dividida modificada num defeito de crista lateral não contido. A superfície do rebordo ósseo é incisada a uma profundidade de 5 a 7 mm, e a crista óssea é movida aproximadamente 45 graus para vestibular para abrir o espaço medular no aspeto coronal do rebordo. Fig 6.4-3b Um enxerto de partículas autógenas é colocado lateralmente e na crista. Fig 6.4-3c O enxerto é protegido com uma membrana de politetrafluoroetileno expandido não reabsorvível, reforçada com titânio. Fig 6.4-3d Os implantes são colocados 6 meses após o enxerto. Fig 6.4-3e A radiografia digital colorida do rebordo revela um volume ósseo lateral e da crista adequado. Fig. 6.4-3f A TAC inicial indica a falta de volume ósseo. Fig. 6.4-3g A TAC efectuada 5 meses após o enxerto revela o aumento do volume ósseo

Houve restauração suficiente do processo alveolar para prosseguir com a colocação do implante. A morbilidade significativa pode estar associada ao local do dador para o enxerto ósseo em bloco. Isto inclui hematomas, parestesia, hipoestesia, prolapso muscular ou alteração dos contornos faciais. Na maioria dos casos, podem ser utilizadas técnicas alternativas que envolvem enxertos particulados e técnicas de ROG. Para defeitos não contidos, as opções de tratamento incluem técnicas de crista dividida com colocação simultânea de implantes ou aumento do rebordo vertical com colocação simultânea de implantes.

É importante considerar a gestão das complicações quando se combina a colocação de implantes e o enxerto ósseo. Uma deiscência da ferida ou a cicatrização parcial do enxerto ósseo pode resultar numa fixação integrada que é um fracasso estético ou biológico. Estas complicações podem ser difíceis de resolver. A técnica de crista dividida modificada é uma abordagem conservadora e faseada para o tratamento de defeitos do rebordo lateral não contido. A técnica pode resultar num aumento do rebordo lateral e vertical. A superfície do rebordo ósseo é incisada a uma profundidade de 5 a 7 mm, e a crista óssea é movida aproximadamente 45 graus para vestibular, para abrir o espaço medular no aspeto coronal do rebordo. Apicalmente à divisão do rebordo na superfície vestibular, é efectuada a penetração intramarrow com uma broca redonda n.º 1/2 ou uma broca helicoidal de 1,0 mm. Os enxertos autógenos ou outros enxertos de partículas de substituição óssea são colocados lateralmente e crestalmente no rebordo preparado. O enxerto é depois coberto com uma membrana não reabsorvível ou reabsorvível. Esta abordagem modificada permite um aumento significativo do rebordo com enxerto de partículas numa abordagem faseada (Fig. 6.4-3).[154]

TÉCNICAS DE CONSERVAÇÃO DE CUMEEIRAS

Muitos protocolos de tratamento para o aumento do rebordo lateral e vertical centram-se na gestão da deficiência de volume ósseo em locais edêntulos. No entanto, os clínicos têm a oportunidade de prevenir a reabsorção alveolar após a extração dentária. A preservação do volume do rebordo, facilitando o tratamento com implantes, e a otimização da função e da estética devem ser os objectivos no momento da extração. A reabsorção do rebordo pode começar logo após a extração, especialmente em casos com uma placa vestibular fina, levando a deficiências volumétricas nos tecidos duros e moles. Isto pode complicar os procedimentos cirúrgicos, particularmente o fecho da ferida. Para resolver o colapso dos tecidos moles, foram desenvolvidos dispositivos especializados de expansão de tecidos. A gestão dos alvéolos de extração deve ter como objetivo a preservação tanto do osso como dos tecidos moles, necessitando frequentemente de enxertos para evitar defeitos no rebordo. A avaliação clínica, incluindo a avaliação da espessura da placa vestibular e lingual e a presença de patose apical, orienta a gestão adequada do local de extração. Os locais de extração com paredes ósseas intactas podem ser auto-regenerados com preenchimento ósseo.[155]

Imediatamente após a extração de um dente, desenvolve-se um coágulo de sangue ou coágulo no local da extração. Este coágulo é então substituído por tecido conjuntivo provisório. O osso tecido forma-se e remodela-se para se tornar osso maduro dentro do alvéolo. As preferências variam quanto ao momento ideal para a colocação do implante após a extração. As opções incluem a colocação imediata no momento da extração, a colocação diferida após a cicatrização dos tecidos moles ou a colocação após o preenchimento ou maturação óssea. Quando os dentes estão a ser extraídos devido a cáries dentárias e o processo alveolar e os tecidos moles estão saudáveis, a colocação imediata ou retardada do implante pode proporcionar a preservação do rebordo. Se estiver presente uma condição patológica e/ou existir uma placa óssea vestibular fina em risco de reabsorção, o curso do tratamento pode ser significativamente simplificado se forem efectuados procedimentos de preservação do rebordo no momento da extração. Estes procedimentos resultarão num aumento do volume ósseo e/ou dos tecidos moles

para suporte futuro do implante e estética do perfil de emergência. Quando a perda óssea exige a cicatrização dos tecidos moles antes do aumento ósseo, a preservação do local pode ser conseguida com enxerto de tecido conjuntivo (Fig. 6.4-4).[156]

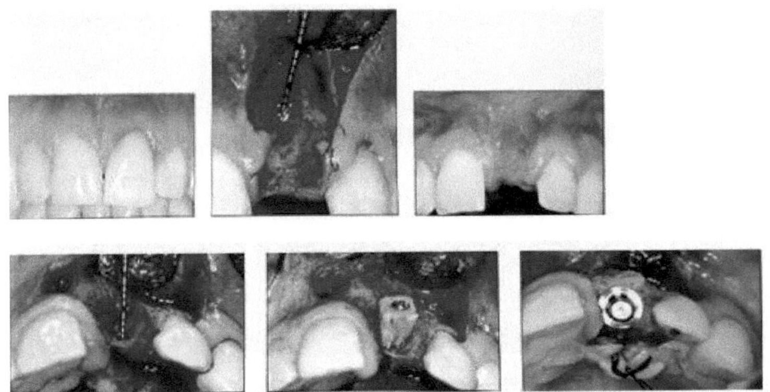

Fig6.4-4a O incisivo central maxilar esquerdo a ser extraído. Fig 6.4-4b A perda óssea requer a cicatrização dos tecidos moles antes do aumento ósseo. O local será preservado com enxerto de tecido conjuntivo. Fig 6.4-4c A área enxertada está cicatrizada. Fig 6.4-4d Existe tecido mole adequado para proteger um enxerto ósseo. Fig 6.4-4e Um enxerto ósseo em bloco é fixado com um mini-parafuso. Fig 6.4-4f É colocado um implante.

Após a cicatrização da área, haverá tecido mole adequado para proteger um enxerto ósseo utilizado para a futura colocação de implantes. Mesmo em locais gravemente comprometidos, esta abordagem pode proporcionar uma estética melhorada. Em casos raros em que o acesso cirúrgico não é necessário para o desbridamento ou para a identificação de obstáculos anatómicos, pode ser utilizada uma abordagem não cirúrgica no alvéolo de extração. A Figura 6.4-5 demonstra a utilização de um tratamento não cirúrgico com colocação imediata de implante e enxerto ósseo para substituir um dente com um defeito de fratura radicular. A radiografia pós-operatória revela trabeculação consistente com preenchimento ósseo na região do defeito. As restaurações provisórias ajudaram a desenvolver o tecido antes do fabrico e entrega do pilar e coroa finais.[157]

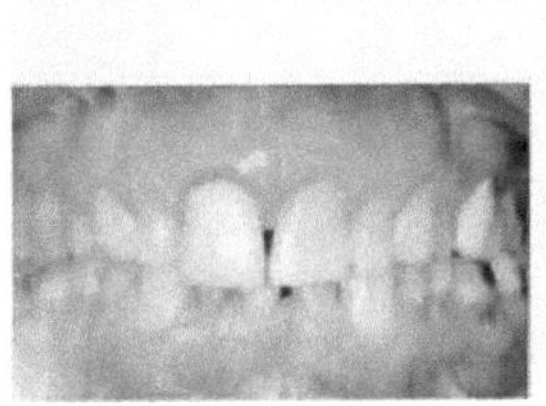 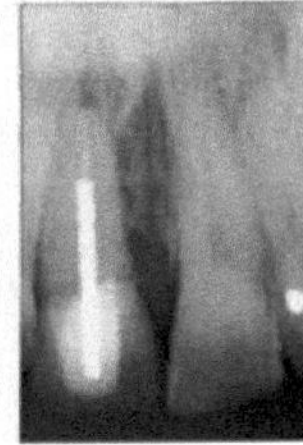 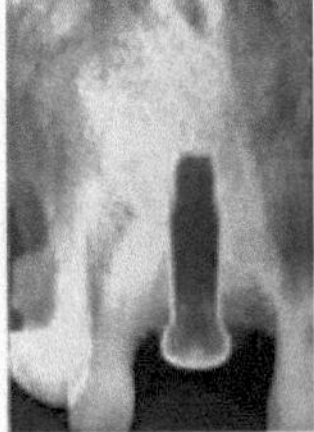

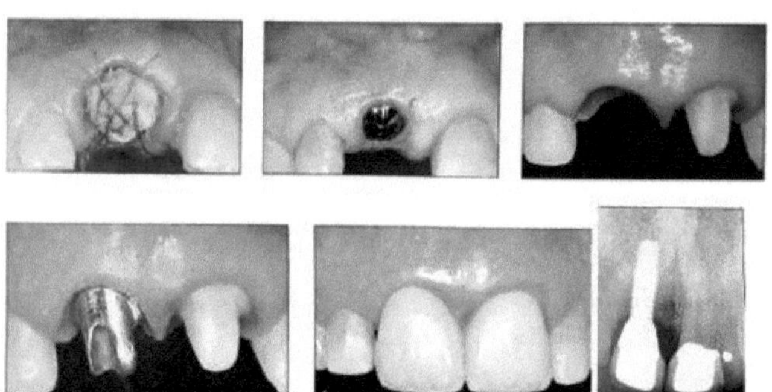

Fig. 6.4-5a Está planeada uma abordagem não cirúrgica para a preservação do local, com colocação imediata do implante e enxerto ósseo, para o incisivo central superior direito. Fig 6.4-5b O dente deve ser extraído devido a um defeito de fratura da raiz. Fig 6.4-5c É inserido um implante na cavidade de extração. Fig 6.4-5d O local é preenchido com aloenxerto ósseo liofilizado e coberto com enxerto gengival. Fig 6.4-5e Após a segunda fase da cirurgia, é necessário um condicionamento dos tecidos moles Fig 6.4-5f O local é mostrado após a formação da papila 3 meses após a provisionalização. Fig 6.4-5g É feito um pilar personalizado para o implante de fase única. Fig 6.4-5h A coroa estética suportada por implante está colocada. Fig 6.4-5i A radiografia pós-operatória revela trabeculação consistente com preenchimento ósseo na região do defeito.

Para locais com patologia periapical extensa, é preferível uma abordagem faseada à colocação imediata de implantes. A desgranulação e o desbridamento minuciosos e completos das lesões infectadas associadas a fracturas radiculares ou falhas endodônticas facilitarão o sucesso dos procedimentos de aumento do rebordo. O retalho bucal é avançado coronalmente para proporcionar um fecho completo da ferida. Podem ser necessárias incisões de libertação periosteal para atingir este objetivo. A Figura 6.4-6 demonstra a colocação bem sucedida de implantes 6 meses após a extração e a ROG. Os locais anteriormente deficientes têm agora tecido duro e mole suficiente para receber implantes.[158]

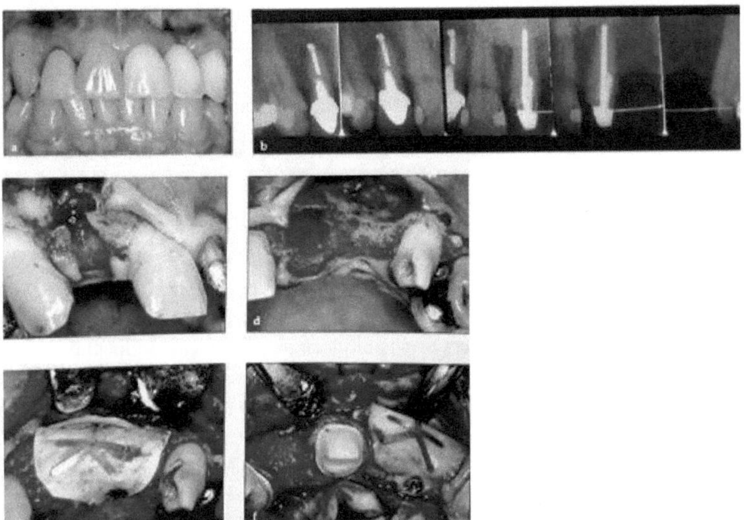

Fig 6.4-6a Numa abordagem faseada, pode ser realizado um aumento bem sucedido do rebordo utilizando a ROG em torno de lesões associadas a fracturas radiculares ou falhas endodônticas. Fig. 6.4-6b As radiografias revelam as patologias periapicais extensas. Figs 6.4-6c e 6.4-6d Os locais são completamente desbridados após a extração. Figs 6.4-6e e 6.4-6f Após o aumento do rebordo, são colocadas membranas de barreira (e) que permanecem no local até à reentrada aos 9 meses (f).

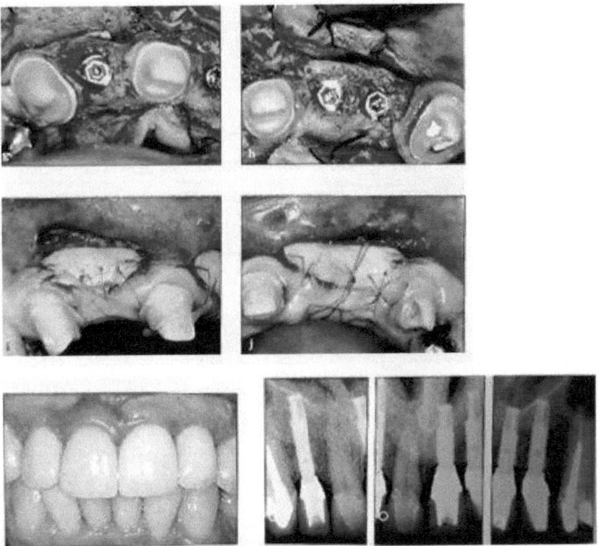

Figs 6.4-6g e 6.4-6h Os implantes são colocados 6 meses após a ROG. Figs 6.4-6i e 6.4-6j O tecido mole é aumentado com um enxerto gengival livre para aumentar a zona de tecido queratinizado e melhorar a estética antes do tratamento protético. Fig. 6.4-6l As radiografias mostram o sucesso do tratamento com implantes.

Neste caso, em que havia inicialmente uma tatuagem de liga significativa, o tecido mole é aumentado com um enxerto gengival livre para aumentar a zona de tecido queratinizado e melhorar a estética antes do tratamento protético. O resultado final revela o benefício de uma terapia GBR bem planeada e baseada em evidências. Os implantes são clínica e radiograficamente bem sucedidos.

TERAPIAS COM PROTEÍNAS RECOMBINANTES

Com os avanços na nossa compreensão dos processos biológicos de cicatrização de feridas orais, podemos melhorar a regeneração do osso e dos tecidos moles, facilitando assim o sucesso dos tratamentos com implantes a longo prazo. As técnicas e tecnologias modernas tiram partido dos mecanismos celulares e moleculares bem compreendidos da regeneração dos tecidos, melhorando a eficácia e a previsibilidade da preparação do local do implante. As terapias combinadas, tal como referido noutro ponto, permitem agora aos cirurgiões dentistas utilizar factores de crescimento de tecidos recombinantes puros. Estes avanços significam uma mudança de tratamentos passivos para activos, oferecendo um maior potencial de regeneração óssea e tecidular e proporcionando resultados mais rápidos e fiáveis aos doentes. Os três casos clínicos que se seguem mostram a aplicação do rhPDGF-BB em conjunto com matrizes de tecido adequadas, ilustrando os resultados potenciais que podem ser obtidos com a terapêutica de proteínas recombinantes.[159]

Caso 1- A primeira paciente, uma mulher de 27 anos de idade, saudável e não fumadora, apresentava evidência radiográfica e clínica de uma lesão de furca classe III no primeiro molar inferior esquerdo e um rebordo vertical e horizontalmente atrofiado na área do segundo molar que tinha sido extraído anteriormente (Fig. 6.4-7a). As raízes dentárias do primeiro molar foram extraídas e o rebordo alveolar na área do segundo molar foi expandido com uma técnica de crista dividida modificada. Os defeitos e as cristas deficientes foram aumentados com FDBA particulado que tinha sido totalmente saturado com 0,3 mg/mL de rhPDGF-BB. O enxerto foi depois protegido com uma membrana não reabsorvível de politetrafluoroetileno expandido reforçado com titânio (e-PTFE) que permaneceu no local durante um período de 6 meses. A Figura 6.4-7b demonstra a cicatrização 3 meses após a cirurgia. O local cicatrizou sem complicações. A radiografia periapical e a tomografia computorizada (TC) pós-cirúrgicas de 6 meses revelaram um excelente preenchimento ósseo, que foi confirmado na reentrada cirúrgica aquando da colocação do implante (Figs. 6.4-7c a 6.4-7e).

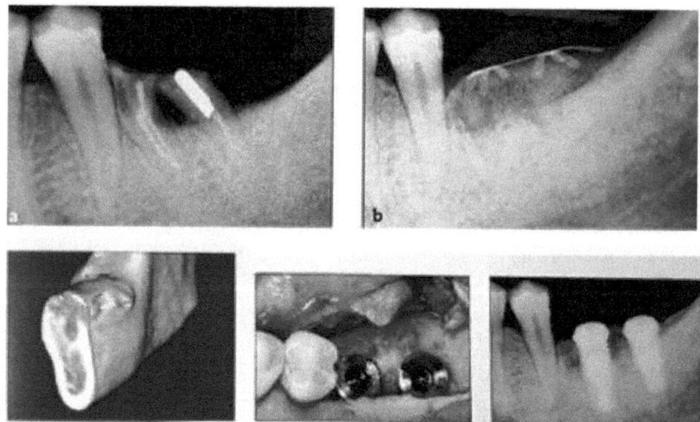

Fig 6.4-7a Deve ser efectuado um procedimento de aumento na área do primeiro e segundo molares inferiores esquerdos para restaurar a altura vertical e horizontal do osso antes da colocação do implante. O primeiro molar necessita de ser extraído devido a um prognóstico desfavorável. Fig. 6.4-7b O local é mostrado 3 meses após a extração do dente e a colocação de FDBA particulado potenciado com rhPDGF-BB. Fig 6.4-7c A TAC tridimensional do local revela evidências de um excelente preenchimento ósseo 6 meses após a cirurgia. Fig 6.4-7d O preenchimento ósseo é confirmado na reentrada cirúrgica aquando da colocação do implante. Fig 6.4-7e Radiografia efectuada 6 meses após a cirurgia.

Caso 2 - Uma mulher de 49 anos, saudável e não fumadora, apresentou evidência radiográfica de patologia periapical associada ao primeiro molar inferior direito. Havia uma medida clínica de sondagem vertical de 8 mm na superfície vestibular do dente e um envolvimento da furca vestibular de classe II (Fig. 6.4-8a). A exposição cirúrgica revelou a perda completa da placa vestibular (medindo 9 mm verticalmente). Após a extração do dente (Fig. 6.4-8b), o local foi tratado com FDBA totalmente saturado com 0,3 mg/mL de rhPDGF-BB. O espaço foi mantido no local do enxerto com uma membrana de e-PTFE reforçada com titânio. Duas semanas após a cirurgia, a membrana de e-PTFE ficou exposta e teve de ser removida. Uma radiografia periapical obtida 8 semanas após a cirurgia revelou uma excelente cicatrização e nenhuma evidência de patose (Fig. 6.4-8c). Seis meses após a cirurgia, a TAC, a cirurgia de reentrada e a radiografia revelaram um excelente preenchimento ósseo na área do grande defeito de deiscência.

na área do grande defeito de deiscência, resultando numa crista edêntula que apresentava altura óssea suficiente

e largura para colocação de implantes (Figs. 6.4-8d a 6.4-8g).[160]

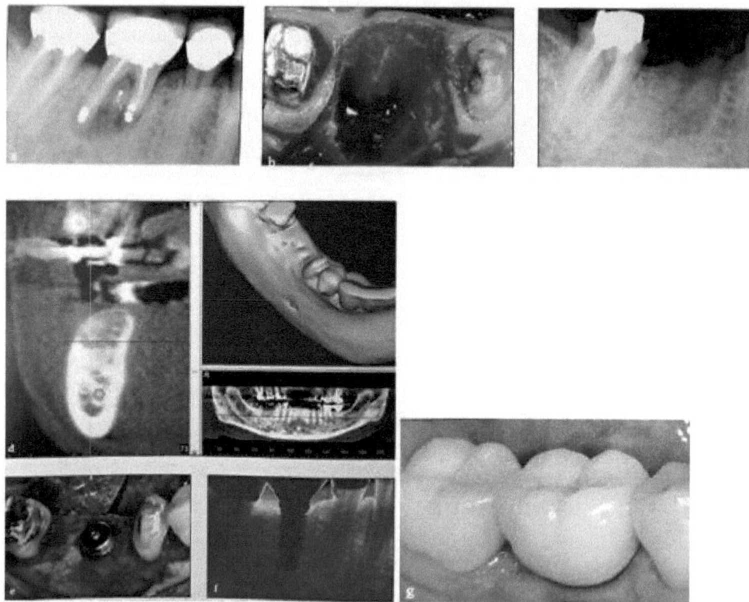

Fig 6.4-8a Deve ser realizado um procedimento de aumento na área do primeiro molar inferior direito após a extração devido a um tratamento endodôntico mal sucedido. Fig. 6.4-8b O dente foi extraído. Aquando da exposição cirúrgica, foi revelado um grande defeito de deiscência na superfície vestibular do dente. Fig 6.4-8c A radiografia pós-cirúrgica de 2 meses revela uma excelente cicatrização. Fig. 6.4-8d A avaliação TC pós-cirúrgica de 6 meses revela evidência de excelente preenchimento ósseo. Fig. 6.4-8e O preenchimento ósseo é confirmado na reentrada cirúrgica 6 meses após a cirurgia, e os implantes endósseos são facilmente colocados. Figs 6.4-8f e 6.4-8g Vistas pós-operatórias do implante (f) e da restauração da coroa.

6.5 UTILIZAÇÃO DE PRP EM CIRURGIA ORAL E MAXILOFACIAL E PERIODONTOLOGIA

O plasma rico em plaquetas (PRP) surgiu como uma fonte significativa de fator de crescimento autólogo desde a sua introdução em 1998. Demonstrando eficácia como osteopromotor na regeneração óssea e na osteointegração, bem como potenciador da cicatrização de feridas em aplicações de tecidos moles, o PRP é amplamente utilizado em várias especialidades médicas e dentárias. A sua eficácia, segurança e rentabilidade conduziram a uma aceitação e aplicação generalizadas em domínios como a cirurgia oral e maxilofacial, a periodontologia, a cirurgia plástica, a oftalmologia, a cirurgia ortopédica, a cirurgia cardiovascular e a dermatologia. A vantagem do PRP reside na sua composição natural, que contém sete factores de crescimento nativos em forma concentrada, juntamente com moléculas de adesão celular essenciais como a vitronectina, a fibronectina e a fibrina. Derivado do sangue do próprio doente, o PRP apresenta um forte perfil de segurança, tendo sido utilizado em cerca de 2 milhões de procedimentos sem reacções adversas significativas. Este capítulo debruçar-se-á sobre a biologia do PRP e as suas aplicações clínicas para melhorar vários processos de cicatrização.[161]

BIOLOGIA DO PRP

Desenvolvimento

O PRP é desenvolvido a partir de uma colheita de sangue autólogo de 20 ml, que produzirá 3 ml de PRP; 60 ml, que produzirá 7 a 10 ml de PRP; ou 120 ml, que produzirá 14 a 20 ml de PRP O sangue deve ser colhido com uma agulha de calibre I 8 ou maior para evitar hemólise ou ativação plaquetária, e deve ser escolhida uma veia grande. A seringa deve conter o anticoagulante citrato dextrose-A nas quantidades recomendadas pelo fabricante do dispositivo de PRP. Não devem ser utilizados outros anticoagulantes, como o citrato fosfato de dextrose ou o ácido etilenodiaminotetracético (EDTA), uma vez que não favorecem a viabilidade plaquetária. O sangue autólogo anticoagulado é colocado no dispositivo de processamento de PRP, que irá separar e concentrar as plaquetas. Uma vez que o processamento do PRP requer primeiro a separação das plaquetas dos glóbulos vermelhos e depois a concentração das plaquetas separadas no plasma, o dispositivo deve ser uma centrífuga diferencial de dupla rotação. Vários relatos de resultados fracos ou inadequados com o PRP podem ser atribuídos à utilização de um anticoagulante incorreto ou de uma centrífuga que não seja um dispositivo de ciclo duplo ou que não cumpra as especificações rígidas de tempo e velocidade de centrifugação. O concentrado de plaquetas resultante aparece como um pequeno botão de glóbulos vermelhos e uma linha branca que representa uma pequena quantidade de glóbulos vermelhos residuais, glóbulos brancos e as plaquetas compactadas por baixo de um plasma de cor âmbar (Fig. 6.5-1).[162]

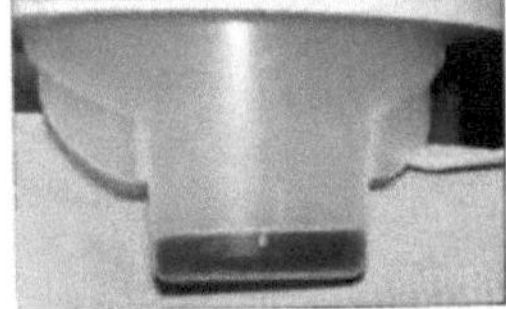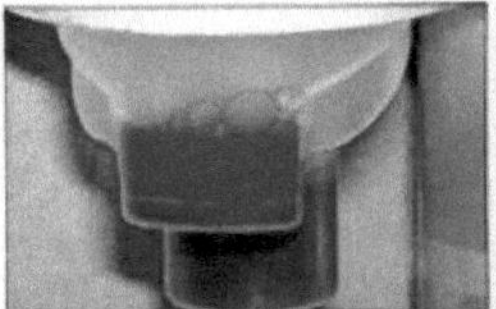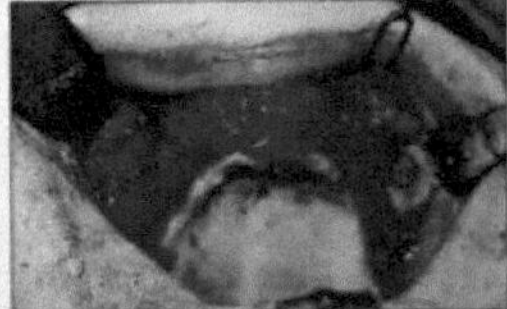

Fig. 6.5-1 O PRP é inicialmente um concentrado de plaquetas, em que a centrifugação diferencial concentra as plaquetas no nível superior da coluna de glóbulos vermelhos e na "camada leitosa",

ou linha branca, dos glóbulos brancos concentrados. Fig 6.5-2 As plaquetas concentradas são ressuspensas num pequeno volume de plasma, criando o PRP. Fig 6.5-3 O PRP deve ser aplicado no estado coagulado para a libertação do fator de crescimento.

O plasma de cor âmbar representa o plasma pobre em plaquetas (PPP). Um volume de PPP é então aspirado dos níveis acima deste concentrado e colocado num recipiente estéril. O plasma residual é então misturado no concentrado de plaquetas para ressuspender as plaquetas compactadas, produzindo assim PRP (Fig. 6.5 - 2). O PRP e o PPP são, portanto, ambos anticoagulados e podem permanecer no campo estéril até 8 horas sem perda de atividade. Para a aplicação clínica, é necessário utilizar PRR coagulado, que ativa as plaquetas para que segreguem os seus factores de crescimento. Isto é conseguido através da adição de 2 a 4 gotas de uma solução obtida colocando 5 mL de cloreto de cálcio a 10% em 5.000 unidades de trombina bovina tópica ou através da utilização de uma suspensão de colagénio tipo I e 0,25 mL de uma solução de cloreto de cálcio a 10%. O cálcio inverte o efeito anticoagulante do citrato dextrose A e a trombina ou o colagénio iniciam a cascata de coagulação que resulta na coagulação. Uma vez que as plaquetas no PRP só podem segregar os seus factores de crescimento após a coagulação, torna-se imperativo que o PRP seja aplicado no estado coagulado (Fig. 6.5-3). A não coagulação do PRP resultará num enxerto ou ferida que não demonstra uma cicatrização melhorada; esta tem sido a razão para alguns relatos de que o PRP não tem qualquer benefício.[163]

Componentes

O PRP é rico em proteínas, incluindo sete factores de crescimento (PDGF-AA, PDGF-AB, PDGF-BB, TGF- pl, TGF-e2, VEGF e EGF) sintetizados e segregados pelas plaquetas, juntamente com a molécula de adesão celular vitronectina. Além disso, o PRP contém fibrina e fibronectina, proteínas solúveis do componente plasmático. Esta composição abrangente faz do PRP uma ferramenta ideal para acelerar a cicatrização de feridas, contribuindo para a sua vasta gama de aplicações clínicas.

PDGFs - Os três isómeros do PDGF actuam de forma diferente e em momentos diferentes na regeneração óssea e na cicatrização dos tecidos moles. As suas acções sobrepõem-se e dependem em certa medida das células da ferida. Por conseguinte, é impossível separar as acções destas três proteínas. No entanto, as suas acções comuns mais importantes são a mitogénese e a quimiotaxia. Ou seja, recrutam células do espaço local da ferida (alvéolo dentário, paredes do seio maxilar, bolsas ósseas à volta dos dentes, etc.) e induzem a divisão celular. Essencialmente, induzem a divisão celular apenas nas células que possuem receptores de membrana celular específicos para eles. Por conseguinte, o PDGF irá melhorar a cicatrização de todas as feridas através do aumento da população de células estaminais, a regeneração óssea através do aumento da população osteoblástica, o crescimento capilar através da estimulação da proliferação de células endoteliais e a regeneração do tecido conjuntivo e a síntese de colagénio através da replicação e estimulação dos fibroblastos.

Os TGF-es -TGF- в 1 e TGF- в 2 são os menos específicos da família TGF- в, que também inclui as 46 proteínas morfogenéticas ósseas (BMPs) reconhecidas. Estes dois factores de crescimento são mitogénicos e angiogénicos, mas também estimulam a produção de matriz e orientam a diferenciação para a formação de osso e/ou cartilagem. Por conseguinte, estes TGF в s são também morfogénios.

VEGF- O VEGF é um fator de crescimento angiogénico mais específico. As suas acções estão limitadas às células endoteliais, quase todas elas com receptores membranares para o VEGF. O resultado é a proliferação de células endoteliais e a síntese da lâmina basal, resultando em brotamento capilar e crescimento na ferida.

EGF- O EGF é também um fator de crescimento específico limitado às células basais da pele e da membrana mucosa. Induz a replicação e a migração das células epiteliais sobre uma matriz de moléculas de adesão celular. Além disso, estimula estas células a segregar as estruturas complexas da membrana basal e a proliferar numa folha sobre a membrana basal para recobrir uma ferida.

Vitronectina - A vitronectina é sintetizada e segregada pelas plaquetas; com a fibronectina e a fibrina, que são sintetizadas no fígado e fazem parte da fração plasmática, a vitronectina constitui a tríade molecular de adesão celular da matriz do coágulo. Esta matriz serve de suporte biológico para a regeneração óssea em todos os enxertos e na osseointegração. Serve também como matriz para a migração epitelial em enxertos de mucosa e enxertos de pele e como suporte para o crescimento de novos vasos sanguíneos numa área. Esta molécula de adesão celular, bem como a fibrina e a fibronectina, são as moléculas matriciais que distinguem o PRP do PDGF-BB humano recombinante (rhPDGF-BB) e da BMP-2 humana recombinante numa esponja de colagénio absorvível (rhBMP-2/ACS), ambos os quais requerem transportadores como matriz, o que limita as suas aplicações e resultados.[164]

Secreção e libertação de factores de crescimento

Quando o PRP é aplicado clinicamente e coagula, o processo de coagulação desencadeia a migração dos grânulos alfa das plaquetas para a membrana celular, onde ocorre a fusão. Esta fusão completa os factores de crescimento pré-formados através da incorporação de cadeias laterais de histonas e hidratos de carbono, formando moléculas biologicamente activas. A libertação de factores de crescimento começa dentro de 10 minutos, com 90% libertados na primeira hora. Posteriormente, continuam a ser sintetizados e libertados novos factores de crescimento durante o tempo de vida restante das plaquetas, aproximadamente 7 dias.

Mecanismo dos factores de crescimento

O mecanismo de ação de todos os factores de crescimento é bem conhecido e é praticamente idêntico. Ou seja, os factores de crescimento no PRP, bem como todos os factores de crescimento animais preparados comercialmente e os factores de crescimento humanos recombinantes, como o rhPDGF-BB (Gem 2IS, BioMimetic Therapeutics) e o rhBMP-2/ACS (InFuse, Medtronic Sofamor Danek), actuam em receptores transmembranares específicos com locais activos duplos ou adjacentes. Estes factores de crescimento são dímeros que se ligam a estes dois locais activos na superfície externa da membrana celular. Esta ligação ativa os receptores transmembranares e induz uma ligação de fosfato de alta energia a moléculas de sinalização dormentes no citoplasma das células. Estas moléculas de sinalização, agora activadas, são libertadas e flutuam para o núcleo, onde actuam para expressar uma função genética normal específica, como a replicação celular controlada, o brotamento capilar, a produção de osteoide ou a síntese de colagénio. Por conseguinte, os factores de crescimento controlam e regulam toda a biossíntese e as plaquetas regulam toda a cicatrização de feridas. O PRP é apenas um meio de aumentar a quantidade de factores de crescimento activos para acelerar a taxa e o grau de cicatrização.[165]

Procedimentos de regeneração óssea

O PRP demonstrou eficácia quando adicionado a uma variedade de materiais de enxerto não viáveis, tais como osso alogénico desmineralizado, osso alogénico mineralizado, preparações de hidroxiapatite e preparações de osso xenogénico, bem como enxertos de osso autógeno viável em aplicações clínicas humanas. Ao longo dos últimos 8 anos, a Divisão de Cirurgia Oral e Maxilofacial e o Banco de Tecidos da Faculdade de Medicina Miller da Universidade de Miami realizaram extensos estudos controlados e aleatórios que mediram o grau de resultados clínicos melhorados pelo PRP com materiais de enxerto autógenos viáveis e não viáveis.

Melhoria de materiais de enxerto não viáveis

A maior parte da literatura que apoia ou refuta a melhoria da regeneração óssea induzida pelo PRP envolve estudos de casos curtos ou dados clínicos não controlados. Por conseguinte, o autor e os seus colegas concluíram um estudo clínico prospetivo controlado e aleatório de 5 anos, comparando cinco materiais de enxerto não viáveis com e sem PRP com enxertos autógenos viáveis com e sem PRP no modelo clássico de aumento do seio maxilar humano (dados não publicados, 2006). O resultado revelou o valor relativo de cada material de enxerto isoladamente e o grau de melhoria de cada um quando o PRP foi adicionado. Os materiais testados foram o aloenxerto ósseo liofilizado não desmineralizado de tamanho particulado (FDBA); osso bovino xenogénico anorgânico tratado termicamente (Bio-Oss, Osteohealth); osso bovino xenogénico anorgânico tratado termicamente com uma sequência de 15 aminoácidos de colagénio na sua superfície (Pep-Gen P-15, Dentsply); hidroxiapatite porosa produzida por algas marinhas (C-graft, ScionX); vidro bioativo reabsorvível (Biogran, 3i/BIOMET); e osso autógeno viável colhido da tíbia proximal esquerda. Foram efectuados 30 aumentos de seio com cada material testado. Para cada material de enxerto, 15 aumentos de seio foram efectuados sem a adição de PRR e 15 incluíram 7 ml de PRP contendo pelo menos 1 milhão de plaquetas/pL.[166]

Aos 6 meses, foram colocados implantes dentários nas áreas enxertadas e foram efectuadas biópsias ósseas para histomorfometria. Os resultados revelaram claramente a superioridade do osso 100% autógeno em relação a todos os materiais de enxerto não viáveis. Sem a adição de PRR, o osso autógeno resultou numa área de osso trabecular novo viável (TBA) média de 52%, mais do dobro da TBA alcançada por qualquer um dos outros materiais. Este resultado não é surpreendente e reforça a reputação de "padrão de ouro" atribuída aos enxertos autógenos. Estes resultados demonstraram ainda que a regeneração óssea com materiais de enxerto inviáveis está limitada a 24% de TBA, na melhor das hipóteses, e definiram o limite superior da osteocondução no sistema fechado do procedimento de aumento do seio maxilar. Estes resultados também identificaram um desempenho relativamente fraco do Pep-Gen P-15 e do Biogran. Os resultados também revelaram que o PRP melhorou a regeneração óssea em todos os seis materiais de enxerto. O PRP aumentou a regeneração óssea do osso autógeno TBA em 26% (um ganho de 50% mais osso), o que é consistente com o aumento de 19% relatado1 para enxertos em defeitos de continuidade da mandíbula aos quais o PRP foi adicionado. No entanto, o PRP também aumentou significativamente a TBA regenerada de FDBA, Bio-Oss, Pep-Gen P-15, Biogran e C-graft.

O efeito de melhoria qualitativa do PRP observado em todos os seis materiais de enxerto testados incluiu um aumento do volume ósseo, trabéculas ósseas mais espessas e uma maior reabsorção de partículas de enxerto não viáveis. Estes resultados estão em conformidade com o mecanismo de ação conhecido dos factores de crescimento e das moléculas de adesão celular presentes no PRP. O aumento da regeneração óssea observado com materiais de enxerto não viáveis pode ser atribuído a duas acções principais do PRP. Em primeiro lugar, os factores de crescimento no PRP estimulam as células estaminais da medula óssea e os osteoblastos endósteos das paredes do seio, que são cruciais para a formação óssea no aumento do seio. As propriedades mitogénicas, angiogénicas e de diferenciação destes factores de crescimento conduzem a um aumento da produção de osteoide e à regeneração óssea.

Em segundo lugar, as moléculas de adesão celular no PRP, como a vitronectina, a fibronectina e a fibrina, aderem tanto à superfície das partículas de enxerto não viáveis como às paredes do seio ósseo. Isto promove a proliferação de osteoblastos endosteais e células estaminais da medula óssea ao longo destes fios, servindo como um suporte que liga as paredes ósseas do seio às partículas de enxerto e facilita a migração celular entre as partículas. Esta dupla ação melhora a integração e a estabilidade dos materiais de enxerto, contribuindo para melhorar os resultados da regeneração óssea.[167]

Isto é normalmente conseguido, até certo ponto, pelo coágulo sanguíneo normal quando o PRP não é utilizado. Quando o PRP é utilizado, existe uma rede muito mais densa destas moléculas de suporte e um revestimento mais completo das partículas de enxerto para uma deposição viável de osteoide. O segundo mecanismo explica o fraco desempenho relativo do Pep-Gen P-15 e do Biogran com e sem PRP. Ou seja, cada um destes materiais liga as moléculas de adesão celular a si próprio de forma menos completa e menos apertada. O tratamento térmico mais elevado do Pep-Gen P-15 e a sequência de 15 aminoácidos na superfície da partícula tornam a sua superfície mais lisa do que a da maioria dos outros materiais. Por conseguinte, as moléculas de adesão celular são menos capazes de aderir à partícula. Além disso, pensa-se que a sequência de 15-aminoácidos adicionada à superfície do Pep-Gen P-15 permite acrescentar à superfície sítios de ligação dos osteoblastos.

Os osteoblastos dependem de moléculas de adesão celular para a ligação inicial, em vez de aderirem diretamente a substâncias não viáveis. Estas moléculas servem de plataforma para a deposição de osteoide, um processo crucial para a formação óssea. Este princípio é semelhante à ligação melhorada observada com superfícies de implantes de titânio texturadas em comparação com as maquinadas. No caso do Biogran, o seu desempenho pode ser prejudicado pelas suas caraterísticas de superfície. Os vidros bioactivos sofrem uma mudança de fase no espaço de 36 a 48 horas após a colocação, conduzindo a uma superfície mais líquida que impede a aderência das moléculas de adesão celular. Como resultado, a osteocondução e a deposição de osteoide são reduzidas.

Os resultados do estudo destacam as principais vantagens do PRP: um aumento de sete factores de crescimento e uma regulação positiva da osteocondução através de três moléculas de adesão celular. No entanto, embora a densidade óssea radiográfica e a área de osso trabecular (TBA) sejam indicativas da regeneração óssea, a sobrevivência do implante é a principal preocupação dos clínicos. Assim, os pacientes foram monitorizados durante 3 anos após a colocação do implante em seios maxilares aumentados para avaliar a sobrevivência funcional do implante. As taxas de sobrevivência dos implantes estavam diretamente correlacionadas com a quantidade de nova regeneração óssea induzida por cada material de enxerto. O Pep-Gen P-15 e o Biogran, que geraram menos osso novo, apresentaram taxas de sobrevivência de implantes mais baixas. Embora o FDBA, o Bio-Oss e o C-graft tenham tido taxas de sobrevivência de implantes ligeiramente inferiores às dos enxertos autógenos, permaneceram comparáveis (77% a 83%). Isto sugere que, uma vez atingido um limiar de área de osso trabecular superior a 35%, a sobrevivência do implante não aumenta significativamente no osso trabecular.[168]

A comparação das taxas de sobrevivência dos implantes a 3 anos de cada material de enxerto com e sem a utilização de PRP também indicou um aumento da sobrevivência dos implantes em todos os casos. Mais uma vez, o aumento induzido pelo PRP do Pep-Gen P-15 e do Biogran foi significativamente inferior ao efeito do FDBA, do BioOss e do C-graft. Além disso, a sobrevivência dos implantes colocados em materiais de enxerto FDBA, Bio-Oss e C-graft com PRP aproximou-se da taxa de sobrevivência dos implantes em osso autógeno (89% ou 90% a 94%). Este resultado apoia a conclusão de que apenas 35% a 50% do TBA viável é necessário para a osteointegração. Os resultados demonstraram que a regulação positiva do PRP coloca muitos materiais de enxerto não viáveis neste intervalo, pelo que, em alguns casos, a adição de PRP pode mesmo evitar a necessidade de osso autógeno. Os resultados também indicam que o aumento da sobrevivência dos implantes observado quando estes são colocados em enxertos melhorados pelo PRP se deve tanto ao desenvolvimento mais rápido do osso maduro e ao aumento da densidade óssea e, por conseguinte, da estabilidade primária, como ao aumento absoluto da quantidade de osso regenerado.

Melhoria dos enxertos autógenos viáveis

Uma vez que os enxertos autógenos são o padrão de ouro e reconhecidos por regenerarem previsivelmente a maior parte do osso, os estudos que demonstram a presença ou ausência de um efeito de melhoria do PRP são difíceis. O estudo que identificou a regeneração óssea melhorada do PRP em enxertos autógenos foi realizado em 88 doentes com cancro, aleatoriamente, com defeitos de continuidade mandibular com mais de 6 cm de comprimento. Este defeito é reconhecido como sendo o tipo mais difícil de regenerar osso útil. Neste estudo, a regeneração óssea ocorreu 1,62 vezes mais rapidamente e produziu mais 19% de osso (74% TBA versus 55% TBA, um aumento de 35%) e osso mais denso após a colocação de enxertos autógenos com PRP do que após a colocação de enxertos autógenos sem PRP.

Este estudo lançou a era do PRP e dos PDGFs, mas não estava relacionado com o enxerto relacionado com implantes mais comum realizado pela maioria dos dentistas. Por conseguinte, foi efectuado um segundo estudo de 5 anos pela Divisão de Cirurgia Oral e Maxilofacial da Universidade de Miami, Miller School of Medicine. Este estudo utilizou a população mais exigente de pacientes que necessitam de um procedimento de aumento do seio maxilar: mulheres com osteoporose documentada. A população do estudo incluiu 76 mulheres com idade igual ou superior a 60 anos que tinham sido diagnosticadas como tendo osteoporose com valores de exame de absorciometria de raios X de dupla energia de 2,5 ou menos. As pacientes, programadas para receberem enxertos autógenos para aumento do seio maxilar, foram escolhidas aleatoriamente para receberem apenas um enxerto autógeno viável ou um enxerto com a adição de 7 ml de PRP contendo pelo menos 1 milhão de plaquetas/pL.[169]

Aos 6 meses, o ganho em altura do osso foi medido com tomografia computorizada. Nessa altura, os implantes foram colocados e foram recolhidas amostras de biópsia do núcleo ósseo para histomorfometria. Após a colocação dos implantes dentários, a sobrevivência dos implantes foi registada ao fim de 1 ano e 3 anos. Os dados radiográficos e histomorfométricos mostraram uma clara melhoria do resultado quando o PRP foi adicionado ao enxerto autógeno. Os enxertos sem PRP apresentaram um ganho médio em altura óssea de 8 mm, enquanto os enxertos com PRP ganharam 12 mm, um aumento de 50%. Para além disso, a média de TBA dos enxertos com PRP (78%) foi também 50% superior à dos enxertos sem PRP (52%). A taxa de sobrevivência a 1 ano dos implantes com carga funcional nesta população de pacientes foi de 79% quando o PRP não foi adicionado ao enxerto autógeno, mas 9% nos enxertos com PRP. Aos 3 anos, a taxa de sobrevivência dos implantes deteriorou-se para 64% nos enxertos em que o PRP não foi utilizado, mas manteve-se praticamente inalterada nos enxertos melhorados com PRP (89%). Estes dados são consistentes com os de estudos anteriores de enxertos autógenos utilizando PRP1 e indicam um benefício clínico de maior sobrevivência do implante correspondente a uma maior densidade óssea trabecular quando o PRP é utilizado na população de doentes mais exigente.

Melhoria da cicatrização dos tecidos moles

Seria incorreto para o estudante de engenharia e regeneração de tecidos separar a regeneração de tecidos moles da regeneração óssea, no entanto, é comum fazê-lo por uma questão de clareza e conveniência. Em situações clínicas na cavidade oral, a cobertura de tecido mole que promove o crescimento vascular e impede que a saliva e a flora oral acedam a um enxerto ósseo é crucial. O PRP tem inúmeras aplicações para a melhoria da cicatrização dos tecidos moles em procedimentos orais e maxilofaciais e periodontais que abordam a cobertura dos enxertos e promovem uma cicatrização mais rápida dos tecidos moles. Isto é particularmente bem ilustrado pela cicatrização de enxertos de pele, procedimentos de recobrimento radicular e enxertos de gordura dérmica. Os enxertos de pele de espessura parcial são o modelo clínico humano para a cicatrização de tecidos moles e regeneração epitelial e são muito semelhantes à cicatrização da mucosa, tal como representada pelas colheitas de enxertos palatinos. Num estudo semelhante aos que envolveram a regeneração óssea, abordados anteriormente neste capítulo, um estudo comparativo da cicatrização de locais dadores de enxertos de pele de espessura parcial comparou as taxas de cicatrização nativas e o grau de melhoria da cicatrização com a adição de PRP. Neste estudo, 20 locais dadores de enxertos de pele em doentes com cancro foram tratados com PRP e comparados com locais dadores adjacentes tratados sem PRP. Os resultados mostraram uma notável eliminação da inflamação e uma epitelização muito mais rápida nos locais com PRP. Mesmo com 1 semana, as zonas dadoras de enxertos de pele tratadas com PRP apresentavam uma reepitelização superficial fina mas completa, não observada nas zonas de controlo sem PRP. Este facto foi confirmado pelas amostras de biópsia humana, que revelaram tecido de granulação residual e nenhum brotamento epitelial nos locais de controlo sem PRP com uma semana e brotamento epitelial a migrar sobre um tecido conjuntivo de colagénio mais maduro nos locais tratados com PRP.

Isto era clinicamente evidente como uma cobertura epitelial fina na zona tratada com PRP, que contrastava com o tecido de granulação vermelho exuberante que cobria a zona dadora dos controlos sem PRP. Ao fim de um mês, a maturidade e a espessura da cobertura epitelial nas zonas tratadas com PRP eram indicadas pela ausência de tecido de granulação hipervascular visível através de uma fina cobertura cutânea, que era evidente nas zonas de controlo sem PRP. Aos 6 meses, ambos os locais estavam cicatrizados e maduros. No entanto, as zonas de controlo sem PRP apresentavam mais cicatrizes e significativamente mais alterações pigmentares do que o grupo tratado com PRP (ver Fig. 9-9c):

Os doentes relataram uma pontuação média de dor de 7 (numa escala de 0 a 10) para o local de controlo sem PRP versus 2 para o local tratado com PRP. Estes resultados sublinham o valor clínico básico do PRP na geração de uma regeneração de tecidos mais rápida e completa. Neste ensaio clínico, a adição de PRP traduziu-se em menos cuidados com a ferida, menos dor e menos formação de tecido cicatricial. Embora não tenha sido estudada de forma controlada, esta aceleração da cicatrização dos tecidos moles foi aplicada a procedimentos de recobrimento radicular com derme humana liofilizada (Alloderm, Life Cell) e enxertos de tecido conjuntivo palatino. Relatos anedóticos de resultados clínicos mais previsíveis implicam que a mesma melhoria da cicatrização que foi comprovada para os enxertos de pele se aplica aos enxertos de mucosa e à cicatrização da mucosa (Fig. 6.5-2).

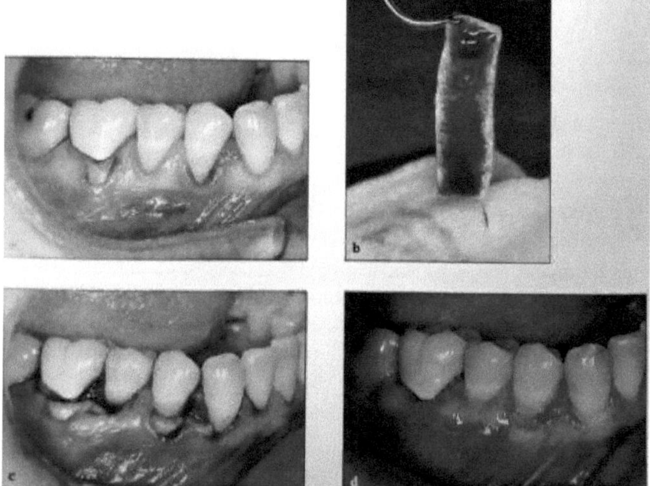

Fig 6.5-2a Estas raízes expostas são candidatas a um procedimento de recobrimento radicular. Fig 6.5-2b A derme alogénica (Alloderm) é revestida com PRP para utilização no procedimento de recobrimento radicular. Fig 6.5-2c A derme alogénica, revestida com PRP, é colocada nas áreas de exposição radicular. Fig 6.5-2d Obteve-se um recobrimento radicular bem sucedido, rápido e maduro utilizando a derme alogénica reforçada com PRP.

Os factores de crescimento do PRP facilitam a rápida revascularização e epitelização das feridas, reforçando a resistência à infeção a curto prazo e minimizando as cicatrizes a longo prazo. Além disso, as mesmas moléculas de adesão celular que suportam a osteocondução na regeneração óssea servem de suporte biológico para o crescimento do tecido conjuntivo e a migração epitelial durante a cicatrização dos tecidos moles. Um excelente exemplo dos benefícios do PRP para os tecidos moles reside nos enxertos de gordura dérmica.

Tradicionalmente, os enxertos de gordura dérmica enfrentavam desafios como resultados imprevisíveis e encolhimento, o que levou ao declínio da sua popularidade e à sua substituição por enxertos microvasculares mais complexos. Um grande obstáculo era a revascularização tardia, particularmente em enxertos maiores, resultando em necrose central da gordura e encolhimento do enxerto. Muitas vezes, os clínicos superdimensionam esses enxertos para compensar, levando a irregularidades no contorno e à necessidade de cirurgia de revisão.

As tentativas de acelerar a revascularização com gordura particulada ou lipoaspirada revelaram-se contraproducentes, uma vez que desencadearam uma inflamação intensa e necrose da gordura, anulando os benefícios do enxerto. No entanto, o PRP resolve este problema ao promover uma revascularização precoce e completa, mesmo em enxertos de gordura dérmica de grandes dimensões. Isto permite resultados previsíveis sem a necessidade de transferências microvasculares complexas, reduzindo a morbilidade do doente e a probabilidade de cirurgias de revisão. Com os enxertos de gordura dérmica enriquecidos com PRP, os pacientes atingem o contorno desejado sem o risco de contorno excessivo ou cirurgias subsequentes.[170]

6.6 ESTRATÉGIAS MINIMAMENTE INVASIVAS PARA O AUMENTO DO REBORDO VERTICAL

A utilização de implantes dentários osseointegrados ancorados no osso maxilar com contacto direto osso-implante tornou-se uma modalidade de tratamento cada vez mais importante para a substituição de dentes perdidos em pacientes total ou parcialmente desdentados na década de 1980. No entanto, é frequente os doentes não possuírem um volume ósseo suficiente devido a traumatismos ou doenças infecciosas, como a periodontite avançada. Foram desenvolvidas várias técnicas diferentes para reconstruir rebordos alveolares deficientes, de modo a permitir a colocação de implantes dentários numa abordagem simultânea ou faseada.[171]

REGENERAÇÃO ÓSSEA GUIADA

Princípios básicos

A regeneração óssea guiada (ROG) representa uma técnica transformadora, baseada nos princípios da regeneração tecidular guiada à volta dos dentes naturais, para responder aos desafios do aumento do rebordo. Nyman et al lançaram as bases no início dos anos 80, aplicando os princípios biológicos da regeneração guiada de tecidos para promover a regeneração óssea em defeitos ósseos. A metodologia envolve a colocação estratégica de uma membrana de barreira oclusiva celular para proteger o coágulo sanguíneo, criando um espaço isolado à volta do defeito propício à regeneração óssea.

Schenk et al. elucidaram ainda mais os processos biológicos subjacentes à regeneração óssea, revelando uma sequência que reflecte o crescimento e desenvolvimento ósseo normal. Embora a ROG tenha provado ser bem sucedida no tratamento de deficiências horizontais à volta de implantes dentários, a perda óssea alveolar grave apresenta desafios únicos, especialmente em casos de perda óssea vertical em pacientes parcialmente edêntulos. A perda óssea vertical apresenta obstáculos significativos devido a restrições anatómicas, como a presença da cavidade nasal, do seio maxilar e do nervo alveolar, limitando a altura óssea disponível para a colocação ideal do implante. Além disso, os grandes espaços inter-arcos podem afetar o comprimento e a forma coronais, afectando a relação coroa/raiz nas reconstruções protéticas subsequentes.

Num estudo de referência realizado em 1994, Simion et al. demonstraram a viabilidade da regeneração óssea vertical em rebordos edêntulos atróficos utilizando a ROG. Foram colocados dez implantes em cinco pacientes parcialmente edêntulos, sobressaindo 4 a 7 mm do nível ósseo cortical original e cobertos com membranas de politetrafluoroetileno expandido (e-PTFE) fixadas com parafusos de fixação. O exame histológico revelou uma regeneração óssea bem sucedida, com a percentagem média de contacto direto entre a superfície de titânio e o osso recém regenerado a atingir aproximadamente 42%. Partindo desta base, Jovanovic et al. conseguiram a regeneração óssea supracrestal em cães utilizando uma técnica de membrana submersa em 1995, demonstrando ainda mais o potencial da ROG para facilitar a regeneração óssea e a osteointegração. Estes estudos sublinham o impacto transformador da ROG na resolução de deficiências ósseas verticais e na expansão das possibilidades de colocação bem sucedida de implantes e de reabilitação protética.[172]

Mais tarde, Renvert et al apoiaram estes resultados num modelo de cão, demonstrando o potencial do osso alveolar para crescer num espaço protegido à volta de implantes aparafusados com roscas expostas. Tinti et al testaram este modelo num estudo clínico em que seis pacientes receberam 14 implantes; a técnica da membrana foi aumentada com lascas de osso autógeno em todos os locais. Os resultados demonstraram uma regeneração óssea vertical que se estendeu até 7 mm. Esta técnica de aumento vertical foi mais tarde confirmada por Simion et al, quando 20 pacientes receberam 56 implantes. Os pacientes foram divididos em dois grupos de 10; num grupo, o espaço sob a membrana foi preenchido com osso desmineralizado liofilizado e no outro o espaço foi preenchido com lascas de osso autógeno. O estudo demonstrou uma regeneração óssea vertical muito bem sucedida e previsível. A percentagem de contacto osso-implante variou entre 39,1% e 63,2%, independentemente de se ter utilizado o aloenxerto ou o autoenxerto. Um ano antes, foi feita uma tentativa sem sucesso de utilizar uma membrana poliláctica reabsorvível para o aumento vertical do rebordo num modelo de cão.[173]

As análises histológicas e morfométricas realizadas após 3 e 5 meses num estudo revelaram que o grupo da membrana não apresentava um contacto osso-implante significativamente maior em comparação com os controlos não tratados. Isto sugeriu que a membrana reabsorvível não conseguiu manter adequadamente o espaço necessário para o aumento do rebordo vertical. Noutro estudo em humanos, em 1999, foram colocados seis implantes experimentais em defeitos ósseos verticais, sobressaindo 5 a 7 mm acima da crista óssea. Estes implantes foram totalmente cobertos com lascas de osso autógeno e foi fixada sobre eles uma membrana de e-PTFE reforçada com titânio. Após um período de cicatrização de 12 meses, a histomorfometria mostrou que o osso regenerado tinha uma densidade óssea média de 43,2%.

Estes resultados indicaram que se formou uma quantidade considerável de osso novo sob membranas não reabsorvíveis reforçadas com titânio. Embora os estudos da década de 1990 tenham fornecido informações valiosas sobre a eficácia e a segurança do procedimento, continuaram a faltar dados sobre a estabilidade dos implantes a longo prazo e o padrão de reabsorção do osso regenerado. Um estudo multicêntrico retrospetivo que abrangeu 1 a 5 anos de carga protética avaliou 123 implantes inseridos em rebordos alveolares atróficos, quer após o aumento ósseo, quer em simultâneo com procedimentos de aumento ósseo. Foram incluídas três técnicas, com os implantes a sobressaírem 2 a 7 mm da crista óssea, e uma membrana de e-PTFE reforçada com titânio foi posicionada para proteger o coágulo sanguíneo (grupo A), um aloenxerto (grupo B) ou um autoenxerto (grupo C).

A perda óssea média para os grupos A, B e C foi de 1,35 mm, 1,87 mm e 1,71 mm, respetivamente, o que está de acordo com estudos anteriores a longo prazo sobre implantes colocados em osso regenerado horizontalmente ou em osso nativo. Apenas um dos 123 implantes falhou e dois apresentaram uma perda óssea ligeiramente superior à normal, resultando numa taxa de sucesso global de 97,5%, de acordo com os critérios de Albrektsson et al. Com base nestes resultados, os autores concluíram que o osso regenerado verticalmente com técnicas de ROG respondeu à colocação de implantes de forma semelhante ao osso nativo não regenerado. Este facto sublinha o sucesso e a previsibilidade da técnica de ROG na facilitação da colocação de implantes e na obtenção de resultados favoráveis a longo prazo.[174]

Materiais de enxerto

❖ **Auto-enxertos**

O osso autógeno foi considerado durante muito tempo como o padrão de ouro para os procedimentos de regeneração óssea. Pensa-se que é osteocondutor e capaz de fornecer células osteogénicas vitais e moléculas de sinalização. A colheita de osso autógeno é invasiva e apresenta problemas de morbilidade quando é colhido de um local extra-oral.

❖ **Xenoenxertos**

O mineral ósseo bovino desproteinizado é um material de enxerto xenogénico que tem sido amplamente utilizado como substituto ósseo em implantologia dentária e periodontologia. O mineral ósseo bovino desproteinizado tem propriedades osteocondutoras; promove a adesão celular e a formação de novo tecido ósseo. Tem estruturas físicas e químicas semelhantes às do osso esponjoso humano, tais como o índice de cálcio e fósforo (2,03) e a dimensão cristalina isomérica.

Enxertos combinados

Uma combinação de osso autógeno e xenoenxerto permitiria uma redução da quantidade de osso autógeno colhido, diminuindo subsequentemente a invasividade da técnica e o desconforto pós-operatório do paciente. Simion et al. utilizaram recentemente uma mistura de lascas de osso autógeno colhidas de um local intra-oral e mineral bovino desproteinizado na técnica de aumento vertical do rebordo (Fig. 6.6-1). Para além de minimizar a colheita de osso, a razão para misturar osso autógeno com o mineral bovino desproteinizado é juntar as propriedades osteocondutoras do xenoenxerto às propriedades osteogénicas do autoenxerto. A mistura foi aplicada sob uma membrana de e-PTFE reforçada com titânio numa proporção de 1:1 (ver Fig. 6.6-1 d).

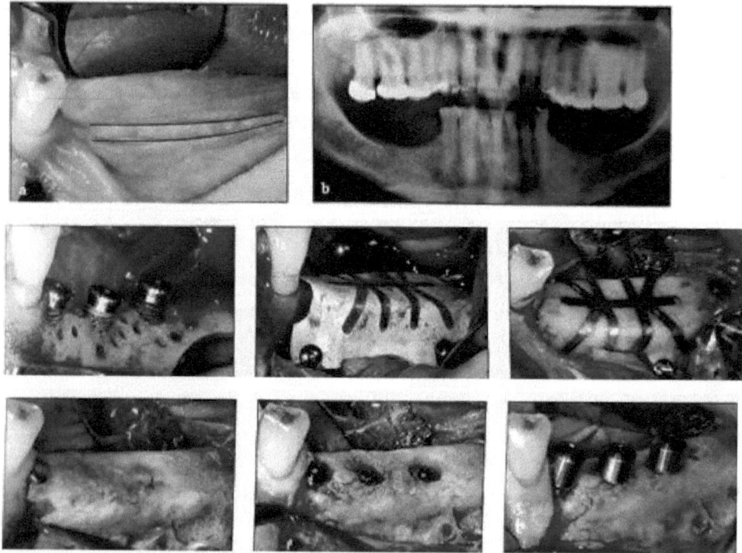

Fig. 6.6-1a Imagem clínica do lado esquerdo da mandíbula atrófica (delineada). Fig. 6.6-1b Radiografia do mesmo paciente revelando uma mandíbula posterior atrófica bilateralmente. Fig 6.6-1c Três implantes dentários de titânio colocados na posição protética correta, sobressaindo da crista óssea, após elevação de um retalho de espessura total, exposição da crista e perfuração da cortical. Fig. 6.6-1d Mistura de enxerto ósseo autógeno e partículas de osso bovino desproteinizado

numa proporção de 1:1, posicionada sob uma membrana de politetrafluoroetileno expandido reforçada com titânio. Fig 6.6-1e Imagem clínica aquando da reabertura. A membrana manteve perfeitamente a posição correta e não são evidentes sinais de inflamação. Fig 6.6-1f Remoção da membrana. Uma fina camada de tecido conjuntivo interpõe-se entre o osso recém-formado e a membrana. Fig. 6.6-1g Implantes completamente cobertos por osso recém-formado. Fig 6.6-1h Ligação do pilar de cicatrização. Os retalhos são suturados.

Após um período de cicatrização de 6 a 9 meses, os locais foram reabertos, a membrana foi removida e os pilares de cicatrização foram fixados aos implantes subjacentes (ver Figs. 6.6-1e a 6.6-1h). Todas as amostras de biopsia do estudo demonstraram osso mineralizado com diferentes graus de maturação e mineralização. Na porção apical, o osso lamelar nativo era evidente em continuidade direta com o osso regenerado sobrejacente. Nas porções média e coronal dos espécimes, tanto as partículas de osso autógeno como o xenoenxerto demonstraram um contacto íntimo com quantidades variáveis de novo osso mineralizado. Assim, os resultados deste estudo clínico e histológico apoiaram a utilização de um mineral bovino desproteinizado numa proporção de 1:1 com partículas de osso autógeno como enxerto composto para o aumento vertical de cristas atróficas. O osso regenerado pode permitir a osseointegração adequada de um implante dentário inserido no momento do procedimento regenerativo ou após um período de cicatrização de, pelo menos, 6 meses.[175]

ENGENHARIA DE TECIDOS COM FACTORES DE CRESCIMENTO RECOMBINANTES

O protocolo de estudo acima mencionado atingiu o objetivo final de diminuir a invasividade do procedimento de ROG, reduzindo o volume necessário de osso autógeno. No entanto, a técnica continua a exigir a utilização de uma membrana de e-PTFE reforçada com titânio e um segundo local cirúrgico para a extração de osso. A eliminação da necessidade da membrana e da colheita de osso autógeno simplificaria sensivelmente e reduziria a invasividade dos procedimentos de aumento vertical do rebordo. Além disso, a técnica atual de ROG para o aumento vertical do rebordo coloca outro desafio: a técnica requer uma excelente gestão dos tecidos moles, porque a principal complicação é a exposição prematura da membrana, resultando em contaminação bacteriana. Esta complicação deve-se geralmente à utilização insuficiente de incisões de libertação periosteal e à tensão excessiva nas suturas durante o encerramento, sendo particularmente evidente quando são utilizadas membranas não reabsorvíveis. Para ultrapassar estes problemas, os investigadores e os clínicos estão a esforçar-se por desenvolver modalidades cirúrgicas menos invasivas, menos exigentes do ponto de vista técnico e que promovam uma regeneração óssea mais rápida. Os avanços na engenharia de tecidos podem oferecer soluções que resolvam os défices de volume ósseo e os defeitos periodontais, eliminando ao mesmo tempo algumas das preocupações colocadas pelas técnicas actuais.

Uma molécula sinalizadora que tem merecido grande atenção na investigação da cicatrização de feridas, tanto em modelos pré-clínicos como em ensaios em seres humanos, é o fator de crescimento derivado das plaquetas (PDGF). Naturalmente presente nos grânulos alfa das plaquetas sanguíneas e na matriz óssea, o PDGF foi produzido com sucesso através de tecnologia recombinante e obteve recentemente a aprovação da Food and Drug Administration dos EUA para utilização em combinação com β-tricalcium phosphate (GEM 2 IS, BioMimetic Therapeutics) no tratamento de defeitos relacionados com o periodonto. O PDGF é uma hormona natural produzida pelo organismo nos locais de lesão dos tecidos moles e dos ossos. Apresenta propriedades quimiotácticas e mitogénicas para os osteoblastos, desempenhando assim um papel crucial no início da osteogénese, facilitando o desenvolvimento de capilares no local do enxerto.

Estudos demonstraram a eficácia do PDGF-BB humano recombinante purificado (rhPDGF-BB) quando misturado com aloenxerto ósseo, resultando numa regeneração periodontal robusta em várias condições, tais como invasões de furca classe II e defeitos intra-ósseos. A evidência histológica apoia ainda mais a eficácia da combinação de aloenxerto ósseo desmineralizado liofilizado com 0,5 mg/mL de rhPDGF-BB na promoção da regeneração periodontal. É importante salientar que, ao longo destes estudos, não se registaram reacções tecidulares desfavoráveis ou outros problemas de segurança associados ao tratamento. As evidências relatadas sublinham o potencial significativo do PDGF na promoção da regeneração periodontal em humanos, oferecendo resultados promissores na melhoria da saúde periodontal e da regeneração dos tecidos.[176]

Estudos em animais

Os únicos dados disponíveis relativos à utilização do PDGF para o aumento tridimensional do osso alveolar em associação com implantes dentários são relatados num estudo recente de Simion et al. O principal objetivo deste estudo foi avaliar o resultado do aumento vertical do rebordo num modelo padronizado de cão, combinando rhPDGF-BB purificado e um bloco de osso bovino desproteinizado. O objetivo secundário deste estudo foi determinar o valor de uma membrana de barreira reabsorvível quando utilizada com esta abordagem de engenharia de tecidos para a regeneração óssea. Seis fox hounds adultos apresentaram cristas bilaterais severamente atróficas após a extração dos quatro pré-molares. A crista edêntula foi então reduzida cirurgicamente com instrumentos rotativos e manuais sob irrigação salina abundante, resultando num defeito apicocoronal de 10 mm e num defeito mesiodistal de 30 mm. As tábuas ósseas vestibular e lingual foram removidas para imitar um rebordo atrófico plano. O fecho primário da ferida foi efectuado e suturado com suturas interrompidas de e-PTFE 4-0. Após um período de cicatrização de 3 meses, os retalhos mucoperiósteos de espessura total, que se estendiam desde o aspeto distal do canino até ao aspeto mesial do primeiro molar, foram cuidadosamente elevados. Todos os restos de tecido mole foram cuidadosamente removidos da superfície do defeito. Foram efectuadas perfurações corticais com uma broca redonda de carboneto, expondo os espaços medulares subjacentes (Fig. 6.6-2a).

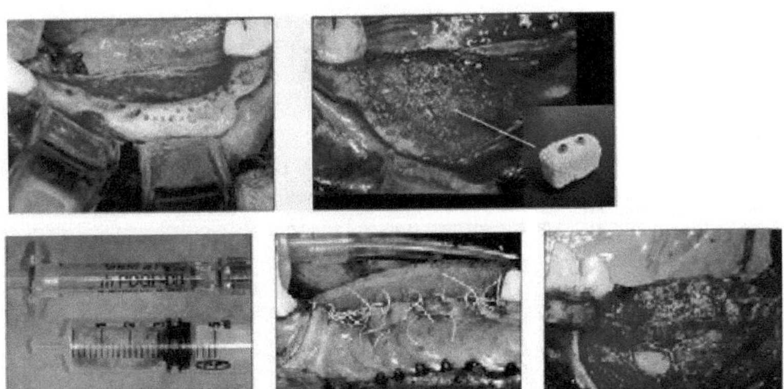

Fig 6.6-2a Elevação de um retalho mandibular de espessura total, seguido de perfuração cortical para estimular a hemorragia. O defeito mede 30 mm mesiodistalmente e 10 mm apicocoronalmente. Fig 6.6-2b Bloco bovino desproteinizado (inset) colocado sobre a mandíbula atrófica e fixado com dois implantes dentários de titânio nas posições mesial e distal. Em oito locais (grupos B e C), o bloco foi infundido com rhPDGF-BB. Fig 6.6-2c Bloco bovino desproteinizado inserido numa seringa estéril e infundido com rhPDGF sob condições de vácuo. Fig 6.6-2d Fecho do retalho sem tensão com colchão horizontal e suturas interrompidas. Fig. 6.6-3 Reentrada após 4 meses de cicatrização submersa do bloco bovino desproteinizado com rhPDGF-BB. Os implantes estão cobertos por tecido que se assemelha a osso. Note-se a superfície dura e sangrante e o volume regenerado. O osso bovino desproteinizado residual é visível à superfície.

Um bloco bovino desproteinizado foi então adaptado ao local do defeito ósseo e estabilizado por meio de dois implantes de titânio (MKIII, 3,3 X 10,0 mm, implantes de superfície maquinada, Nobel Biocare; biomaterial Ti-Unite, Nobel Biocare) colocados a 10 mm de distância (Fig. 6.6-2b). Foram incluídos três grupos no desenho do estudo. O Grupo A utilizou um bloco bovino desproteinizado (bloco esponjoso [esponjoso] Bio-Oss, 20 X 10 X 10 mm, Osteohealth) em combinação com uma membrana de colagénio de camada dupla reabsorvível (Bio-Gide, Osteohealth). O Grupo B utilizou um bloco bovino desproteinizado infundido com rhPDGF-BB (Gem 21S). O grupo C utilizou um bloco bovino desproteinizado saturado com rhPDGF-BB e coberto com uma membrana de barreira de colagénio reabsorvível. Quatro locais foram distribuídos aleatoriamente e incluídos em cada grupo. O bloco esponjoso bovino utilizado nos grupos B e C foi inserido numa seringa estéril vazia, infundido com rhPDGF-BB sob pressão e deixado em repouso durante 5 minutos (Fig. 6.6-2c). Os implantes acima mencionados foram utilizados para fixar os blocos esponjosos frágeis nos três grupos ao rebordo atrófico. Tal como referido, foi colocada uma membrana de colagénio reabsorvível sobre os locais enxertados nos grupos A e C. O encerramento primário da ferida sem tensão foi conseguido utilizando incisões de libertação periosteal com colchão horizontal de e-PTFE e suturas interrompidas (Fig. 6.6-2d). As suturas foram removidas 2 semanas após a cirurgia. Os cães foram mantidos com uma dieta suave durante todo o estudo. Após um período de 4 meses, os animais foram sacrificados. Dois locais foram reintroduzidos clinicamente para avaliação macroscópica (Fig. 6.6-3). Os resultados revelaram uma cicatrização sem intercorrências em 7 dos 12 locais. Quatro locais apresentaram deiscência de tecidos moles e outro local apresentou uma fístula. Destes cinco insucessos, três foram em locais que receberam um bloco bovino desproteinizado e uma membrana reabsorvível sem rhPDGF-BB (grupo A). Estes demonstraram fístulas e deiscências do retalho logo após a remoção da sutura, provavelmente devido ao tamanho extremo do defeito e ao volume significativo de regeneração supracrestal necessária, que tinha como objetivo testar o potencial do fator de crescimento.

A gestão de rebordos alveolares atróficos graves é o maior desafio na prática clínica diária. Estes defeitos foram criados para simular uma atrofia mandibular grave. A inspeção de dois locais (grupos B e C) reentrados 4 meses após a cirurgia, antes de os cães serem mortos, revelou que os implantes estavam completamente cobertos por tecido semelhante a tecido ósseo (ver Fig. 6.6-3). Foram efectuadas radiografias antes da morte dos animais. O grupo A apresentava uma grande área de radiolucência, indicando que não tinha ocorrido qualquer regeneração óssea. Nos locais que receberam o bloco bovino desproteinizado infundido com rhPDGF-BB (grupo B), o bloco tinha-se integrado perfeitamente no osso basal subjacente, o que foi evidenciado por um aspeto radiopaco na radiografia. Em contraste, os locais que receberam o bloco bovino desproteinizado infundido com rhPDGF-BB e uma membrana reabsorvível mostraram uma distinção radiográfica entre o bloco e o rebordo alveolar. Os resultados histológicos da amostra do grupo A revelaram que não houve regeneração óssea em toda a área do bloco bovino. O bloco parecia estar embebido em tecido conjuntivo saudável, e não havia sinais de inflamação. Outro espécime com bloco bovino desproteinizado mais rhPDGF-BB (grupo B). Vista geral da secção mesiodistal do solo. O osso regenerou-se sobre os parafusos de cobertura do implante e integrou-se com o osso nativo (coloração azul de toluidina/pironina G; ampliação original X12,5). Por outro lado, foi demonstrada uma quantidade significativa de formação de osso novo através de uma visão geral das secções mesiodistais dos espécimes do grupo B, particularmente na porção coronal do tecido regenerado que se encontra em contacto com o periósteo e os tecidos moles. A formação óssea também foi evidente no terço apical dos espécimes, em continuidade direta com o osso lamelar nativo. Na porção média, uma área relativamente pequena sem nova formação óssea estava presente. Nesta zona, os restos da estrutura do bloco bovino desproteinizado apareciam embebidos em tecido conjuntivo saudável.[177]

As imagens microtomográficas (Micro-CTi SkyScan) revelaram uma formação óssea nova significativa no local do defeito, apoiada por evidências de formação óssea em curso, tais como costuras brilhantes de desmineralização e numerosas lacunas de reabsorção adjacentes a áreas com partículas de xenoenxerto incorporadas no osso. Isto indicava uma remodelação fisiológica intensa com etapas alternadas de desmineralização e remineralização nas áreas aumentadas. A intensa atividade osteoblástica e um elevado número de unidades de remodelação óssea, juntamente com a formação de osteões maduros, forneceram mais evidências de remodelação fisiológica. Foi observada uma elevada taxa de contacto osso-implante, que se estendeu até ao topo do parafuso de cobertura do implante. A influência positiva do PDGF na formação óssea foi sublinhada pela presença de numerosas costuras osteoblásticas em todas as secções e pela maior densidade de osso regenerado em comparação com o rebordo alveolar residual. Adicionalmente, foi observada uma intensa remodelação do bloco desproteinizado bovino no grupo B, onde as partículas de xenoenxerto

incorporados em osso recém-formado exibiam numerosas lacunas de reabsorção e costuras brilhantes de desmineralização, indicativas de remodelação fisiológica acelerada para além do normal, possivelmente devido à influência do rhPDGF-BB no enxerto original.

As secções mesiodistais dos locais do grupo C mostraram alguma formação de osso novo, tanto coronalmente, de frente para o periósteo, como apicalmente, em continuidade com o osso nativo. No entanto, a quantidade de osso regenerado observada quando foi utilizada uma membrana reabsorvível foi notavelmente menor do que nos locais não cobertos por uma membrana.

Esta investigação de prova de princípio, conduzida num modelo de cão, investigou o potencial de um xenoenxerto infundido com PDGF para obter um aumento ósseo vertical numa mandíbula atrófica criada cirurgicamente, avaliando também o papel e o potencial de uma membrana reabsorvível. A investigação alcançou os seus objectivos finais em espécimes tratados com um bloco bovino desproteinizado infundido com rhPDGF-BB, enquanto que os espécimes tratados com uma membrana de barreira demonstraram uma regeneração óssea significativamente menor, consistente com os resultados de estudos da proteína morfogenética óssea recombinante.[178]

As membranas de barreira tecido-oclusiva parecem não fornecer valor adicional aos factores de crescimento; pelo contrário, parece que as membranas podem complicar a cicatrização de feridas. Uma possível explicação para esta conclusão deriva da observação de que o rhPDGF-BB parece ter estimulado mais fortemente a formação óssea a partir da superfície periosteal do que a partir do osso nativo residual. Por conseguinte, a utilização de uma membrana poderia ter impedido a diferenciação osteoblástica estimulada pelo periósteo. O papel do periósteo na osteogénese, servindo como fonte de células mesenquimatosas pluripotenciais e osteoblastos, especialmente em locais de fratura, está bem documentado. Os efeitos quimiotácticos do PDGF, para serem eficazes em procedimentos de regeneração óssea, requerem um fornecimento adequado de células do tipo osteoblástico disponíveis localmente, que se encontram na superfície inferior de um periósteo intacto. A interposição de uma membrana de barreira entre o periósteo e o enxerto, tal como utilizada nos actuais procedimentos de ROG, parece bloquear a penetração de células osteogénicas derivadas do periósteo na área da ferida, pelo que parece contra-indicada em procedimentos regenerativos mediados por PDGF.[179]

Estudos de casos

O próximo passo no desenvolvimento destas técnicas é aplicar estes resultados encorajadores a defeitos alveolares humanos atróficos graves. Foram selecionados dois pacientes com defeitos mandibulares posteriores deficientes. Os defeitos desenvolveram-se devido à perda de pré-molares e molares periodontalmente comprometidos num caso e à falha de dois implantes no outro. O plano de tratamento consistiu na reconstrução tridimensional do osso alveolar para permitir a colocação correta dos implantes. O objetivo era eliminar a necessidade de uma membrana e de extração de osso intra-oral. O primeiro paciente era uma mulher que tinha perdido os dois pré-molares e molares inferiores esquerdos devido a doença periodontal não tratada (Fig. 6.6-3 a). O rebordo alveolar residual parecia inadequado em altura e espessura para permitir a colocação efectiva do implante. Foi administrado anestésico local e foi efectuada uma incisão de espessura total na mucosa queratinizada, desde o aspeto distal do canino até ao ramo ascendente da mandíbula. A incisão foi prolongada intrasulcularmente até ao aspeto mesial do canino. Foi efectuada uma incisão de libertação vertical no ângulo mesio-vestibular e no aspeto distal da incisão da crista. O rebordo alveolar atrófico exposto media 2 mm de espessura, e faltavam pelo menos 3 mm de altura vertical (Figs. 6.6-3b e 6.6-3c). Os restos de tecido mole foram cuidadosamente removidos da crista óssea e foram efectuadas perfurações corticais para permitir e encorajar a hemorragia na área. Um bloco bovino desproteinizado (Bio-Oss) infundido com rhPDGF-BB (Fig. 6.6-3d) foi então adaptado ao osso vestibular do defeito e estabilizado por meio de dois parafusos de fixação. A ferida foi fechada com um colchão horizontal e suturas interrompidas após os retalhos terem sido abundantemente libertados por incisões de libertação vestibular e lingual do periósteo. A reabertura foi agendada após 5 meses. A cicatrização decorreu sem intercorrências e o tecido exposto era duro e assemelhava-se a osso (Fig. 6.6-3e).

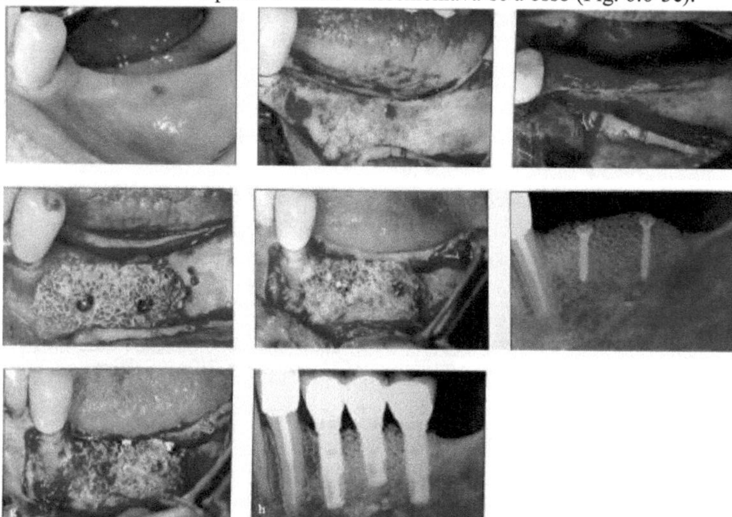

Fig. 6.6-3a Vista pré-operatória da zona edêntula mandibular esquerda. Fig. 6.6-3b Crista alveolar deficiente, evidenciada após a elevação do retalho de espessura total. Fig. 6.6-3c Vista oclusal do rebordo alveolar atrófico. A crista óssea muito fina não permite a colocação correta do implante. Fig 6.6-3d Bloco bovino desproteinizado colocado sobre a parede vestibular da mandíbula atrófica e fixado por meio de dois parafusos de fixação nas posições mesial e distal. O bloco foi previamente infundido com rhPDGF-BB. Fig 6.6-3e Aspeto clínico durante a reabertura após 5 meses de cicatrização submersa. O bloco bovino desproteinizado parece bem integrado com a crista alveolar nativa. Os restos do xenoenxerto também são visíveis. Note-se a superfície dura e sangrante do tecido regenerado. Fig. 6.6-3f Aspeto radiográfico na reabertura do local. Fig. 6.6-3g Três implantes colocados no lado esquerdo da mandíbula. Fig. 6.6-3h Aspeto radiográfico dos três implantes.

O aspeto radiográfico no momento da reabertura sugeria que o bloco esponjoso bovino se tinha integrado corretamente no osso basal (Fig. 6.6-3f). Os parafusos de fixação foram removidos e substituídos por três implantes dentários de titânio (Fig. 6.6-3 g e 6.6-3 h). Foi efectuada uma biopsia para avaliação histológica e microtomográfica. Os microtomogramas evidenciaram a formação de novo osso através de toda a disposição das trabéculas do bloco de osso bovino. A análise histológica demonstrou a presença de osso tecido com formação óssea contínua em toda a amostra. As partículas de xenoenxerto estavam embebidas no osso, apresentando lacunas de reabsorção próximas às áreas de formação óssea em curso.

Isto indicou que nas áreas aumentadas estava presente uma intensa remodelação óssea fisiológica, evidenciada pela desmineralização e remineralização previstas. O segundo paciente era um homem cujos implantes dentários falharam, resultando num defeito mandibular vertical extremo (Fig. 6.6-4a e 6.6-4b). Foi efectuada uma incisão crestal de espessura total na mucosa queratinizada do rebordo edêntulo. A incisão na crista foi estendida intrasulcularmente ao longo do dente natural adjacente. Duas incisões verticais de liberação foram feitas nas extremidades mesial e distal da incisão crestal. O defeito foi exposto, e a deficiência óssea vertical media 11 mm (Fig. 6.6-4c). O osso da crista e o defeito foram cuidadosamente curetados e perfurados com uma broca redonda para criar hemorragia. Partículas de osso bovino desproteinizado embebidas numa matriz de colagénio (Bio-Oss Collagen) foram infundidas com rhPDGF-BB, posicionadas no topo do defeito e suportadas com um parafuso de fixação (Fig. 6.6-4d). Os retalhos foram libertados e fechados com suturas horizontais e interrompidas. Aos 5 meses, durante a reabertura, o parafuso foi removido e a quantidade de preenchimento do defeito foi avaliada. O parafuso de fixação de 11 mm de comprimento pode ser considerado como um ponto de referência, porque sobressaía 3 mm da nova crista óssea. O defeito ósseo parecia completamente preenchido com um tecido duro que se assemelhava clinicamente a osso e exibia um ganho vertical total de 8 mm (Fig. 6.6-4e). Foram posicionados três implantes e os pilares de cicatrização nos locais do segundo pré-molar esquerdo mandibular, primeiro molar e segundo molar (Fig. 6.6-4f). Foram recolhidas amostras de biopsia óssea no osso regenerado com uma trefina de 3 mm e processadas para exame histológico. Nestes espécimes, verificou-se a formação de osso trabecular maduro e bem mineralizado com uma estrutura lamelar de fibras paralelas. As partículas de osso bovino estavam rodeadas por osso recém-formado que parecia ter sido totalmente integrado. Foi encontrado um elevado nível de atividade celular nas secções histológicas.[180]

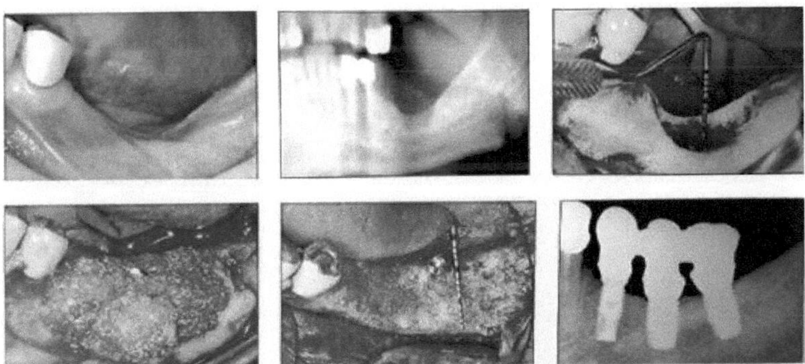

Fig. 6.6-4a Vista pré-operatória do local edêntulo num doente com um defeito ósseo vertical profundo no lado esquerdo da mandíbula posterior. Fig. 6.6-4b Aspeto radiográfico do defeito grave antes da cirurgia. Fig. 6.6-4c Defeito ósseo vertical visível após a elevação de um retalho de espessura total. O defeito estende-se a uma profundidade de 11 mm. Fig. 6.6-4d Colocação de partículas de osso bovino desproteinizado, que são incorporadas numa matriz de colagénio e infundidas com rhPDGF-BB, no topo do defeito. O material é retido com um parafuso de fixação. Fig. 6.6-4e Aspeto após 5 meses de cicatrização. O defeito ósseo parece estar completamente preenchido com um tecido duro que se assemelha clinicamente ao osso. O local apresenta um

ganho vertical total de cerca de 8 mm. Fig. 6.6-4f Radiografia de três implantes dentários de titânio, 8 meses após a sua colocação no local regenerado.

6.7 RHBMP-2: BIOLOGIA E APLICAÇÕES EM CIRURGIA ORAL E MAXILOFACIAL E PERIODONTIA

Vários instrumentos, biomateriais, agentes bioactivos e respectivas combinações estão à disposição dos cirurgiões orais, maxilofaciais e periodontais para uma multiplicidade de aplicações craniofaciais e dentoalveolares. Estes abrangem um espetro de opções, como aloenxertos ou xenoenxertos derivados de cadáveres, juntamente com substitutos ósseos sintéticos; membranas reabsorvíveis ou não reabsorvíveis de origem sintética ou tecidular, com caraterísticas oclusivas ou porosas; e uma variedade de factores de crescimento e matrizes destinados a promover o crescimento e a diferenciação dos tecidos. Estes materiais são normalmente comparados com enxertos ósseos autógenos, reconhecidos como o padrão para a regeneração óssea. Entre estes materiais, a proteína morfogenética óssea humana recombinante 2 (rhBMP-2) destaca-se pelas suas propriedades indutoras de osso, que foram objeto de numerosos estudos de engenharia de tecidos em vários modelos pré-clínicos e ensaios clínicos controlados.[181]

Utilizando modelos de roedores, Urist observou que o osso desvitalizado e, subsequentemente, os extractos de osso, induziam a formação óssea quando implantados por via subcutânea ou intramuscular. Devido à observação histológica da transformação de tecido mole em osso, Urist designou esta atividade como proteína morfogenética óssea (BMP), embora não fosse claro se uma única ou exclusiva proteína era responsável pela formação óssea observada. Uma vez que esta atividade indutora de osso foi extensivamente purificada a partir de extractos de osso bovino, e as proteínas componentes foram molecularmente clonadas e expressas num sistema recombinante, tornou-se evidente que a atividade era o resultado de uma família de proteínas coletivamente denominadas B/VIPs. A família de proteínas BMP sequestradas no osso inclui várias subfamílias. As BMP-2 e BMP-4 são moléculas estreitamente relacionadas com mais de 90% de identidade de aminoácidos. As BMP-5, BMP-6 e BMP-7 (também designadas por proteína osteogénica I) constituem uma subfamília que partilha aproximadamente 70% de identidade de aminoácidos com a subfamília BMP-2 e BMP-4. A BMP-3, provavelmente a proteína mais abundante no extrato purificado de indução óssea, partilha cerca de 50% de identidade de aminoácidos com os outros membros da família BMP. Cada uma das moléculas de BMP é única do ponto de vista bioquímico e biológico; no entanto, cada uma apresenta também alguma redundância. A BMP-2 foi caracterizada como uma molécula indutora de osso porque é um fator bioativo único que demonstra a mesma atividade indutora presente no osso e nos extractos de osso. A rhBMP-2 foi avaliada em estudos pré-clínicos que emulam muitas aplicações clínicas potenciais e foi desenvolvida através de estudos clínicos controlados num produto comercializado. Um aspeto único do desenvolvimento de factores osteoindutores é a contribuição do material de suporte ou matriz, utilizado para aplicar a BMP no local de ação desejado, para a biologia da indução óssea. Este capítulo aborda a biologia da BMP-2, desde o mecanismo molecular de ação, passando pelos estudos pré-clínicos que avaliam a forma como induz o osso in vivo e os muitos cenários clínicos em que pode ser aplicada, até aos estudos clínicos que apoiam a sua utilização clínica.[182]

__BIOLOGIA__

Mecanismo de ação celular

Por homologia da sequência de aminoácidos, a BMP-2 é um membro da superfamília de factores de crescimento e de diferenciação do fator de crescimento transformador в (TGF-в). Tal como outros membros desta família, é uma proteína dimérica com três ligações dissulfureto intra-cadeia que formam uma estrutura de nó de cisteína e uma ligação dissulfureto inter-cadeia que forma o dímero covalente. Esta estrutura altamente ligada por dissulfureto resulta numa elevada estabilidade da molécula de BMP-2. Devido à natureza dimérica das proteínas, os membros da família TGF- в podem formar homodímeros ou heterodímeros. A rhBMP-2 é uma proteína homodimérica constituída por duas subunidades da proteína BMP-2. Verificou-se que as subunidades de BMP-2 podem heterodimerizar-se com outros membros da família, por exemplo, BMP-6 e BMP-7, pelo menos em sistemas de expressão recombinante. A rhBMP-2 é produzida num sistema de expressão recombinante que utiliza células de mamíferos que sobreexpressam a sequência de codificação de BMP-2. Utilizando um processo de fermentação descontínuo, a rhBMP-2 no meio condicionado é purificada através de uma série de etapas bioquímicas e liofilizada em frascos. A rhBMP-2 é uma molécula glicosilada, com um único sítio por cadeia que contém glicanos de alto teor de manose. A rhBMP-2 é um fator bioativo de ação local que se liga a receptores na superfície de tipos de células que respondem. Os receptores para a rhBMP-2 consistem em vários tipos de serina-treonina-quinases heteroméricas.

Para que a molécula seja sinalizada, tem de se ligar aos receptores de cinase do tipo I e do tipo II. Os receptores de tipo I para a rhBMP-2 incluem as moléculas BMPR-IA (ALK-3) e BMPR-IB (ALK-6), e podem também utilizar o recetor de activina de tipo I (ACVRI). Curiosamente, descobriu-se recentemente que uma mutação (presumivelmente activadora) no gene ACVRI resulta na doença hereditária fibrodisplasia ossificante progressiva. Esta doença é caracterizada pela formação progressiva de cartilagem e osso na musculatura dos indivíduos afectados, resultando eventualmente na fusão das articulações. Apenas um recetor do tipo II (BMPR-jl) demonstrou transduzir o sinal da rhBMP-2. Foi determinada a estrutura cristalina da BMP-2 complexada com os domínios de ligação ao ligando dos receptores de tipo I e de ambos os tipos I e II. O complexo recetor é constituído por uma única BMP dimérica com dois receptores de tipo I e dois de tipo II. Foi referido que as BMP podem ligar-se sequencialmente aos receptores ou ligar-se a complexos de receptores multiméricos pré-formados; as vias de sinalização a jusante podem ser afectadas pelo modo de ligação.

No primeiro caso, a BMP-2 liga-se inicialmente ao recetor de tipo I de alta afinidade (com uma constante de dissociação, KD, de aproximadamente 1 nM), recrutando subsequentemente o recetor de tipo II de baixa afinidade (KD de aproximadamente 100 nM) para o complexo. Após a ligação, o recetor de tipo II fosforila o recetor de tipo I, permitindo-lhe transmitir o sinal BMP através da fosforilação de proteínas intermediárias de transdução de sinal intracelular conhecidas como SMADs (Mothers Against Decapentaplegic Homologs) ou IADs (Inhibitory Actin Domain proteins). Especificamente, os receptores BMP fosforilam as SMADs 1, 5 e 8, enquanto outros membros da superfamília TGF-в, como o TGF-ei, sinalizam através das SMADs 2 e 3. Isto estabelece duas vias de sinalização intracelular distintas e concorrentes dentro da superfamília TGF-в. Subsequentemente, as SMADs 1, 5 e 8 fosforiladas formam complexos com a co-SMAD, SMAD 4. Este complexo transloca-se para o núcleo, onde pode ativar vários genes responsivos à BMP-2, orquestrando assim respostas celulares a jusante. A par destas SMADs e co-SMADs que se ligam ao recetor, existem SMADs inibitórias ou anti-SMADs (como as SMADs 6 e 7) que perturbam o recrutamento das co-SMADs, impedindo assim a sinalização. Nomeadamente, a BMP-2 estimula a transcrição do gene SMAD 6, criando um ciclo de feedback negativo intrínseco que amortece a sinalização da BMP-2, assegurando assim um mecanismo regulador bem ajustado.[183]

Os factores bioactivos podem afetar as células de várias formas diferentes. Os factores de crescimento, como o fator de crescimento derivado das plaquetas, o fator de crescimento semelhante à insulina, o fator de crescimento epidérmico, etc., estimulam as células a dividir-se. Em contrapartida, a BMP-2 é um fator de diferenciação que altera o fenótipo das células precursoras, como as células estaminais mesenquimatosas, transformando-as em osteoblastos (células ósseas) e condroblastos (células de cartilagem). Este facto foi demonstrado através da análise dos efeitos da BMP-2 nos tipos de células in vitro. Por exemplo, foi demonstrado que a BMP-2 induz a expressão de marcadores do fenótipo osteoblástico, como a fosfatase alcalina óssea e a osteocalcina, em células osteoprogenitoras murinas, incluindo as células W-20,20 as células estaminais embrionárias multipotenciais 10T1/2 e as linhas celulares de botões de membros embrionários, como as células C14. Além disso, pode alterar o potencial de diferenciação da linha de células precursoras de mioblastos, C2C12, que forma miotubos após a retirada do soro, para células que expressam marcadores osteoblásticos, incluindo osteocalcina e fosfatase alcalina. Em conjunto, estes e outros estudos sugerem que, in vivo, vários tipos de células e tecidos respondem à rhBMP-2, diferenciando-se em células ósseas. Estes incluem provavelmente células ósseas, tais como células periosteais, células estromais da medula óssea, células dos tecidos moles, incluindo células musculares e gengivais, e células perivasculares. Dependendo do local de aplicação, a contribuição relativa destes tipos de células para o processo de formação óssea pode variar consoante a sua disponibilidade. O mecanismo in vivo pelo qual a BMP-2 funciona é, portanto, distinto do dos verdadeiros factores de crescimento. Os factores de crescimento podem atuar sobre as células ósseas existentes ou sobre os progenitores de células ósseas para expandir a população celular. Assim, podem estimular o crescimento ósseo quando aplicados localmente num local ósseo. Em alternativa, a rhBMP-2 diferencia as células precursoras em células formadoras de osso, podendo assim atuar em locais ósseos ou de tecidos moles para induzir a formação óssea local.[184]

Indução óssea in vivo

Um fator de ação local, a rhBMP-2, induz a formação óssea no local de aplicação. Com base num grande número de estudos pré-clínicos, a rhBMP-2 induz inicialmente a formação de osso trabecular tecido, quer seja aplicado em locais ósseos ou de tecidos moles; este novo osso remodela-se depois em osso trabecular lamelar e/ou cortical, de acordo com a localização anatómica e o ambiente biomecânico associado. Por exemplo, a rhBMP-2 foi avaliada quanto à sua capacidade de reparar um defeito segmentar de tamanho crítico de 3 cm na mandíbula de um cão. A formação óssea radiograficamente evidente era visível às 4 semanas. Os períodos de tempo mais longos demonstraram a remodelação do osso e a integração com o osso circundante, devolvendo a função à mandíbula e permitindo a remoção da placa de fixação utilizada para estabilizar o defeito criado cirurgicamente. Enquanto o osso continuava a remodelar e a corticalizar, a altura e a largura da crista permaneceram estáveis durante o intervalo de observação de 20 meses.

Assim, como a rhBMP-2 fez com que o animal induzisse o seu próprio osso normal, o osso remodelou-se em resposta às forças fisiológicas colocadas sobre ele. A nível celular, a indução óssea pela rhBMP-2 ocorre tanto através da via de formação de osso endocondral como pela indução direta de osso intramembranoso. Estes processos foram inicialmente caracterizados no sistema ectópico do rato, onde a rhBMP-2 foi implantada subcutaneamente em ratos em combinação com matriz óssea de rato que tinha sido desmineralizada e extraída (para remover BMPs endógenas). A série de eventos celulares é essencialmente indistinguível dos observados por Urist e outros com osso desvitalizado e extractos de osso. Os eventos iniciais incluem a quimiotaxia, durante a qual numerosas células mesenquimais indiferenciadas se infiltram no local do implante, e a proliferação destas células. Não é claro se o efeito proliferativo é direta ou indiretamente causado pela rhBMP-2, uma vez que, in vitro, a maioria dos tipos de células responde através da diferenciação (e, por conseguinte, da paragem do crescimento) em vez da proliferação. As células mesenquimatosas diferenciam-se então em condrócitos em resposta à presença de rhBMP-2. Numerosos vasos sanguíneos infiltram-se na área e a cartilagem começa a ser removida e substituída por osso. Esta resposta angiogénica robusta à aplicação de rhBMP-2 é provavelmente um efeito indireto através da indução do fator de crescimento das células endoteliais vasculares nas células que respondem às BMP.

Por fim, o implante sofre uma conversão completa em osso, com elementos da medula óssea a colonizarem o osso recém-formado. Os osteoclastos, entre outros componentes celulares, participam na remodelação do implante num ossículo ósseo, enquanto a medula óssea hematopoiética progride para um fenótipo mais adipogénico. No entanto, devido à ausência de carga biomecânica no osso ectópico, o osso induzido acaba por sofrer remodelação. Os eventos celulares observados são, sem dúvida, intrincados, iniciados pela administração de rhBMP-2, mas provavelmente envolvendo as acções sinérgicas de numerosos factores de crescimento e hormonas que actuam localmente.

A disponibilidade de rhBMP-2 permitiu a análise da resposta a doses deste fator. Foi demonstrado que doses mais elevadas de rhBMP-2 induzem a formação simultânea de osso e cartilagem em sistemas ectópicos, indicando a sua capacidade de estimular a formação de osso intramembranoso. Este facto está de acordo com as observações histológicas da condensação de células mesenquimatosas e subsequente diferenciação em trabéculas ósseas. Estudos em animais elucidaram ainda que as contribuições relativas dos processos endocondrais e intramembranosos para a formação óssea induzida pela rhBMP-2 dependem de vários factores, incluindo a dosagem, a natureza do transportador e o local de implantação, cada um influenciando a capacidade de resposta de diferentes populações de células e factores bioactivos locais. Por exemplo, as avaliações histológicas iniciais da indução óssea na mandíbula do cão demonstraram apenas uma formação óssea direta sem evidência de formação de cartilagem. Por outro lado, quando aplicado em locais de ossos longos ou em locais de fratura, observou-se tanto a formação óssea endocondral como a direta.[185]

Suportes e matrizes

Para uma indução óssea óptima, a rhBMP-2 é administrada num suporte ou matriz. As caraterísticas desejáveis da matriz podem variar consoante a indicação clínica. Por exemplo, seriam necessárias caraterísticas de matriz diferentes para a implantação cirúrgica de rhBMP-2 para reconstruir grandes defeitos de ressecção mandibular ou para o aumento do rebordo alveolar do que seriam necessárias para uma injeção percutânea minimamente invasiva para acelerar a reparação de uma fratura fechada. De uma perspetiva prática, a matriz permite a aplicação de rhBMP-2 e a capacidade de distribuir rhBMP-2 num volume definido, delineando a geometria do osso a ser induzido. Embora as indicações sobre o leito exijam frequentemente a integridade estrutural da matriz, tal pode não ser crítico para as indicações de inlay ou quando estão disponíveis dispositivos de suporte para manter um espaço para a formação óssea.

A matriz também fornece componentes-chave para a forma como o osso é induzido pela rhBMP-2. Um papel crítico da matriz é manter a rhBMP-2 no local de aplicação, de modo a que uma concentração ou dose farmacologicamente relevante esteja suficientemente presente para iniciar a migração e proliferação de células mesenquimatosas reactivas para a matriz e a diferenciação em células formadoras de osso e cartilagem. Em sistemas de roedores, a rhBMP-2 em formulação aquosa tampão pode ser eficaz, por exemplo, para acelerar a reparação de fracturas. No entanto, não formará osso em locais de tecido mole ectópico. Além disso, a aplicação sem uma matriz parece ser menos eficaz em animais superiores, provavelmente devido ao ritmo mais lento a que as células se infiltram na área e à menor taxa de formação óssea. Uma vez que a rhBMP-2 é geralmente aplicada uma vez, quanto mais tempo permanecer no local, maior será a taxa e a quantidade de osso formado, dentro dos limites das restrições espaciais do local ou do transportador. No entanto, as caraterísticas óptimas de libertação e retenção da rhBMP-2 são ainda obscuras e podem diferir de indicação para indicação. A matriz deve permitir o acesso celular para que as células precursoras e os elementos vasculares possam entrar ou invadir o implante. Isto pode ser conseguido através da utilização de um material poroso, de um material que se dispersa ou de um material que se degrada à medida que o osso é formado. Outras qualidades valiosas da matriz incluem a osteocondutividade, ou seja, a promoção da formação óssea diretamente nas suas superfícies. Embora vários materiais não reabsorvíveis tenham sido avaliados com a rhBMP-2 e, de facto, suportem a indução óssea induzida pela rhBMP-2, os materiais reabsorvíveis parecem ser preferíveis. Desta forma, permite-se que o osso formado funcione como o osso hospedeiro normal, sem ser impedido por material estranho residual que possa comprometer a biomecânica ou a resposta biológica do osso. Isto pode ser particularmente crítico para o osso que suporta carga imediata e para o osso destinado a suportar a fixação e retenção de implantes metálicos, incluindo implantes dentários.[186]

❖ Polímeros

Foram avaliados vários biomateriais como suportes ou matrizes para a rhBMP-2. Em termos gerais, estes podem ser divididos em polímeros de origem tecidular ou sintéticos, cerâmicas de origem tecidular ou sintéticas e compósitos destas categorias. Os polímeros de origem tecidular incluem o colagénio, o principal constituinte orgânico do osso e da maioria dos tecidos moles. O colagénio tipo I é uma molécula heteromérica de hélice tripla, normalmente proveniente do osso, da pele ou do tendão. A matriz óssea desmineralizada, o transportador utilizado no ensaio ectópico do rato durante a purificação de BMP do osso, é principalmente colagénio de tipo I. Os biomateriais à base de colagénio são derivados numa variedade de formatos, incluindo partículas, esponjas e folhas. As vantagens do colagénio incluem a biocompatibilidade (porque é um componente proteico importante da matriz extracelular nativa), a capacidade de se ligar à rhBMP-2 e de a reter no local de aplicação e a flexibilidade na formulação. As desvantagens incluem o potencial de imunogenicidade e de transmissão de doenças. O ácido hialurónico, outro constituinte ubíquo da matriz extracelular, também tem sido utilizado em combinação com a rhBMP-2. O hialuronano pode ser derivado de fontes aviárias ou microbianas. As formas naturais de hialuronano são relativamente solúveis e têm tempos de permanência curtos in vivo; contudo, a esterificação pode ser utilizada para diminuir a hidrofilicidade e prolongar o tempo de permanência. O hialuronano pode ser fabricado numa variedade de pensos, esponjas ou folhas. Outros polímeros de origem tecidular incluem os polissacáridos quitosano e alginato. A fibrina (por exemplo, cola de fibrina) também tem sido utilizada como um sistema de transporte para BMPs. Os polímeros sintéticos têm sido amplamente estudados como sistemas de administração de fármacos. Os materiais mais frequentemente utilizados são os poli-a-hidroxiácidos, incluindo o ácido poliláctico, o ácido piroglicólico e o copolímero poli(ácido lático-co-glicólico) (PLGA).

Estes materiais oferecem várias vantagens, incluindo a eliminação do risco de transmissão de doenças associado aos materiais biológicos, a capacidade de regular com precisão a taxa de degradação através do ajuste da composição química do polímero e o historial regulamentar estabelecido destes polímeros. No entanto, também apresentam alguns inconvenientes. A degradação hidrolítica pode levar à erosão em massa do material e, no caso de alguns polihidroxiácidos, pode ocorrer fragmentação, resultando em reacções adversas de corpos estranhos, como a acumulação de macrófagos espumosos e osteoclasia. Além disso, os produtos de degradação podem criar um ambiente localmente ácido, o que pode ser problemático. As microesferas de PLGA, frequentemente utilizadas em conjunto com um coágulo sanguíneo, foram exploradas em vários estudos pré-clínicos como sistemas de administração de rhBMP-2. Em alternativa, a rhBMP-2 pode ser diretamente incorporada em microesferas de PLGA. Outros materiais poliméricos, tais como polianidridos, polifosfazenos, fumarato de polipropileno, poloxâmeros e combinações de polietilenoglicol com ácido poliláctico, foram também investigados como potenciais sistemas de administração de BMP.[187]

◆ Cerâmica

Foram também utilizados materiais inorgânicos à base de fosfato de cálcio como transportadores da rhBMP-2. Estes materiais incluem o fosfato tricálcico (TCP) e a hidroxiapatite (HA), sendo esta última o componente mineral predominante do osso. As cerâmicas podem apresentar-se sob a forma de partículas ou de blocos, e muitas estão disponíveis como materiais de preenchimento de vazios ósseos. A porosidade pode ser fornecida em virtude da natureza particulada do material ou por métodos de fabrico que geram poros interligados dentro dos blocos cerâmicos. Dependendo da composição química do material de fosfato de cálcio e da cristalinidade, estes materiais podem ser reabsorvíveis; no entanto, as cerâmicas podem ter tempos de permanência muito longos e permanecer residentes no interior do osso recém-formado. As vantagens destes biomateriais são, mais uma vez, a sua natureza sintética e a capacidade da rhBMP-2 de se ligar firmemente à HA.

Vários cimentos de fosfato de cálcio foram também avaliados com rhBMP-2. Estes cimentos endurecem após a adição de líquido numa reação exotérmica ou endotérmica; esta última tem menos probabilidades de danificar uma proteína bioactiva. Um material de endurecimento endotérmico que forma um AH pouco cristalino semelhante ao do osso foi avaliado em combinação com a rhBMP-2 numa série de modelos animais. Uma vantagem da utilização de um material de cimentação é o facto de a rhBMP-2 ser incorporada no material à medida que este endurece, em vez de se ligar apenas à superfície. Pode então ser libertada à medida que o material é reabsorvido ou se fragmenta, resultando numa permanência prolongada da rhBMP-2 no local de aplicação.[188]

Compósitos

As combinações destas classes de materiais podem combinar as propriedades das várias classes. Muitos destes compósitos têm sido utilizados com BMPs. Por exemplo, uma esponja de gelatina impregnada com PLGA foi testada com rhBMP-2 em estudos pré-clínicos que emulam uma gama de aplicações clínicas. Outros exemplos incluem compósitos de colagénio-HA-TCP, compósitos de colagénio-PLGA e esponjas de ácido poliláctico impregnadas com ácido hialurónico. Para aplicações clínicas, foi desenvolvida uma esponja de colagénio absorvível (ACS) como suporte para utilização com rhBMP-2. A rhBMP-2 liofilizada é reconstituída com água estéril que é depois aplicada na esponja. A rhBMP-2 liga-se rapidamente ao colagénio, de modo a que qualquer líquido que seja libertado da esponja durante a manipulação cirúrgica contenha pouca rhBMP-2. O ACS retém a rhBMP-2 no local da aplicação cirúrgica durante um período de semanas, durante o qual ocorre a formação óssea. O ACS é reabsorvido por células gigantes de corpo estranho à medida que o osso é induzido, deixando apenas o osso normal do hospedeiro, livre de quaisquer biomateriais residuais.

A própria esponja ACS tem sido um produto comercializado (como esponja hemostática) e, por conseguinte, tem um registo de segurança alargado que demonstra biocompatibilidade. A combinação rhBMP-2/ACS foi testada numa grande variedade de modelos pré-clínicos, demonstrando com sucesso a indução e a reparação óssea em aplicações orais e maxilofaciais e ortopédicas, tal como se descreve na secção seguinte. Embora o ACS possa fornecer uma área na qual o osso é formado, em algumas circunstâncias não resiste à compressão dos músculos ou de outros tecidos moles. Isto pode ser observado, por exemplo, num modelo de macaco de fusão espinal do processo intertransversal.

Neste estudo, a adição de um escudo de plástico rígido para proteger a rhBMP-2/ACS resultou em grandes massas de fusão; sem este dispositivo adicional, apenas se observou um pequeno volume de indução óssea. Materiais rígidos, como grânulos de HA/TCP ou material alogénico, podem ser adicionados à rhBMP-2/ACS para aumentar a sua capacidade de resistir à compressão dos tecidos moles. Uma matriz resistente à compressão, constituída por grânulos de HA/TCP dentro de uma esponja de colagénio, também foi utilizada com sucesso com a rhBMP-2 em modelos de fusão espinal.

O cimento de fosfato de cálcio de endurecimento endotérmico referido anteriormente, a-BSM (Etex), tem sido utilizado em combinação com rhBMP-2 como material injetável por via percutânea para acelerar a reparação de fracturas fechadas em modelos de coelhos e caninos. Quando modificado para melhor granular e dispersar em torno de um local de fratura através da adição de bicarbonato de sódio, o a-BSM é designado por matriz de fosfato de cálcio e foi avaliado em combinação com a rhBMP-2 em modelos de reparação de fracturas, incluindo osteotomias fibulares em macacos. Nestes estudos, a rhBMP-2 com matriz de fosfato de cálcio demonstrou acelerar drasticamente (até 50%) a cicatrização de defeitos de osteotomia, tratados de forma aguda ou retardada, conforme avaliado pela biomecânica, radiografias e avaliação histológica.[189]

APLICAÇÕES EM CIRURGIA ORAL E MAXILOFACIAL E PERIODONTIA

Como a rhBMP-2 foi desenvolvida para indicações no esqueleto axial e apendicular, muitas das mesmas avaliações e considerações ocorreram em paralelo no seu desenvolvimento para indicações no esqueleto craniofacial. Foi dada especial atenção ao aumento alveolar, à osteointegração de implantes dentários e à regeneração periodontal, mas a investigação também incluiu malformações congénitas, defeitos de ressecção, defeitos de fendas de cirurgia ortognática e procedimentos plásticos. Foi efectuado um grande número de estudos, principalmente utilizando modelos caninos e primatas não humanos, para avaliar a rhBMP-2 combinada com várias tecnologias e dispositivos de suporte para o aumento alveolar e a osteointegração de implantes dentários. A discussão que se segue centra-se em alguns avanços críticos que demonstram o notável potencial biológico e clínico que a rhBMP-2 pode trazer à reabilitação dentoalveolar, incluindo a osteointegração de implantes dentários.

Combinação de rhBMP-2/ACS

Em 1997, foi apresentado um relatório inicial que demonstrava que uma construção BMP tem potencial para induzir a formação óssea clinicamente relevante e a osteointegração de implantes dentários. Num modelo canino, foram inseridos implantes endósseos maquinados e roscados de 10 mm, 5 mm na crista mandibular edêntula reduzida cirurgicamente, criando defeitos peri-implantares supra-alveolares de 5 mm de tamanho crítico (Fig. 6.7 -1a). A rhBMP-2/ACS ou o tampão/ACS (controlo) foram colocados para cobrir os implantes nos quadrantes do maxilar contralateral (Fig. 6.7-1b). Os locais dos defeitos foram fechados avançando e suturando os retalhos mucoperiósteos sobre os implantes para alcançar a cicatrização por intenção primária (Fig. 6.7-1c). Os locais dos defeitos foram submetidos a uma avaliação histométrica após um intervalo de cicatrização de 16 semanas. Os locais que receberam rhBMP-2/ACS revelaram uma formação óssea significativamente maior ao longo da superfície exposta do implante do que o controlo ACS. O osso recém-formado apresentou uma osseointegração significativa.

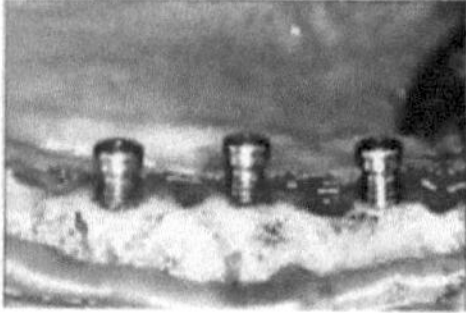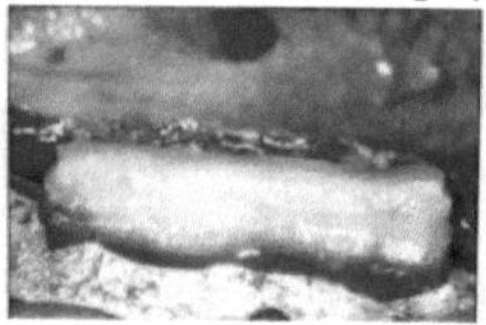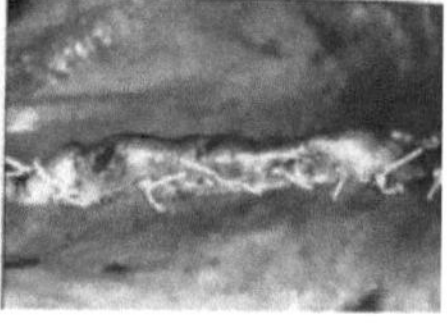

Fig 6.7-1a Defeito peri-implantar supra-alveolar de tamanho crítico, 5 mm, a ser tratado com rhBMP-2/ACS ou apenas com um ACD. Fig 6.7-1b Defeito tratado com rhBMP-2/ACS mostrado antes do encerramento da ferida. Fig. 6.7-1c Defeito após o encerramento da ferida para cicatrização por intenção primária.

No entanto, houve uma variabilidade considerável na formação óssea. Aparentemente, como discutido anteriormente neste capítulo, o transportador ACS foi ineficaz na produção consistente de espaço para a formação óssea adequada induzida por rhBMP-2. No entanto, as observações acima mencionadas foram ainda mais notáveis quando comparadas com as efectuadas quando o mesmo modelo pré-clínico foi utilizado para avaliar o aloenxerto ósseo desmineralizado liofilizado (DFDBA) combinado com a regeneração óssea guiada (ROG) ou a ROG isolada, ambos conceitos de tratamento que são significativos para a prática clínica atual. Defeitos peri-implantares supra-alveolares contralaterais de tamanho crítico, com 5 mm, cada um dos quais incluía dois implantes endósseos, receberam uma membrana de politetrafluoroetileno expandido (e- PTFE) fornecedora de espaço para ROG e DFDBA reidratado em sangue autólogo ou apenas a membrana e-PTFE. Os locais dos defeitos foram submetidos a uma avaliação histométrica após um intervalo de cicatrização de 16 semanas. O biomaterial de colagénio tipo I DFDBA permaneceu aparentemente inalterado em todos os locais que receberam este tratamento, não apresentando sinais de biodegradação. Pelo contrário, as partículas de DFDBA apareceram solidificadas numa matriz de tecido conjuntivo denso e em estreito contacto com a superfície do implante de titânio, sem evidência de formação óssea e osteointegração.

No geral, a formação óssea ao longo da superfície do implante foi limitada e clinicamente irrelevante para ambos os tratamentos, ROG com DFDBA e ROG isolado. De notar que as concentrações fisiológicas de factores de crescimento ósseo e BMPs sequestrados na matriz de DFDBA aparentemente não tiveram qualquer efeito relevante na formação de osso alveolar, dado que as partículas de DFDBA estavam investidas em tecido conjuntivo fibroso sem evidência de qualquer atividade metabólica óssea. Em contraste com os resultados observados para o protocolo rhBMP-2 descrito anteriormente, os resultados deste estudo sugerem que o DFDBA não tem qualquer efeito osteoindutor, osteocondutor ou outro efeito adjuvante relevante no GBR e que as tecnologias de GBR têm um potencial limitado para apoiar a osteogénese (aumento do osso alveolar), pelo menos para indicações onlay.[190]

Investigações subsequentes examinaram a eficácia de um dispositivo e-PTFE (politetrafluoroetileno expandido) poroso, que proporciona espaço, no apoio à formação óssea induzida por rhBMP-2/ACS (esponja de colagénio absorvível). A lógica subjacente a este desenho foi a criação de um espaço desobstruído que evita a compressão da rhBMP-2/ACS, ao mesmo tempo que facilita a vascularização do tecido conjuntivo gengival para apoiar a formação óssea induzida pela rhBMP-2. Utilizando um modelo canino, foram criados defeitos peri-implantares supra-alveolares bilaterais de tamanho crítico, medindo 5 mm, cada local contendo dois implantes endósseos torneados e um ácido.

Quatro animais receberam o dispositivo de e-PTFE poroso, em forma de cúpula, que proporciona espaço, isoladamente ou em combinação com rhBMP-2/ACS nos quadrantes contralaterais do maxilar, enquanto quatro animais receberam rhBMP-2/ACS isoladamente versus rhBMP-2/ACS combinado com o dispositivo de e-PTFE poroso nos quadrantes contralaterais do maxilar. Após um período de cicatrização de 8 semanas, foram efectuadas avaliações histométricas dos locais dos defeitos.

Consistente com estudos anteriores sobre a regeneração óssea guiada (ROG) utilizando membranas oclusivas de e-PTFE, os resultados indicaram que a ROG como terapia autónoma tinha uma eficácia limitada no aumento da formação óssea alveolar. No entanto, tal como observado noutras investigações, os quadrantes do maxilar que receberam rhBMP-2/ACS isoladamente demonstraram um aumento significativo do rebordo alveolar, embora com alturas e volumes variáveis de osso induzido. Em contraste, a combinação do dispositivo e-PTFE poroso, em forma de cúpula, que proporciona espaço, com a rhBMP-2/ACS conduziu consistentemente à formação de grandes volumes de osso, preenchendo efetivamente o espaço proporcionado pelo dispositivo e-PTFE. O osso recém-formado exibiu osseointegração, não tendo sido observadas diferenças significativas entre implantes de titânio torneados e de titânio com ataque ácido. Este estudo sublinha os princípios essenciais da engenharia de tecidos utilizando BMPs, salientando que a formação óssea induzida por BMPs tende a seguir o contorno de um espaço ou matriz. Essencialmente, a geometria do osso recém-formado pode ser predeterminada pelo desenho da matriz ou do dispositivo que fornece o espaço.[191]

Ainda outros estudos que avaliaram a rhBMP-2/ACS para indicações de inlay mostraram que a rhBMP-2/ACS é um tratamento eficaz quando implantada em defeitos do rebordo alveolar que proporcionam espaço.56 A combinação da rhBMP-2/ACS com a GBR não proporcionou qualquer valor adicional. Num modelo canino, foram criados cirurgicamente defeitos do tipo sela de 15X10 mm de espessura total no rebordo alveolar mandibular e distribuídos aleatoriamente para receberem rhBMP-2/ACS, rhBMP-2/ACS combinada com ROG, apenas ROG ou um tratamento de controlo. O protocolo de ROG utilizou membranas oclusivas tradicionais de e-PTFE. Os locais dos defeitos foram submetidos a uma avaliação histométrica após um intervalo de cicatrização de 12 semanas. As complicações pós-cirúrgicas incluíram falha da ferida em 44% dos locais que receberam a membrana de e-PTFE, com ou sem rhBMP-2. A análise histológica revelou um preenchimento ósseo médio de 101% para os defeitos que receberam rhBMP-2/ACS ou rhBMP-2/ACS combinado com GBR (sem falha da ferida), e 92% para os defeitos que receberam apenas GBR (sem falha da ferida).

O preenchimento ósseo para o controlo cirúrgico foi, em média, de apenas 60% do volume original do defeito. Estas observações demonstram que a rhBMP-2 pode ser utilizada para aumentar o osso alveolar quando utilizada como um onlay e como um inlay. As observações também apontam para a importância da provisão de espaço para a formação óssea induzida pela rhBMP-2. Os defeitos supra-alveolares (indicações onlay), tais como o modelo de defeito peri-implantar de tamanho crítico, podem exigir construções de rhBMP-2 que exibam integridade estrutural para proporcionar espaço para o aumento alveolar ou podem ter de ser combinadas com dispositivos adequados de fornecimento de espaço para uma formação óssea óptima. Em contraste, os defeitos intra-ósseos que proporcionam espaço (indicações inlay), como o defeito do tipo sela, podem ser tratados com sucesso utilizando construções de rhBMP-2 de menor integridade estrutural. A adição de dispositivos GBR não fornece valor adicional à tecnologia rhBMP-2 nestes defeitos. Além disso, os dispositivos oclusivos de ROG podem ficar facilmente expostos, comprometendo assim a cicatrização geral da ferida.[192]

Tecnologias de administração alternativas

Dois estudos recentes avaliaram tecnologias de BMP que exibem integridade estrutural para indicações de onlay dentoalveolar. Num estudo, foi demonstrado que a rhBMP-2 num suporte de coágulo de DFDBA/fibrina pode ter uma utilidade clínica substancial para aumentar defeitos exigentes do rebordo alveolar, permitindo a colocação e a osteointegração de implantes dentários endósseos. Num modelo canino, foram criados cirurgicamente defeitos de rebordo alveolar horizontais bilaterais de tamanho crítico, que receberam um onlay de rhBMP-2/DFDBA/fibrina. Foram colocados implantes dentários não submersos de 10 mm no rebordo alveolar induzido por rhBMP-2 8 e 16 semanas após a colocação do onlay. Os locais dos defeitos foram submetidos a uma avaliação histométrica após um intervalo de cicatrização de 24 semanas.

Aproximadamente 90% da superfície de ancoragem óssea dos implantes foi investida em osso induzido por rhBMP-2-. Foram observados níveis semelhantes de contacto osso-implante (aproximadamente 55%) no osso induzido e no osso residente, independentemente do intervalo de osseointegração (8 ou 16 semanas). Não se registaram diferenças significativas na densidade óssea entre o osso induzido por rhBMP-2 e o osso residente. No entanto, a utilização de biomateriais provenientes de cadáveres, como o

DFDBA, pode ter dificuldade em ser aceite pelo público; assim, devem ser exploradas tecnologias de suporte sintético para indicações alveolares. Num estudo separado, a rhBMP-2 numa matriz de cimento de fosfato de cálcio (a-BSM) demonstrou ser um protocolo eficaz para o aumento do rebordo alveolar e para a osseointegração imediata de implantes dentários. Foram criados defeitos peri-implantares supra-alveolares de tamanho crítico em cães. Os quadrantes contralaterais da mandíbula receberam rhBMP-2/ a-BSM utilizando duas concentrações de rhBMP-2, 0,40 e 0,75 mg/mL. Os defeitos de controlo receberam a-BSM sem rhBMP-2. Os locais dos defeitos foram submetidos a uma avaliação histométrica após um intervalo de cicatrização de 16 semanas.

A combinação de rhBMP-2 e a-BSM induziu um aumento clinicamente relevante do rebordo alveolar. Os locais de controlo exibiram uma formação óssea limitada. O aumento ósseo vertical abrangeu quase todo o implante exposto de 5 mm; o osso recém-formado apresentou uma densidade óssea de aproximadamente 60% (osso tipo II), um córtex estabelecido e um contacto osso-implante de aproximadamente 27%. Esta nova tecnologia é bastante promissora para uma série de indicações clínicas, uma vez que o a-BSM pode ser facilmente moldado de acordo com o contorno pretendido antes da colocação para proporcionar espaço para a formação óssea induzida por rhBMP-2. Além disso, como discutido anteriormente, o a-BSM é injetável para indicações inlay e minimamente invasivas. O material pode muito bem revelar-se uma tecnologia significativa para o aumento do seio maxilar em conjunto com a colocação de implantes dentários na maxila posterior, apontando previsivelmente a formação óssea para o corpo do implante.[193]

Peri-implantite e reosseointegração

Também foi demonstrado que a rhBMP-2 suporta uma reosseointegração significativa de implantes endósseos expostos a peri-implantite. A aplicação de rhBMP-2/ACS resultou em preenchimento ósseo e reosseointegração em defeitos ósseos avançados resultantes de peri-implantite. Foram criadas lesões de peri-implantite induzidas por ligaduras em redor de implantes de titânio revestidos a hidroxiapatite na mandíbula e maxila posteriores durante 11 meses num modelo de primata não humano. As lesões de peri-implantite induzidas exibiram uma microbiota semelhante à da periimplantite humana avançada e da doença periodontal, bem como uma morfologia de defeito vertical-horizontal complexa. Na reconstrução, os defeitos foram desbridados cirurgicamente e as superfícies dos implantes foram devidamente limpas antes da colocação cirúrgica de rhBMP-2/ACS. Os defeitos de controlo receberam tampão/ACS. A análise histométrica após um intervalo de cicatrização de 16 semanas revelou que o ganho ósseo vertical foi três vezes maior nos locais tratados com rhBMP-2 do que nos locais de controlo. Os locais tratados com rhBMP-2 apresentaram provas convincentes de reosseointegração. Os resultados deste modelo desafiante de primata não humano sugerem que a implantação cirúrgica de rhBMP-2 pode ter uma utilidade clínica considerável na reconstrução de defeitos de peri-implantite e defeitos alveolares de menor complexidade.

Carga funcional de osso induzido por rhBMP-2

A carga funcional é uma avaliação crucial para qualquer tecnologia destinada a aumentar o osso alveolar para apoiar a osteointegração bem sucedida de implantes dentários. Um estudo recente comprovou que a rhBMP-2 induz a formação de osso fisiologicamente normal, facilitando a instalação, a osteointegração e a carga funcional sustentada de implantes dentários endósseos. Neste estudo, foram criados cirurgicamente defeitos mandibulares de espessura total, medindo 15 x 10 mm, semelhantes a defeitos do tipo sela, nos rebordos alveolares dos caninos. Estes defeitos foram prontamente tratados com rhBMP- 2/ACS. A cicatrização progrediu ao longo de 12 semanas, após o que foram inseridos implantes dentários endósseos tanto no osso induzido por rhBMP-2 como no osso residente adjacente. Após um período de 16 semanas de osseointegração, os pilares e as reconstruções protéticas foram aplicados aos implantes. Foi iniciada a carga funcional e, durante os 12 meses seguintes, os implantes reconstruídos foram sujeitos a tensões funcionais. No final deste período, foi efectuada uma análise histométrica dos locais dos defeitos.

O osso induzido por rhBMP-2 apresentou caraterísticas semelhantes ao osso residente, incluindo o estabelecimento de uma camada cortical. Os implantes colocados tanto em osso induzido por rhBMP-2 como em osso residente e sujeitos a 12 meses de carga funcional exibiram algum grau de reabsorção da crista. No entanto, todos os implantes demonstraram uma osteointegração clinicamente relevante, não tendo sido observadas disparidades significativas entre os implantes colocados em osso induzido por rhBMP-2 e os colocados em osso residente em todos os parâmetros avaliados. Embora estudos pré-clínicos anteriores tenham demonstrado de forma convincente o potencial para um aumento clinicamente significativo do osso alveolar após a implantação de rhBMP-2 e subsequente osteointegração do implante, este estudo representa uma nova demonstração da viabilidade funcional do osso induzido por rhBMP-2 no contexto da implantologia dentária.[194]

AVALIAÇÕES CLÍNICAS

Estudos clínicos de grande dimensão e controlados que avaliaram a rhBMP-2/ACS resultaram na sua aprovação como enxerto ósseo InFuse (Medtronic Sofamor Danek) nos Estados Unidos e como InductOs (Medtronic Sofamor Danek) na Europa para indicações específicas. Como base para estes programas clínicos, os estudos pré-clínicos demonstraram a capacidade da rhBMP-2/ ACS para induzir quantidades clinicamente relevantes de osso para o aumento do pavimento do seio maxilar, bem como em alvéolos de extração. Além disso, tal como referido anteriormente, vários estudos pré-clínicos demonstraram a capacidade do osso induzido pela rhBMP-2/ACS para permitir a colocação e a carga de implantes dentários endósseos, bem como para conseguir uma osseointegração bem sucedida. A eficácia da rhBMP-2/ACS na fusão inter-corporal da coluna vertebral foi avaliada em vários estudos clínicos. Nesta aplicação, o material rhBMP-2/ACS pronto a usar é colocado dentro de gaiolas de fusão espinal em titânio para gerar osso que cria a artrodese; isto elimina a necessidade de enxertos ósseos autógenos, normalmente colhidos da crista ilíaca.

Estes estudos demonstraram que as taxas de fusão são, pelo menos, equivalentes entre os doentes tratados com InFuse e os tratados com enxertos ósseos autógenos. O grupo de tratamento com rhBMP-2/ACS necessitou de um tempo significativamente mais curto no bloco operatório, teve menos perda de sangue e relatou menos dores na anca; estes resultados eram de esperar porque não tiveram de passar por um segundo local de cirurgia para colher osso autógeno. Estes estudos levaram à aprovação da utilização do InFuse para fusões inter-corporais da coluna vertebral em combinação com cages de fusão. Um estudo internacional com 450 doentes avaliou a capacidade da rhBMP-2/ACS para acelerar e assegurar a consolidação de fracturas em fracturas abertas da diáfise da tíbia. Em comparação com o tratamento padrão, o InFuse resultou numa redução de mais de 40% no número de intervenções secundárias necessárias devido a não uniões, bem como em procedimentos menos invasivos e numa consolidação de fracturas significativamente mais rápida.

Este estudo resultou na sua aprovação para o tratamento de fracturas agudas abertas da diáfise da tíbia. O InFuse também foi estudado em combinação com aloenxerto em fracturas da tíbia associadas a perda óssea segmentar. Neste estudo, o InFuse teve um desempenho semelhante ao padrão atual, o enxerto ósseo autógeno, eliminando novamente a necessidade de um procedimento cirúrgico secundário. Foi também efectuado um estudo clínico com rhBMP-2 combinado com matriz resistente à compressão (CRM) para a fusão posterolateral da coluna vertebral. Aos 24 meses, a taxa de fusão no grupo de controlo do enxerto ósseo da crista ilíaca foi inferior à do grupo rhBMP-2/CRM. À semelhança dos resultados de outros estudos clínicos, o tempo operatório foi mais curto e houve menos perda de sangue no grupo rhBMP-2/CRM do que no grupo de enxerto ósseo autógeno.[195]

6.8 REGENERAÇÃO ÓSSEA COM RHBMP-2

Ao longo do último século, a evolução das tecnologias médicas e dentárias alterou a prática dos cuidados de saúde. Descobertas como os antibióticos e as técnicas cirúrgicas assépticas prolongaram o tempo de vida humano e resultaram numa melhor qualidade de vida para muitos indivíduos. Durante os últimos anos, os desenvolvimentos biotecnológicos começaram novamente a mudar o paradigma dos cuidados de saúde. Uma dessas tecnologias tem sido a evolução da biomimética, incluindo dispositivos que substituem estruturas anatómicas e compostos que promovem o desenvolvimento in vitro ou in vivo de sistemas de órgãos.[196]

Em medicina dentária, o objetivo tem sido desenvolver substitutos ou substitutos eficazes para o osso, a dentina, o esmalte, o cemento e o ligamento periodontal. As abordagens para alcançar este objetivo envolverão provavelmente três estratégias complementares: 1. Utilização de células estaminais e das suas ligações para regenerar tecidos em falta ou danificados in vitro ou in vivo. Para tal, tem sido necessária investigação centrada no isolamento e na caraterização das células progenitoras relevantes e, em seguida, na conceção de metodologias para a introdução dessas células no local apropriado do corpo para replicar os eventos de desenvolvimento e, assim, reconstituir os tecidos ausentes ou danificados. 2. Desenvolvimento de novas classes de biomateriais que podem ser de origem biológica ou totalmente sintéticos. Em qualquer dos casos, o objetivo tem sido proporcionar uma substituição definitiva dos tecidos ou, em alternativa, fornecer uma matriz que facilite o crescimento e a remodelação naturais dos tecidos, orientando a reparação e a regeneração naturais. 3. Desenvolvimento de estímulos físicos e químicos inovadores para induzir os tecidos adultos existentes a regenerar partes do corpo em falta ou danificadas.[197]

No centro das três estratégias está o imperativo de compreender a estrutura e as propriedades dos tecidos a vários níveis: desde o nível molecular até ao nível celular, dos tecidos e dos órgãos. Particularmente crucial é uma compreensão mais profunda de várias interfaces: entre células, entre células e matrizes extracelulares, entre diferentes tipos de matrizes e células, e entre componentes da matriz e minerais. A elucidação destas interfaces é essencial para delinear os ambientes óptimos necessários para a calcificação fisiológica e para conceber novas abordagens à engenharia de tecidos.

Para além destas considerações de engenharia biológica, é imperativa uma melhor compreensão dos factores que influenciam a regeneração e reparação dos tecidos, tais como nutrientes, hormonas, idade e sexo. As ramificações destes conhecimentos para a medicina dentária estão apenas a começar a ser percebidas. A restauração ou regeneração de estruturas perdidas por doença representa uma das aplicações iniciais desta tecnologia, com o recrescimento de estruturas ósseas e periodontais a servir de exemplo.

As abordagens tradicionais baseiam-se frequentemente na utilização de membranas de barreira para facilitar a repopulação selectiva de células e a regeneração de estruturas ósseas. No entanto, a previsibilidade destas técnicas pode ser limitada a determinados casos. Consequentemente, foram iniciadas investigações sobre o aproveitamento do potencial regenerativo do osso através de uma abordagem molecular. Foram identificados numerosos mediadores biológicos potentes que promovem vários eventos na cicatrização de feridas, destacando-se entre eles as proteínas morfogenéticas ósseas (BMPs). O objetivo deste capítulo é analisar os dados publicados sobre a BMP-2 humana recombinante (rhBMP-2), que se destaca como uma das terapias de factores de crescimento mais extensivamente estudadas, com o potencial de revolucionar a medicina dentária clínica.[198]

AVALIAÇÃO DOS SISTEMAS DE DISTRIBUIÇÃO

A eficácia terapêutica dos factores de crescimento parece ser afetada pelo transportador ou pelo sistema de entrega. Idealmente, um transportador deve localizar a proteína espacialmente e temporalmente para atender às necessidades regionais. Além disso, os transportadores devem ser seguros, bioreabsorvíveis e não prejudicar os efeitos das proteínas. Ao mesmo tempo, os materiais de entrega devem apoiar a angiogénese. Outras caraterísticas do transportador devem incluir a integridade estrutural, a ausência de imunogenicidade e uma cinética de libertação adequada. Embora o transportador possa não ser essencial para a eficácia, pode proporcionar a vantagem da imobilização da proteína, definir a forma das estruturas resultantes e, em menor grau, reduzir a dose total de proteína para a eficácia através do seu efeito de localização. Na maioria dos estudos, foram utilizadas matrizes insolúveis, incluindo osso desmineralizado e hidroxiapatite. Paralelamente a estas investigações, foram realizados vários estudos com esponjas de colagénio absorvíveis (ACS) e géis de metilcelulose. Foram efectuados estudos específicos sobre a influência de diferentes transportadores nos efeitos in vivo da rhBMP-2.[199]

Nestes estudos, foi estudada a farmacocinética da rhBMP-2 radiomarcada, em combinação com ACS, osso desmineralizado humano, mineral ósseo bovino, matriz de ácido poliglicólico, matriz de fosfato tricálcico (TCP) a 100% e outros, para determinar a sua eficácia na retenção de proteínas e a relação desta retenção com a atividade de indução óssea num local ectópico. Os suportes foram escolhidos com base nas suas semelhanças de composição com materiais que tinham sido utilizados em experiências anteriores de geração de osso. Os suportes foram embebidos com rhBMP-2 obtida a partir de células de ovário de hamster chinês 30 minutos antes da implantação subcutânea em ratos Long-Evans. A radioatividade retida no implante foi utilizada como medida da rhBMP-2 no interior do implante. Os resultados indicaram que a quantidade de radioatividade retida no implante após 3 horas dependia da matriz. A ACS pareceu reter a maior quantidade de radioatividade (75%), e a menor radioatividade (10%) foi retida na hidroxiapatite sintética. Num curso de estudo de 14 dias, o ACS também mostrou níveis de retenção de rhBMP-2 mais elevados do que qualquer outro suporte. A quantidade de proteína retida foi positivamente correlacionada com a quantidade de osso induzido. Foram efectuados mais estudos in vitro com a ACS como suporte para determinar os efeitos in vivo de determinadas alterações introduzidas, demonstrando que a ligação cruzada da esponja, ou a sua succinilação e/ou esterilização com óxido de etileno, afecta a retenção da proteína no interior do suporte e o sucesso da indução óssea.[200]

AVALIAÇÃO EM MODELOS ANIMAIS

Reparação de defeitos

A rhBMP-2 tem sido amplamente estudada a nível pré-clínico. Em modelos animais de ossos longos, foram realizadas várias experiências com fracturas não unidas. Yasko et al criaram defeitos segmentares de 5 mm nos fémures de 45 ratos Sprague-Dawley machos adultos para testar a atividade osteoindutora da rhBMP-2. Foram implantadas duas doses de rhBMP-2 liofilizada num suporte de matriz colagénica em cada defeito e os resultados foram comparados com os de ratos que receberam apenas a implantação da matriz. Ambas as doses de rhBMP-2 induziram a formação de osso endocondral nos defeitos ósseos de uma forma relacionada com a dose. Nos defeitos tratados com a matriz, não foram observados casos de união. O mesmo princípio foi aplicado noutros modelos de defeitos ósseos longos em várias espécies animais.

Na área craniofacial, a maioria dos modelos animais tem sido baseada em defeitos de tamanho crítico, localizados principalmente na zona calvarial. Estes defeitos criados ou que ocorrem naturalmente não cicatrizam sem intervenção ou tratamento. Urist et al implantaram um composto de BMP/TCP em cães adultos com defeitos de trefina craniana de tamanho crítico de 1,4 cm. Os implantes de BMP/TCP induziram uma incorporação de 91% a 100% por depósitos de osso novo. Em comparação, os implantes de controlo de TCP impregnados com albumina de soro bovino induziram 0% a 8% de incorporação, ou apenas uma formação óssea reactiva marginal no leito do hospedeiro. Ferguson et al, com base no conhecimento de que os defeitos cranianos de grandes dimensões nem sempre cicatrizam espontaneamente, especialmente em humanos, criaram defeitos de trefina craniana bilateral, medindo 14 a 20 mm de diâmetro em três macacos rhesus. Os defeitos foram tratados apenas com BMP bovina ou com um transportador; os defeitos de controlo não receberam qualquer tratamento. Os resultados mostraram que a BMP induziu a osteogénese. Outras espécies foram utilizadas com sucesso com os mesmos princípios e resultados.[201]

Aumento do seio

O aumento subantral do seio maxilar em caprinos e primatas não humanos proporcionou um modelo diferente que combinou condições ortotópicas e heterotópicas num só. O seio maxilar, para além do seu normal turnover de componentes, não cria osso per se para preencher a cavidade; pelo contrário, tem uma tendência para reabsorver osso como parte de um processo chamado pneumatização do seio maxilar. A membrana sinusal cresce de forma contínua, preenchendo o volume anteriormente ocupado pelo assoalho e paredes dos componentes ósseos do seio. Este modelo de estudo permitiu a formação óssea induzida nas proximidades do osso nativo, possibilitando a avaliação da integração entre o osso pré-existente e o osso recém-criado e os efeitos do carregamento do novo osso com implantes osseointegrados. Os resultados mostraram que a rhBMP-2 pode ser considerada uma boa alternativa aos enxertos ósseos tradicionais.

AVALIAÇÃO EM SERES HUMANOS

Reparação de defeitos

O sucesso do tratamento em modelos animais abriu caminho para modelos humanos de testes em defeitos segmentares de ossos longos. Johnson et al trataram doentes com defeitos segmentares traumáticos da tíbia de 3 a 17 cm e desenvolveram uma união sólida através da implantação de enxertos esponjosos autógenos de BMP humanas e estabilização. Não se registaram complicações alérgicas, infecciosas ou cirúrgicas. Numa investigação posterior, Johnson et al6 trataram diferentes defeitos humanos de não união da tíbia e do fémur com resultados bem sucedidos. Num outro estudo inicial, Sailer e Kolb aplicaram BMP em conjunto com tiras de cartilagem liofilizada em doentes com defeitos cranianos ou malformações congénitas. A tomografia computorizada (TC) revelou calcificação nas camadas de BMP logo algumas semanas após a implantação. As áreas reconstruídas solidificaram-se clinicamente em poucos meses. Este facto representou uma aceleração do processo normal de calcificação que ocorre quando a cartilagem liofilizada é aplicada isoladamente.[202]

Aumento da crista e do seio

Nos últimos anos, duas investigações avaliaram a segurança e a viabilidade técnica da utilização da rhBMP-2 em seres humanos. Howell et al centraram-se na regeneração óssea localizada. Neste estudo de fase I, um total de 12 pacientes foram tratados com uma dose de 0,43 mg/mL de rhBMP-2 num dispositivo de colagénio absorvível, 6 para preservação local do rebordo e 6 para aumento local do rebordo. Os resultados clínicos sugerem que o dispositivo foi bem tolerado a nível local e sistémico, sem eventos adversos. O dispositivo de colagénio absorvível tratado com rhBMP-2 era fácil de manusear e podia ser adaptado ao rebordo ou ao local da extração. No geral, observou-se preenchimento ósseo em todos os locais de extração tratados com o dispositivo de rhBMP-2. Num segundo estudo com a mesma dosagem de 0,43 mg/mL de rhBMP-2, foram efectuados aumentos do seio maxilar em 12 pacientes.

Todos os pacientes tinham uma altura de osso alveolar insuficiente para suportar um implante dentário. A dose total implantada de rhBMP-2 variou de 1,77 a 3,40 mg. Tal como no outro estudo, não se registaram quaisquer eventos imunológicos ou adversos graves ou inesperados, nem alterações clinicamente significativas nas contagens de células sanguíneas, análises químicas do sangue ou análises à urina. Estes resultados podem indicar que a rhBMP-2 representa uma alternativa aos métodos convencionais de enxerto ósseo para obter um volume ósseo adequado para implantes dentários na maxila posterior. Uma investigação fundamental estudou 80 indivíduos que necessitavam de preservação local do rebordo alveolar e/ou aumento de defeitos da parede vestibular (50% ou mais de perda óssea vestibular do alvéolo de extração) após a extração de dentes anteriores maxilares ou pré-molares. Duas coortes sequenciais de 40 indivíduos cada foram aleatorizadas de forma duplamente mascarada para receber 0,75 mg/mL (coorte I) ou 1,50 mg/mL (coorte 2) de rhBMP-2/ACS, placebo (apenas ACS), ou nenhum tratamento. Em ambas as coortes,

20 indivíduos receberam rhBMP-2, 10 receberam placebo e 10 não receberam qualquer tratamento. A eficácia da rhBMP-2/ACS foi avaliada pelas alterações na altura do osso alveolar e na largura do osso (três medições). Estas medições foram efectuadas a partir de exames de TC expostos na linha de base (no prazo de 4 dias após o tratamento do estudo) e 4 meses após o tratamento do estudo. Além disso, as tomografias foram utilizadas para avaliar as alterações na densidade óssea e para determinar se o rebordo tratado era adequado para suportar um implante dentário. O osso alveolar adequado foi definido como tendo 6 mm ou mais de largura no ponto mais estreito (vestibular a palatino) e 12 mm ou mais de altura. Os indivíduos do estudo foram submetidos ao mesmo procedimento cirúrgico, independentemente do tratamento atribuído. Após a administração de anestesia local, foram criadas incisões sulculares e verticais para libertar retalhos periosteais de espessura total. Os dentes foram extraídos e as cavidades de extração foram desbridadas. Foram efectuadas quatro a oito perfurações das placas corticais com uma broca redonda nº 1/2. Os ACSs embebidos em placebo ou rhBMP-2 foram cortados em tiras e colocados para preencher os locais dos defeitos. Uma tira maior de material foi colocada sobre todo o local de tratamento.[203]

Foi efectuado um encerramento da ferida com tecido mole sem tensão. Nos pacientes que não receberam qualquer tratamento, o procedimento não incluiu a colocação da rhBMP-2/ACS ou ACS. Os resultados indicaram que este novo método para recriar o rebordo alveolar para suportar um implante dentário foi eficaz. As medições da altura do osso alveolar indicaram que a parede palatina do alvéolo de extração foi preservada nos indivíduos do grupo de 1,50 mg/mL, ao passo que os indivíduos dos grupos de placebo e sem tratamento sofreram uma diminuição da altura. Além disso, a largura do osso perto do topo do local de extração aumentou em todos os grupos de estudo, exceto no grupo sem tratamento. O aumento foi estatisticamente significativo para ambos os grupos de tratamento com rhBMP-2 ativa. As diferenças nos aumentos entre os grupos 0,75-mg/mL e 1,50-mg/mL também foram estatisticamente significativas. Não houve diferença estatisticamente significativa na densidade óssea de acordo com os grupos de tratamento. Além disso, não houve diferença entre o osso induzido e o osso nativo. Quando se analisou a adequação do osso para a colocação de um implante dentário, o número de locais que atingiram este objetivo foi aproximadamente o dobro nos grupos rhBMP-2/ACS em comparação com os grupos que não receberam tratamento ou receberam placebo. Uma comparação de pacientes que necessitaram de um aumento secundário para permitir a colocação de um implante dentário indicou que o grupo tratado com 1,50 mL7mg de rhBMP-2/ACS teve significativamente menos procedimentos. Os núcleos histológicos revelaram osso trabecular, cuja espessura foi classificada como moderada a grande. Foi observada uma remodelação ativa. Foram observados osteoblastos e osteoclastos. A vascularização era normal e não foi identificada qualquer evidência de inflamação ou matriz de colagénio residual do suporte de esponja absorvível em nenhuma das amostras.[204]

Os resultados indicaram que o modelo de defeito de extração da parede bucal utilizado para avaliar a rhBMP-2 foi eficaz. Foi observada uma cicatrização parcial nos locais tratados com o placebo ACS, e não foi observada qualquer cicatrização óssea espontânea no grupo sem tratamento. Estudos anteriores envolvendo taxas de reabsorção óssea pós-extração e histologia após extracções sem complicações indicam padrões semelhantes aos dados apresentados nesta investigação.23 Os dados da rhBMP-2/ACS nesta investigação também indicam uma melhoria significativa nos resultados dos pacientes e várias vantagens em relação às terapias actuais: - Não só o volume necessário para colocar um implante dentário foi restaurado, como a quantidade de regeneração óssea no topo da crista alveolar (75% do comprimento do alvéolo de extração) também optimizou a posição do implante dentário. Quando a localização do implante se aproxima ou se encontra na posição da raiz do dente natural, o fabrico da prótese é facilitado, o que normalmente resulta em custos laboratoriais e do paciente mais baixos. - Os procedimentos de aumento actuais requerem competências cirúrgicas avançadas. A implantação da rhBMP-2/ACS não acrescentou maior complexidade ao procedimento cirúrgico do que a própria extração do dente. - Os pacientes deste estudo não sofreram as exposições pós-cirúrgicas que podem ocorrer com um aumento de membrana tradicional. A ausência de tais complicações maximiza o volume ósseo restaurado e reduz o número de visitas do paciente. - Os doentes não necessitaram de colher osso de um local secundário, como a crista ilíaca, o que reduziu claramente a morbilidade dos doentes. - Os perfis de segurança clínica foram semelhantes para todos os grupos de tratamento, indicando que o procedimento de implantação de rhBMP-2/ACS não foi diferente de uma extração dentária.[205]

AVALIAÇÃO DAS PROPRIEDADES DE CICATRIZAÇÃO DE FERIDAS

As BMPs de natureza osteoindutora podem ser utilizadas para acelerar a cicatrização de defeitos ósseos. Foram efectuados vários estudos em animais para avaliar os efeitos osteoindutores das BMPs em torno de implantes. Por exemplo, a interface entre o implante da anca e o osso pode diminuir a fixação do implante e, eventualmente, levar ao seu afrouxamento. A mesma questão é também crítica na sobrevivência dos implantes dentários em termos de estabilidade inicial. A utilização combinada do fator de crescimento transformador humano recombinante (32) (rhTGF-(32) e da rhBMP-2 conduziu a uma maior força de fixação do implante na presença de lacunas na interface do que a utilização de qualquer um dos factores de crescimento isoladamente, proporcionando uma fixação mecânica mais segura. O sucesso desta combinação atingiu o nível de sucesso obtido com o enxerto ósseo autógeno.

A osteoindutividade dos factores de crescimento e o método de administração destes factores têm efeitos importantes no resultado do tratamento. Assim, foram testados diferentes suportes e tecnologias. Mais uma vez, foram utilizados estudos em animais para a avaliação inicial. Foi efectuada uma análise histológica da formação de osso ectópico em associação com implantes com revestimentos de fosfato de cálcio contendo BMP-2. Esta combinação não só induziu a formação óssea, como também a estabeleceu com uma potência muito elevada a um nível farmacológico baixo. Além disso, tal como esperado de uma combinação ideal de transportador-citocina, a atividade osteogénica foi mantida durante um período de tempo prolongado, o que é de grande importância clínica para a osseointegração de implantes dentários. Além disso, dependendo da incorporação ou adsorção de BMP-2 nos revestimentos de fosfato de cálcio, a osteocondutividade das superfícies dos implantes pode ser aumentada. Outro suporte de origem na matriz extracelular, os glicosaminoglicanos, foi utilizado como revestimento da superfície do implante em combinação com colagénio, com e sem BMP-4, em porcos miniatura que receberam implantes dentários. A maior estabilidade foi alcançada com implantes revestidos a colagénio e integrados com BMP-4, que foram fundamentais para a formação óssea peri-implantar. Foram também utilizados implantes revestidos a hidroxiapatite com BMP-2 para o mesmo objetivo. O revestimento com BMP-2 aumentou significativamente o crescimento ósseo em comparação com os implantes revestidos com hidroxiapatite às 2 e 4 semanas.[206]

Além disso, a combinação de BMP-2 com uma biocerâmica bioabsorvível com caraterísticas de permeabilidade a fluidos demonstrou aumentar a atividade osteogénica. Entretanto, a utilização de vectores lipossomais com ADN complementar da BMP-2 diretamente em defeitos ósseos peri-implantares recém-criados na calvária de suínos, com ou sem enxerto ósseo autólogo, demonstrou um potencial significativo em termos de iniciação molecular da formação óssea. Nesta investigação, o gene BMP-2 foi eficientemente introduzido em células osteogénicas. No espaço de apenas uma semana, a proteína BMP-2 era discernível no defeito ósseo peri-implantar. Este efeito estimulante persistiu ao fim de 4 semanas, com células produtoras de BMP ainda presentes no defeito e na área peri-implantar. Consequentemente, a aplicação direta do gene BMP-2 com um vetor lipossomal promoveu uma melhor regeneração óssea e instigou uma fase inicial de osseointegração na interface osso-implante. Esta técnica é bastante prometedora para futuras aplicações clínicas.[207]

Relativamente ao processo de cicatrização, a incorporação de um transportador bioabsorvível sintético para rhBMP-2 em defeitos ósseos em redor de implantes dentários num modelo canino demonstrou sucesso clínico e radiográfico. As primeiras observações às 4 semanas indicaram que os locais tratados com rhBMP-2 apresentavam uma percentagem de contacto notavelmente mais elevada, maior área de osso novo e uma maior percentagem de preenchimento do defeito em comparação com os locais de controlo. No entanto, esta diferença diminuiu após 12 semanas. Por conseguinte, o transportador de rhBMP-2 estimulou substancialmente a formação óssea à volta dos implantes dentários durante as fases iniciais da cicatrização, sugerindo uma relevância clínica significativa.

Para além dos transportadores, as caraterísticas das superfícies dos implantes podem também desempenhar um papel crucial. Foi observado um processo de ossificação acelerado quando os implantes porosos foram combinados com BMP-4 e TGF-ei, em comparação com implantes maquinados que utilizaram os mesmos factores de crescimento. Tendo em conta o envelhecimento da população e a crescente necessidade de colocação de implantes em indivíduos com osteoporose, outro modelo animal avaliou a osteointegração nestas condições. A cicatrização em ossos afectados pela osteoporose é notoriamente comprometida devido a processos de cicatrização deficientes. No entanto, a colocação de implantes com rhBMP-2 em ovelhas idosas e osteoporóticas revelou-se mais bem sucedida do que num grupo de controlo sem suplementação de rhBMP-2. Para além disso, os implantes revestidos com rhBMP-2 apresentaram uma estabilidade média 50% superior em testes mecânicos. Por conseguinte, a aplicação de um revestimento de rhBMP-2 a implantes sólidos pode melhorar a cicatrização e a regeneração óssea, mesmo em indivíduos idosos e sistemicamente comprometidos.

Além disso, a rhBMP-2 melhora tanto a quantidade como a qualidade da osseointegração do implante, conforme demonstrado através de testes biomecânicos e análise histomorfométrica, incluindo a avaliação por microscopia eletrónica de varrimento na interface implante-osso. Consistente com afirmações anteriores, a utilização de rhBMP-2 com implantes parece ser tão eficaz como o enxerto ósseo autólogo.[208]

6.9 AUMENTO ÓSSEO DO PAVIMENTO DO SEIO MAXILAR COM RHBMP-2

Os pacientes com uma maxila posterior edêntula apresentam frequentemente uma perda de osso alveolar, tanto no alvéolo clínico como no pavimento do seio maxilar. O seio aumenta após a extração dos dentes posteriores. O resultado é uma quantidade inadequada de osso alveolar para permitir uma prótese suportada por implantes. Foram concebidos vários procedimentos cirúrgicos para ultrapassar este problema. O aumento ósseo do fundo do seio maxilar (elevação do seio maxilar) tornou-se popular e previsível porque aumenta a altura do osso alveolar no terço inferior do seio maxilar.[209]

Este procedimento permite a restauração dentária de dentes em falta através da utilização de implantes dentários endósseos colocados no osso aumentado. Atualmente, estão a ser utilizados vários materiais de enxerto ósseo nos procedimentos de aumento do pavimento do seio maxilar, nomeadamente osso autógeno (da crista ilíaca, tíbia, mandíbula ou maxila), osso alógeno (irradiado e não irradiado) e substitutos de enxerto ósseo (xenoenxertos). Todos estes materiais têm as suas desvantagens, que incluem a morbilidade associada à colheita de um local secundário, a limitação da quantidade de osso, as propriedades não indutivas, a previsibilidade marginal e o custo elevado. É geralmente aceite que os enxertos ósseos autólogos são o padrão de ouro e a referência em relação à qual os outros materiais são avaliados. As proteínas morfogenéticas ósseas (BMPs) são uma família de proteínas osteoindutoras que estimulam a formação óssea endocondral e intramembranosa a partir de células mesenquimatosas do paciente (in situ).[210]

As observações iniciais de Urist sobre a formação óssea ectópica em coelhos marcaram a primeira descrição da atividade morfogenética óssea. Desde então, várias proteínas morfogenéticas ósseas (BMPs) foram isoladas, purificadas e clonadas. O advento da tecnologia recombinante proporcionou um meio potente para avaliar o potencial osteoindutor destas proteínas. Estudos efectuados em cães e primatas não humanos com grandes defeitos mandibulares confirmaram que a BMP-2 humana recombinante (rhBMP-2) pode induzir um crescimento ósseo novo rápido e suficientemente significativo para restaurar defeitos mandibulares sem a necessidade de enxertos ósseos adicionais. Este material recombinante, normalmente transportado numa esponja de colagénio absorvível (ACS), também demonstrou sucesso na regeneração do osso no pavimento do seio maxilar em modelos de cabra. Com base nestes sucessos pré-clínicos, foi iniciado um estudo piloto clínico para avaliar a viabilidade da utilização da rhBMP-2 para estimular o crescimento ósseo em pacientes que necessitam de reconstrução do pavimento do seio maxilar em duas fases. Os estudos subsequentes tiveram como objetivo determinar a concentração ideal de rhBMP-2 que seria simultaneamente segura e eficaz. Estes resultados foram depois utilizados para conceber um ensaio principal que comparou a rhBMP-2/ACS com enxertos autógenos para enxertos do pavimento do seio maxilar.

Após a conclusão destes ensaios e a demonstração de segurança e eficácia, a rhBMP-2/ACS foi aprovada pela Food and Drug Administration (FDA) dos EUA para aplicações dentárias. Atualmente, está disponível comercialmente como enxerto ósseo InFuse (Medtronic Sofamor Danek).[211]

Um estudo aberto de 16 semanas avaliou a segurança e a viabilidade técnica do implante de rhBMP-2/ACS humana para o aumento do seio maxilar em duas fases. A primeira utilização da rhBMP-2/ACS na clínica humana de aumento do pavimento do seio maxilar incluiu 12 pacientes com altura óssea inadequada na maxila posterior para suportar uma prótese parcial fixa suportada por implantes dentários. Neste estudo, a dose total de rhBMP-2 que foi administrada ao pavimento do seio maxilar foi absorvida por uma esponja de colagénio disponível no mercado. Foram estabelecidos critérios de inclusão e exclusão. Estes incluíam precauções de segurança, tais como a exclusão de mulheres grávidas e a amamentar, bem como de pacientes com doença sinusal aguda ou crónica, doença periodontal não tratada e condições médicas, tais como diabetes insulino-dependente não controlada, malignidade e doença óssea metabólica. O dispositivo rhBMP-2/ACS era constituído por dois componentes: rhBMP-2 e um ACS (agente hemostático de colagénio absorvível Helistat, Integra). A porção de rhBMP-2 é o fator osteoindutor que estimula a formação óssea do hospedeiro. O componente transportador, o ACS, consiste em colagénio bovino tipo I (de tendões bovinos) e fornece a matriz para a administração da rhBMP-2. Uma esponja de colagénio seca de 7,5 X 10,0 cm foi saturada com 8 ml de solução de rhBMP-2 (concentração de 0,43 mg/mL). Após a saturação, cada esponja completa continha 3,4 mg de rhBMP-2. A esponja foi então colocada no seio maxilar preparado, e o retalho mucoperiosteal foi reaproximado e fechado. Os medicamentos pré-operatórios e pós-operatórios padrão foram prescritos rotineiramente para prevenir infecções, controlar a dor e minimizar o inchaço.[212]

Avaliação

Os locais de tratamento com rhBMP-2/ACS foram monitorizados quanto a eritema, exsudado, edema, fístulas oroantrais e deiscência da ferida. As queixas dos doentes relativamente ao seio tratado cirurgicamente foram registadas. Foram colhidas amostras de sangue e de urina no início do estudo (antes da cirurgia) e 2 dias e 4 semanas após a cirurgia para avaliar a química do soro, registar a contagem completa de células sanguíneas e efetuar análises à urina para monitorizar os efeitos da rhBMP-2/ACS na função dos órgãos. Também foram recolhidas amostras de sangue e urina 5 dias e 4, 8 e 6 semanas de pós-operatório para avaliar as respostas imunitárias à rhBMP-2/ACS. As amostras de soro foram analisadas através de um ensaio de imunoabsorção enzimática para a deteção de anticorpos de imunoglobulina G, imunoglobulina M e imunoglobulina A contra a rhBMP-2, colagénio bovino tipo I e colagénio humano tipo I. Foram tiradas radiografias periapicais no início e 4 semanas após a cirurgia e foram feitas tomografias computorizadas (TC) no início e 16 semanas após a cirurgia. O dispositivo rhBMP-2/ACS foi avaliado durante a implantação cirúrgica quanto à sua coesão, forma, manuseamento, volume, colocação, facilidade de utilização e tempo de preparação. Estas sete caraterísticas foram classificadas numa escala de I a 4, sendo 4 a mais favorável. Para a medição da indução óssea, foram medidas as três dimensões do rebordo alveolar (largura, comprimento e altura). As radiografias e tomografias computadorizadas foram realizadas por um centro de radiologia odontológica independente e as análises foram realizadas por três radiologistas diferentes (avaliadores), utilizando as mesmas imagens. Para os exames de TC, as medições da altura, da embebição da ACS com rhBMP-2 reconstituída. esponja saturada com rhBMP-2 no terço inferior do seio. largura e da densidade foram obtidas a partir de duas imagens reformatadas multiplanares de 2 mm de secção transversal adjacentes para cada local proposto para o implante dentário endósseo. A altura do osso foi medida ao longo de uma linha vertical traçada paralelamente ao longo eixo da secção transversal do rebordo maxilar, começando na crista alveolar e terminando no pavimento antral. No pós-operatório, as medições foram efectuadas ao longo da mesma linha vertical até à porção mais superior do osso aumentado.

A qualidade do novo osso detectado na TAC foi avaliada através da medição da densidade óssea em unidades Hounsfield. Os valores medidos em unidades Hounsfield foram convertidos em miligramas por mililitro utilizando a densidade conhecida do padrão por regressão linear. A densidade na área adjacente de osso nativo foi medida numa caixa de área de interesse que era tão grande quanto possível, mas que não incluía osso cortical. Foram obtidos espécimes de biópsia óssea de espessura total de todos os doentes na altura da colocação do implante dentário endósseo. Foram utilizados procedimentos histológicos de fixação padrão e preparação com uma coloração de hematoxilina-eosina. Tanto o osso nativo como o osso recém-induzido foram avaliados quanto à presença de osso cortical e trabecular, à quantidade e espessura das trabéculas ósseas, à localização e quantidade de osso trançado, à quantidade proporcional de osso trançado que se remodelou em osso lamelar e ao número de células ósseas activas (osteoblastos e osteoclastos).[213]

A fibrose, a vascularização, a infiltração de células mononucleares e/ou a infiltração de células inflamatórias mistas foram classificadas na medula óssea. A extensão de todas as alterações foi classificada numa escala de 0 (ausente) a 3 (grande) por um patologista independente. A toxicidade local e sistémica do dispositivo rhBMP-2/ACS foi avaliada através da revisão dos resultados de exames orais, imagens radiográficas, efeitos adversos (gravidade e frequência) e resultados de testes laboratoriais. A viabilidade técnica foi avaliada através do cálculo das pontuações mínima, máxima, média e mediana para cada uma das sete caraterísticas de manuseamento mencionadas anteriormente.[214]

Conclusões

Doze pacientes, consistindo de 4 homens e 8 mulheres, foram inicialmente incluídos no estudo. No entanto, um paciente desistiu após a cirurgia, deixando 11 pacientes para avaliação da resposta ao tratamento com rhBMP-2/ACS. Os pacientes receberam uma dose/concentração média de rhBMP-2 de 2,89 mg (variando de 1,77 a 3,40 mg). Ao longo do estudo, não se registaram alterações clinicamente significativas nos sinais vitais de nenhum dos doentes.

Foi registado um total de 28 efeitos adversos, nenhum dos quais foi considerado grave. Apenas cinco efeitos adversos foram considerados relacionados com o tratamento com rhBMP-2/ACS. Os eventos adversos mais comuns foram dor na boca (8 eventos) e edema facial (6 eventos). Nenhum dos doentes desenvolveu títulos de anticorpos contra a rhBMP-2 ou o colagénio humano tipo I. No entanto, um doente apresentou um título de anticorpos para o colagénio bovino tipo I sem sintomas clínicos. As pontuações de viabilidade técnica sugeriram que o dispositivo rhBMP-2/ACS era fácil de utilizar, com pontuações que variavam entre 3,7 e 4,0 numa escala de 1,0 a 4,0. As radiografias periapicais não foram úteis para avaliar a indução óssea devido à sua incapacidade de captar todo o campo. No entanto, os exames de TC estavam disponíveis para 11 dos 12 pacientes e foram avaliados por três avaliadores independentes. Confirmaram que o dispositivo rhBMP-2/ACS induziu a formação de osso novo em todos os 11 pacientes, resultando numa resposta média da altura do osso de 8,51 ± 4,13 mm (variando de 2,28 a

15,73 mm).

Entre os pacientes tratados com rhBMP-2/ACS, 5 de 11 (45%) cumpriram os critérios de altura óssea óptima para a colocação de implantes dentários e outros 3 pacientes (27%) cumpriram o requisito de osso mínimo. No geral, 8 de 11 pacientes (75%) tinham osso adequado para a colocação de implantes dentários. As amostras de biopsia obtidas de 7 dos 8 doentes com osso adequado para a colocação de implantes dentários, 4 meses após a colocação do enxerto, não revelaram qualquer matriz de colagénio residual. O exame histológico das amostras de biópsia demonstrou formação óssea de novo no seio maxilar aquando da colocação do implante. A quantidade de osso tecido foi caracterizada como moderada a grande, acompanhada por um número moderado a grande de osteoblastos e capilares na medula óssea do osso recém-induzido. A quantidade de osso trabecular ósseo variou de moderada a grande, com quantidades altamente variáveis de osso trançado. Apesar de os cirurgiões considerarem inicialmente que vários locais não tinham osso após a biópsia com trefina, o exame histológico revelou uma resposta moderada, indicando discrepâncias entre a avaliação tátil e os achados histológicos.[215]

6.10 OSTEOGÉNESE DE DISTRACÇÃO ALVEOLAR E ENGENHARIA DE TECIDOS

O osso formado através da osteogénese de distração reflecte o processo de crescimento ósseo em desenvolvimento. A capacidade mecano-adaptativa do osso permite a geração de novo osso quando o osso existente é sujeito a uma tensão adequada. No entanto, a presença de elementos celulares viáveis é crucial para a propagação de sinais morfogenéticos no calo formado durante a distração. As células osteocompetentes devem proliferar, diferenciar-se e funcionar eficazmente para uma formação óssea bem sucedida. Nos casos em que um número insuficiente de células osteogénicas está presente, a ferida de distração pode ficar comprometida, levando a uma formação óssea deficiente. Aumentar o local de distração com células formadoras de osso pode aumentar o potencial de cicatrização da ferida óssea em tais cenários.

Para além da competência celular, o aumento alveolar bem sucedido necessita de uma abordagem estrutural; caso contrário, o aumento pode falhar. A osteogénese de distração serve como uma estratégia estrutural para a criação de novo osso, fornecendo um substrato dimensional onde os osteoblastos podem operar para facilitar a formação de tecido duro. No entanto, a utilização da osteogénese de distração alveolar para a reconstrução alveolar enfrenta frequentemente desafios devido a uma massa óssea inadequada. Consequentemente, podem ser necessários dois procedimentos cirúrgicos para o aumento. Um dilema clínico comum encontrado pelos cirurgiões é a deficiência das dimensões vertical e horizontal do rebordo alveolar. Atualmente, a osteogénese de distração pode aumentar a massa óssea vertical ou horizontal individualmente, mas não ambas simultaneamente. Por conseguinte, é frequentemente necessária uma estratégia secundária de enxerto ósseo para obter a forma alveolar pretendida. Este capítulo irá aprofundar os actuais avanços e aplicações da terapia de osteogénese de distração.[216]

OSTEOGÉNESE DE DISTRACÇÃO ALVEOLAR VERTICAL

A indicação geral para a osteogénese de distração alveolar vertical é um defeito vertical superior a 5 mm. Outras estratégias de aumento ósseo, como o enxerto ósseo em bloco onlay (mandibular) e a regeneração óssea guiada, têm um limite variável no que respeita à distância a que ocorrerá a incorporação do enxerto funcional do osso basal. O aumento com enxerto ósseo interposicional (sanduíche) tem um melhor suprimento de sangue para incorporação, mas o ganho vertical é limitado pelo investimento de tecidos moles. Cada uma destas estratégias de aumento convencionais fica comprometida com as tentativas de obter um ganho vertical de 10 mm. Embora tenham sido alcançados ganhos de 10 mm com enxertos onlay de bloco ilíaco, existe uma variação considerável na perda óssea de remodelação pós-cirúrgica, mesmo quando é utilizada uma membrana de barreira. Não é raro encontrar 3 mm ou mais de perda óssea vertical como resultado da remodelação no primeiro ano.

Outro fator de complicação na osteogénese de distração vertical é o nível de suporte ósseo dos dentes adjacentes. Se o osso distraído se estender significativamente para além do suporte dos dentes adjacentes, pode não persistir. Por isso, ocasionalmente, a distração pode envolver os dentes adjacentes para deslocar adequadamente o defeito, movendo assim o nível ósseo global para a crista. Ao contrário dos enxertos ósseos convencionais, as distracções verticais de 10 mm ou mais mantêm normalmente a estabilidade arquitetónica. O fragmento ósseo que está a ser distraído deve ser de tamanho suficiente para manter o fornecimento de sangue e evitar o sequestro ou a reabsorção tardia. Os fragmentos demasiado pequenos, como um segmento de um dente, ou demasiado estreitos, correm o risco de serem comprometidos durante a fixação ou protocolos de distração agressivos. O procedimento técnico para a aplicação do dispositivo, bem como a latência, a taxa e a frequência da manipulação do osso alveolar, foi largamente extrapolado a partir de estudos de distração exoesquelética ou total do maxilar. Embora seja frequentemente defendida uma taxa de 1,0 mm por dia, esta pode ser excessiva para pequenos fragmentos de osso. Estudos, como o de Ueda et al, mostraram que uma taxa mais lenta de 0,5 a 0,8 mm por dia resulta numa melhor mineralização do tecido na zona de distração. A este ritmo mais lento, o osso condroblástico desenvolve-se, levando a quase o dobro do componente mineralizado na zona de distração, sugerindo a prudência de um ritmo mais lento durante a distração.

Além disso, parece não haver qualquer prejuízo na periodicidade da distração, como saltar um dia durante a fase de distração, por exemplo, a cada quatro ou cinco dias. Os doentes que sentem dor com a ativação da distração podem beneficiar da periodicidade e da divisão da ativação em intervalos de duas a quatro vezes por dia. A complexidade do tratamento de defeitos verticais significativos não pode ser exagerada, uma vez que é frequentemente necessário tratar a deficiência óssea horizontal antes ou depois da distração.[217]

Caso 1

Um doente de 45 anos recebeu um implante para substituir o incisivo lateral direito do maxilar. O implante ficou infetado e foi removido. Um ano após a remoção, a infeção tinha levado à perda de vários milímetros de suporte ósseo vertical da superfície radicular dos dentes adjacentes (Fig. 6.10-1 a). O enxerto ósseo com procedimentos de regeneração óssea guiada foi utilizado sem sucesso para tratar o defeito. Foi utilizado um distrator bifásico Mommaerts-Laster (Figs. 6.10-1 b e 6.10-1 c) para realizar uma osteotomia que incluiu os dentes adjacentes comprometidos para mobilizar o local do defeito (Fig. 6.10-1 d). O local do defeito foi movido para baixo 10 mm e avançado 3 mm (Figs. 6.10-1 e e 6.10-1 f). Quatro meses depois, o dispositivo foi removido e o dente canino direito foi extraído. Foi colocado um implante no local da extração. Foi efectuado um alongamento da coroa no incisivo central. O defeito no local do incisivo lateral foi eliminado para estabelecer uma forma alveolar quase ideal. O tratamento prosseguiu com uma restauração de coroa completa no incisivo central e uma restauração de implante em cantilever incluindo o canino e o incisivo lateral (Figs. 6.10-1 g a 6.10-1 i).[218]

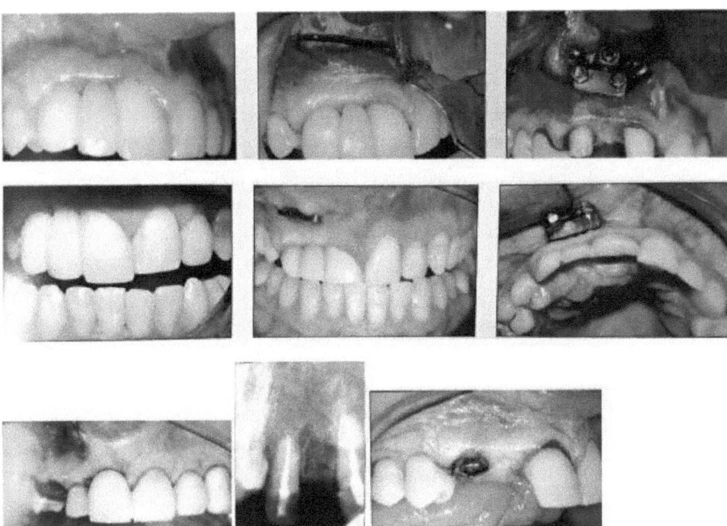

Fig 6.10-la Uma prótese parcial provisória de três unidades é inestética devido à perda óssea nos dentes adjacentes e no local do pôntico após a remoção de um implante falhado. Fig. 6.10-lb Uma osteotomia segmentar alveolar inclui o canino superior direito e o incisivo central, de modo a deslocar o defeito do incisivo lateral para a crista. Fig 6.10-lc É colocado um distractor alveolar bifásico Mommaerts-Laster (Surgi-Tec) para mover o segmento para baixo e para a frente. Fig 6.10-ld Observa-se uma distração precoce no bordo incisal da prótese provisória antes do equilíbrio. Fig 6.10-1e o local do defeito moveu-se 10 mm para baixo e avançou 3 mm. Fig 6.10-lf A projeção para a frente da eminência do canino é conseguida através do aperto diferencial dos parafusos de ativação horizontal. Fig 6.10-lg Após um procedimento de alongamento de coroa, é feita uma coroa provisória com um pôntico de incisivo lateral cantilever para o incisivo central direito. O canino foi removido. Fig. 6.10-lh O local do defeito do pôntico (incisivo lateral) está agora em forma ortoalveolar, mas a raiz do canino é curta e apresenta uma deiscência óssea facial.

OSTEOGÉNESE DE DISTRACÇÃO DE DIVISÃO ALVEOLAR HORIZONTAL

A indicação para o alargamento alveolar por osteogénese de distração é um alvéolo demasiado estreito para a colocação de implantes, normalmente interpretado como tendo menos de 4 mm de largura crestal, ou situado demasiado longe, lingual ou palatalmente. Os procedimentos regenerativos para lesões de deiscência e fenestração em redor de dentes ou implantes têm sido bem estudados, existindo numerosos relatos que utilizam enxertos em bloco ou enxertos particulados com membranas de barreira. Também é utilizada uma abordagem de enxerto ósseo alveolar dividido; esta técnica requer a interposição de um enxerto estrutural ou a colocação simultânea de um implante para manter a largura.

Uma abordagem de colocação diferida é normalmente utilizada para estas técnicas, necessitando de um período de 4 meses para a incorporação do enxerto ósseo antes da colocação do implante. O sucesso da osseointegração nestes casos depende fortemente da eficácia do enxerto ósseo. Uma vantagem significativa da técnica de enxerto alveolar dividido é a capacidade de obter uma tábua óssea lamelar madura tanto no lado facial como no lado lingual. Isto é particularmente benéfico no lado facial, onde a estabilidade óssea marginal influencia a forma da coroa cervical da restauração dentária final. A distração alveolar para aumento da largura estabelece placas faciais maduras em ambos os lados do alvéolo, reduzindo a probabilidade de deiscência após a colocação do implante. O alargamento da crista alveolar através da osteogénese de distração não só evita a necessidade de um enxerto ósseo, como também facilita a colocação precoce de implantes. Normalmente, os implantes são colocados cerca de 6 semanas após a osteotomia, o que corresponde a cerca de 3 a 4 semanas após a distração, numa matriz tecida propícia à osseointegração. Consequentemente, o tempo total de tratamento é significativamente reduzido em comparação com os procedimentos de enxerto ósseo.

O método utilizado para expor o osso alveolar dividido é fundamental, uma vez que a reflexão periosteal excessiva pode levar ao comprometimento vascular e à subsequente perda da placa devido à reabsorção óssea tardia. Assim, a reflexão mínima do retalho e a manipulação cuidadosa são fundamentais. São encontrados dois tipos comuns de cristas estreitas: cristas triangulares e paralelas. As placas ósseas triangulares podem ser divididas com relativa facilidade, com a placa vestibular sendo fraturada para fora para facilitar o alargamento induzido pela distração. Por outro lado, as cristas paralelas requerem um movimento corporal da placa vestibular durante a distração. Pode ser necessário um corte de paragem no ponto de fratura desejado para permitir a mobilização completa da placa vestibular. No entanto, fazer o corte de paragem sem comprometer o fornecimento de sangue à placa facial pode ser um desafio, levando à adoção de uma abordagem cirúrgica em duas fases para resolver esta questão.[219]

Na primeira cirurgia, é efectuada uma osteotomia stop-cut através de um retalho aberto e, em seguida, a ferida é suturada. Três semanas mais tarde, após uma reflexão mínima da crista, são efectuados os cortes da crista e os dois cortes verticais do osso, e a placa é extraída. O dispositivo de distração é então colocado. Uma segunda opção para gerir a crista paralela é fazer o corte de paragem através de um retalho em túnel, mantendo a porção crestal do retalho ligada sem refletir completamente o retalho para longe da placa facial. Com esta abordagem, o dispositivo de distração pode ser colocado no mesmo dia. Uma semana após a colocação do distractor. O dispositivo é ativado pelo doente a uma velocidade muito lenta de 0,3 a 0,4 mm por dia. Isto é feito durante 4 dias, seguido de um dia de descanso, e depois a sequência é iniciada novamente. A expansão desejada é alcançada em cerca de 10 dias, em média. Quatro semanas depois, o dispositivo é retirado. Os implantes podem ser colocados transgengivalmente no dia da remoção do dispositivo ou mais tarde, a restauração dentária prossegue 3 meses depois.

Caso 2

Uma mulher de 39 anos foi encaminhada para aumento ósseo (Fig. 6.10-2a). O exame revelou uma crista estreita com altura vertical suficiente (Fig. 6.10-2b). A expansão da crista por osteogénese de distração utilizando um expansor da crista alveolar foi o tratamento de escolha. Após a administração de anestesia local ao paciente, foram efectuadas três incisões transmucoperiosteais. Uma incisão na crista e duas incisões verticais definiram a área a ser distraída. A parte superior da crista foi minimamente exposta em direção ao lado lingual (Fig. 6.10-2c), e foi feita uma micro-crista com uma pequena broca redonda. Foi utilizada uma serra recíproca de bisturi para fazer um corte ósseo sagital, seguido de cortes ósseos transgengivais anteriores e posteriores (Fig. 6.10-2d). Foi então utilizado um osteótomo para dividir e fraturar o segmento facial (Fig. 6.10-2e). Um fio de titânio de fixação foi enfiado através de um orifício num dos braços do distrator (Fig. 6.10-2f), e o dispositivo foi inserido no osso (Figs. 6.10-2g e 6.10-2h). Após a sutura do tecido mole, o expansor da crista foi ativado uma volta completa (0,4 mm) para estabilizar o dispositivo. A distração foi iniciada após 1 semana a um ritmo de um quarto de volta três vezes por dia (0,3 mm) durante 4 dias, seguido de um dia de descanso. O dia de repouso destinava-se a reduzir a tensão no calo de distração e a dar tempo para a síntese proteica. A ativação foi realizada pelo doente. A largura desejada da crista foi atingida ao 20º dia, altura em que a ativação foi interrompida. O expansor da crista foi removido sob anestesia local e o calo foi deixado a consolidar durante mais uma semana. Os implantes foram então inseridos transmucosalmente e deixados com tampas de cicatrização (Fig. 6.10-2i). A reabilitação protética final foi concluída 3 meses mais tarde (Fig. 6.10-2j).[220]

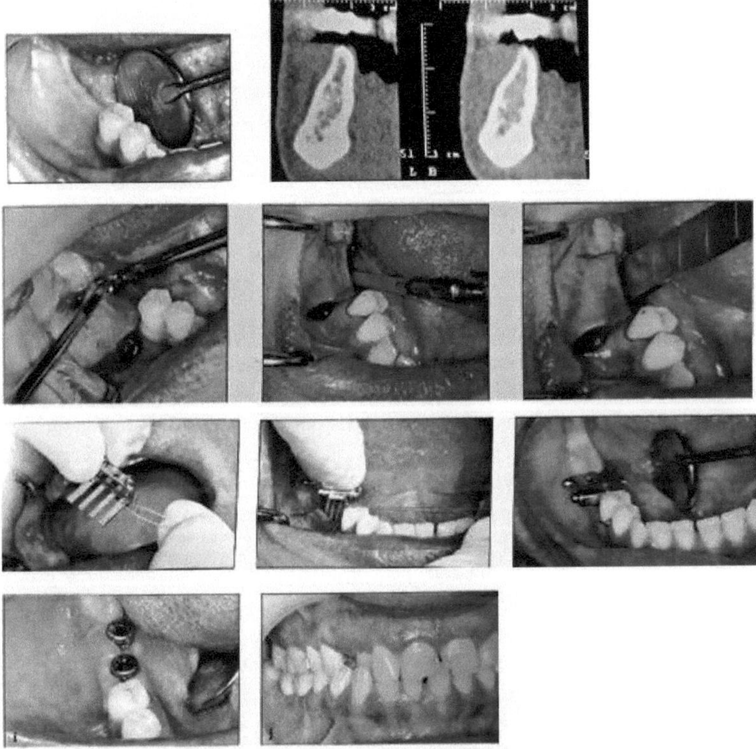

Fig 6.10-2a Uma mulher de 39 anos apresenta-se com molares inferiores em falta e atrofia alveolar moderada. Fig 6.10-2b Uma TAC revela um processo alveolar com 3 mm de largura (crista) que tem altura vertical suficiente. Fig 6.10-2c As incisões são feitas sobre a crista e no limite da área a ser distraída. Fig 6.10-2d Os cortes de serra são efectuados sem reflexão periosteal. Fig 6.10-2e A fratura do segmento é obtida com um osteótomo. Fig 6.10-2f Distractor horizontal de Laster. Fig 6.10-2g O distractor é inserido com a pressão dos dedos. Fig 6.10-2h O dispositivo de distração é batido no local e fixado a um dente adjacente com uma ligadura de arame. Fig 6.10-2i Após a distração horizontal estar concluída (27 dias após a colocação do distractor), são colocados dois implantes. Fig 6.10-2j A restauração final foi concluída 3 meses após a colocação do implante.

A distração alveolar segmentar pode tratar eficazmente os maxilares retrognáticos, avançando o processo alveolar anterior. Este procedimento envolve a segmentação do osso alveolar anterior em frente aos seios nasais e, em seguida, a sua distração para uma posição avançada, principalmente na direção horizontal. Esta abordagem serve como uma alternativa ao avanço completo da mandíbula Le Fort I. Nos casos em que o maxilar necessita de um movimento descendente e de um avanço significativo, a abordagem Le Fort I é normalmente preferida. No entanto, se o maxilar estiver posicionado verticalmente de forma favorável, mas retrognático, pode ser utilizada a distração segmentar do segmento anterior para o avançar 10 mm ou mais. Isto não só melhora o suporte labial, mas também melhora a forma geral do rebordo alveolar. Outra aplicação da distração segmentar no maxilar é em doentes com fenda alveolar. Nos casos em que a fenda é larga e os parâmetros de oclusão dentária são favoráveis, o segmento alveolar posterior pode ser cirurgicamente avançado horizontalmente para reduzir ou mesmo fechar o local da fenda. Esta abordagem pode ser vantajosa em relação a uma abordagem estritamente ortognática, uma vez que a distração gradual ajuda a ultrapassar a tensão dos tecidos moles palatinos de forma mais eficaz.[221]

OSTEOGÉNESE DE DISTRACÇÃO PALATINA

A modificação das relações das arcadas por meio da expansão da maxila na sutura palatina é bem conhecida na Ortodontia. A utilização da chamada expansão palatina rápida na maxila é mais estável quando realizada pelo método lento da osteogénese de distração, a uma taxa máxima de 1 mm ou menos por dia de distração. O processo pode ser utilizado igualmente bem no paciente adulto ou em crescimento. Um aspeto que não tem sido adequadamente investigado é a utilização da distração para alargar a arcada maxilar edêntula. O padrão de reabsorção comumente observado na maxila edêntula pode deixar a forma da arcada axial em relativa mordida cruzada com a mandíbula, ou pode ter havido uma relação de mordida cruzada preexistente no estado dentado. Se a massa óssea alveolar for suficiente, pode ser indicada a expansão da arcada maxilar através da distração palatina. Um segmento parcialmente edêntulo pode ser tratado da mesma forma. Uma vantagem de um distractor colocado palatalmente é que os segmentos se movem corporalmente em vez de se inclinarem para vestibular, o que favorece uma projeção estável da placa vestibular.

Caso 3

Uma rapariga de 17 anos foi encaminhada pelo seu ortodontista após um tratamento sem sucesso com um aparelho expansor dentário. O aparelho dentário tinha provocado uma forte inclinação dos dentes. Um novo plano de tratamento envolveu a distração osteogénica unilateral com um dispositivo de distração transpalatal de base óssea (Surgi-Tec) (Fig. 6.10-3a). Os cortes ósseos e o posicionamento do dispositivo com o vetor desejado foram planeados antecipadamente através de uma "cirurgia" em gesso (Fig. 6.10-3b). O corte ósseo horizontal unilateral foi efectuado na maxila anterior. A ativação começou uma semana após a colocação do dispositivo; o progresso foi monitorizado com acompanhamento semanal e radiografias oclusais de rotina. Após distração suficiente do segmento ósseo do lado esquerdo (Fig. 6.10-3c), o dispositivo foi bloqueado durante 2 meses para permitir a consolidação do calo. A oclusão final foi obtida através de tratamento ortodôntico (Fig. 6.10-3d). O corte ósseo horizontal elevado proporcionou uma boa capacidade de cicatrização óssea e conseguiu uma solução estável para a assimetria facial. Este tipo de dispositivo deve ser utilizado em ambientes parcial ou totalmente desdentados.[222]

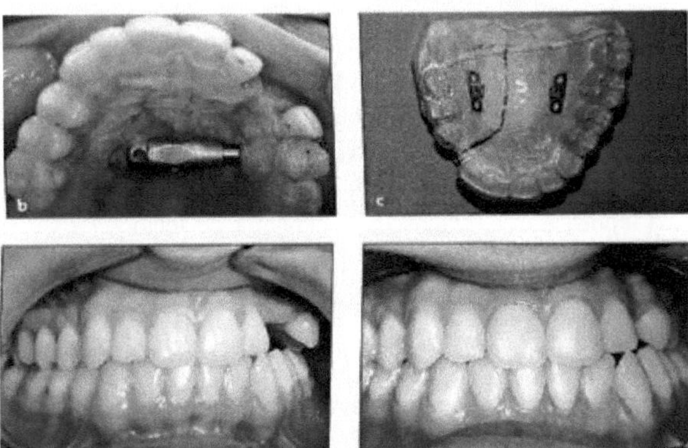

Fig 6.10-3a É colocado um expansor transpalatino de base óssea. Fig 6.10-3b A cirurgia no gesso é utilizada para estabelecer o vetor de movimento alveolar. Fig 6.10-3c O local apresenta expansão suficiente. Fig 6.10-3d A oclusão final é estabelecida ortodonticamente.

OSTEOGÉNESE DE DISTRACÇÃO LE FORT I

A indicação para a osteogénese de distração Le Fort I na cirurgia reconstrutiva é normalmente motivada pela necessidade de melhorar a relação maxilomandibular e obter uma exibição gengival mais natural. Quando se considera a osteogénese de distração para uma arcada edêntula, o objetivo é melhorar a aparência estética do processo alveolar anterior, particularmente para a restauração com uma prótese suportada por implantes. Durante a distração Le Fort I, a maxila é avançada até um ponto em que não é necessário um rebordo protético para suportar o lábio e as arcadas dentárias atingem um alinhamento axial de Classe I. Atualmente, é pouco provável que as abordagens de engenharia de tecidos que utilizam morfogénios ou osteoblastos cultivados com uma estrutura, sem alterar a posição do maxilar, produzam resultados comparáveis à deslocação por distração para recriar um maxilar ablacionado ou altamente atrófico e retrognático.

Com a osteogénese de distração, mesmo em casos de atrofia maxilar significativa que exijam um aumento substancial da massa óssea, a melhoria da relação do osso basal com a arcada oposta reduz significativamente a necessidade de enxerto ósseo suplementar e aumenta a estabilidade do enxerto, independentemente da técnica de enxerto utilizada. Atualmente, o processo de distração de uma maxila totalmente edêntula envolve frequentemente a combinação com enxertos ósseos do seio. Nesta abordagem, a maxila fraturada com membranas nasais e sinusais elevadas é enxertada no fundo do seio com osso particulado autógeno. Este local também pode ser aumentado com osteoblastos e materiais aloplásticos, se necessário.[223]

OSTEOGÉNESE DE DISTRACÇÃO DO CORPO MANDIBULAR

Uma relação maxilar de Classe II é mais frequentemente gerida por osteotomia sagital do ramo, mas pode ocasionalmente ser gerida por osteotomia do corpo e subsequente distração para acoplar a oclusão anterior. Em pacientes edêntulos, isto pode afetar a colocação de implantes. Foi efectuado um procedimento de distração do corpo bilateral para melhorar a relação dos incisivos. Os espaços criados pela distração podem ser tratados com próteses parciais fixas convencionais ou implantes dentários.

ENGENHARIA DE TECIDOS NA OSTEOGÉNESE DE DISTRACÇÃO

A utilização da osteogénese de distração alveolar para a reconstrução de defeitos ósseos sem enxerto ósseo é agora amplamente aceite, mas é necessário um tempo de consolidação relativamente longo. Para encurtar o período de consolidação, foi tentada a oxigenação hiperbárica, bem como a estimulação eléctrica, ultra-sónica e química, com efeitos positivos modestos. Em contrapartida, a terapia baseada em células demonstrou melhorar significativamente o potencial osteogénico no calo distraído e diminuir o tempo de cicatrização. A aplicação de células de engenharia de tecidos ("osso injetável") em locais de osteogénese de distração onde existe um hospedeiro comprometido ou em situações desfavoráveis, tais como osso enxertado ou irradiação prévia, pode melhorar significativamente o resultado terapêutico.

Preparação óssea injetável

O osso injetável é preparado com células estaminais estromais autógenas e plasma rico em plaquetas (PRP). As células estaminais estromais são isoladas do aspirado da medula ilíaca, expandidas em meios de cultura durante algumas semanas e depois diferenciadas em meios de indução da osteogénese durante mais uma semana. O PRP é isolado a partir de sangue autólogo utilizando centrifugação com gradiente de densidade e uma técnica de recolha selectiva. As células induzidas, o cloreto de cálcio PRR e a trombina humana são misturados durante 5 segundos numa mistura injetável, que se mantém como um gel durante cerca de 20 segundos.

Protocolo de injeção

No final da distração, uma agulha de calibre 18 é colocada por via percutânea no centro do espaço de distração sob orientação fluoroscópica do arco em C. A mistura é injectada durante um período de 5 segundos. A agulha é deixada no local durante mais um minuto para permitir que o gel injetado aumente a sua viscosidade e evitar que saia do local da punção.

Expansão vascularizada do osso fibular

Um retalho fibular vascularizado é frequentemente selecionado para a reconstrução mandibular. No entanto, para seguir o arco mandibular, a fíbula requer múltiplas osteotomias, que interrompem a vasculatura medular e, portanto, o suprimento vascular, porque todo o retalho depende do periósteo. O periósteo do perónio fornece os dois terços externos do córtex após a revascularização, enquanto o seu terço interno e a medula têm um fornecimento vascular reduzido. A preservação da ligação periosteal é, portanto, considerada um fator crítico na osteogénese de distração, mesmo após os segmentos fibulares enxertados terem cicatrizado e unido ao osso mandibular adjacente. Vários autores relataram a osteogénese de distração vertical bem sucedida da fíbula enxertada para reconstruir a mandíbula.[224]

Estes casos eram menos complexos, que incluíam um paciente com idade mais avançada, uma dose de irradiação mais elevada, um segmento de transporte maior, uma distância de distração mais longa e danos no periósteo labial resultantes da remoção simultânea de placas e parafusos osteossintéticos. Estas condições sugerem a etiologia da reabsorção parcial da porção superior do segmento de transporte neste paciente. Apesar da reflexão periosteal, o paciente demonstrou formação de novo osso no lado do acesso vestibular do regenerado, bem como osso de melhor qualidade formado lingualmente, sem prolongamento do período de consolidação. Estes achados histológicos e radiográficos favoráveis podem ser atribuídos ao biomaterial injetado no tecido distraído. A engenharia de tecidos combina três elementos fundamentais: células, moléculas sinalizadoras e scaffolds. Neste doente, no que diz respeito às células, foram aplicadas células osteogénicas autógenas e PRP; no que diz respeito às moléculas sinalizadoras, existiam os factores de crescimento e de transformação no PRP; e no que diz respeito aos suportes, existia o tecido fibroso isotrópico da zona de distração. Vários estudos em animais demonstraram que a injeção de células com potencial osteogénico nas lacunas de distração aumenta a formação de novo osso em termos de volume e resistência e encurta o período de consolidação.

Também foram observados resultados semelhantes num modelo de osteogénese de distração bilateral na mandíbula canina. O estudo utilizou um protocolo padrão com um período de latência de 7 dias, seguido de distração de 1 mm por dia durante 10 dias. Após a distração ter sido concluída, 1 ml de osso injetável é aplicado num local distraído na mandíbula de um canino, administrado no tecido distraído de um lado, e a mesma quantidade de soro fisiológico foi administrada no lado oposto. As radiografias oclusais seriadas das mandíbulas indicaram que a radiopacidade da zona de distração aumentou mais cedo no lado que recebeu osso injetável do que no lado que recebeu soro fisiológico. O momento das injecções celulares foi investigado mais aprofundadamente, mas o momento da injeção parece não ter qualquer efeito no resultado experimental. No doente, a injeção foi administrada no final do processo de distração porque é nessa altura que o intervalo de distração tem o menor número de células com potencial osteogénico. As células injetadas funcionam antes do recrutamento gradual através da vasculatura. Os factores de crescimento dos grânulos alfa das plaquetas ajudam a ativar as células, incluindo as células estaminais e os osteoblastos locais, através dos seus receptores de membrana.

A osteogénese de distração parece ter poucas limitações relativamente ao comprimento da distração, mas pode exigir um tempo de tratamento mais longo do que o enxerto ósseo. Estes métodos inovadores que combinam técnicas de distração e engenharia de tecidos podem permitir uma regeneração óssea mais eficaz para a colocação adequada de implantes e a reconstrução do maxilar.[225]

6.11 MODIFICAÇÃO DENTOALVEOLAR COM UM RETALHO OSTEOPERIOSTEAL E RHPDGF-BB

Os factores de crescimento angiogénico, como o fator de crescimento derivado de plaquetas BB (PDGF-BB), desempenham um papel crucial na melhoria da cicatrização de feridas em locais de enxertos ósseos, através da regulação positiva do fator de crescimento endotelial vascular, que promove a vascularização precoce da ferida. Entre os vários procedimentos de retalho, a técnica de retalho relativamente fechada, conhecida como retalho osteoperiosteal, parece criar um ambiente ideal para promover a angio-osteogénese. O retalho osteoperiosteal, uma adição relativamente recente aos procedimentos de aumento de enxerto ósseo, oferece várias vantagens. Minimiza a rutura do periósteo osteogénico, mantém uma melhor continuidade da forma gengival da crista e melhora a resistência à reabsorção e remodelação da área aumentada. Além disso, esta técnica permite um acesso mais fácil ao espaço vascular da medula, facilitando a vascularização eficiente do local do enxerto. Quando combinado com PDGF-BB humano recombinante (rhPDGF-BB), o retalho osteoperiosteal apresenta uma estratégia de aumento que pode melhorar ainda mais a cicatrização de feridas e o desempenho geral do enxerto ósseo. Esta combinação é promissora para otimizar os resultados dos procedimentos de enxerto ósseo. O retalho osteoperiósteo, também designado por retalho ósseo, é frequentemente utilizado na cirurgia ortognática segmentar e na osteogénese de distração alveolar, em que um fragmento ósseo é movido dentro do espaço sem descolar o periósteo de revestimento.[226]

O melhor exemplo deste conceito na cirurgia alveolar reconstrutiva, no que diz respeito à osteointegração de implantes, é o enxerto ósseo de osteotomia interposicional, ou enxerto em sanduíche. Outras utilizações do retalho ósseo no aumento dentoalveolar são o enxerto de divisão alveolar, a osteotomia de reposicionamento alveolar em edêntulos e várias abordagens de distração alveolar que acrescentam largura ou altura a um segmento alveolar. Este capítulo descreve a utilização do retalho osteoperiosteal para abordar estas técnicas de aumento ósseo. Embora a incidência de insucesso do enxerto ou de infeção com qualquer uma destas técnicas seja baixa, os locais comprometidos, como os que são submetidos a retratamento, os que apresentam ablação grave devido a traumatismo, os que são sujeitos a remoção de lesões e os que se encontram em pacientes com fraco potencial de cicatrização, podem beneficiar da utilização do rhPDGF-BB.[227]

ENXERTO ÓSSEO INTERPOSICIONAL

A técnica de enxerto ósseo interposicional é particularmente adequada para aumentar o volume ósseo em áreas com preocupações estéticas ou na mandíbula posterior. O procedimento inicia-se com uma incisão horizontal feita na profundidade do vestíbulo, seguida de uma reflexão cuidadosa do retalho longe da crista alveolar, minimizando a reflexão da crista para preservar a vitalidade do segmento ósseo e do periósteo osteogénico. Durante o procedimento, as estruturas vitais, como nervos, raízes dentárias e o espaço respiratório, são identificadas e evitadas.

Na mandíbula posterior, o desenho da osteotomia segue tipicamente uma "linha de sorriso", afunilando anterior e posteriormente. O segmento da osteotomia deve ter, idealmente, pelo menos 4 mm de altura no meio, embora o procedimento possa ser efectuado com menos altura óssea. Uma osteotomia transversal é então efectuada da placa vestibular à placa lingual, e o segmento é suavemente libertado com um osteótomo, permitindo a elevação do segmento, por vezes superior a 10 mm. Em contraste, os segmentos na maxila anterior, especialmente se forem pequenos, só podem ser movidos cerca de 4 ou 5 mm.

Após a osteotomia, é colocada uma placa óssea e material de enxerto interposicional, normalmente autoenxertos ou aloplastos. A utilização do rhPDGF-BB pode aumentar o tempo de cicatrização e os aspectos qualitativos da cicatrização, embora os seus efeitos possam ser mais qualitativos do que quantitativos. Após um período de cicatrização de aproximadamente quatro meses, a placa é removida e são colocados implantes dentários. Embora o aumento vertical seja normalmente adequado após a cicatrização do enxerto interposicional, pode ser necessária uma divisão lateral ou um enxerto do rebordo alveolar aquando da colocação do implante. A técnica de enxerto interposicional oferece várias vantagens, incluindo a acessibilidade à superfície endosteal altamente vascular conducente à incorporação do enxerto, complicações mínimas, como costuras, encleftações de cicatrizes, exposições de enxertos, reabsorções ou infecções, crista óssea alveolar não perturbada, forma estética gengival melhorada em locais anteriores e arquitetura pós-enxerto globalmente estável. Estas vantagens podem ser reforçadas com a adição de factores de crescimento.[228]

ENXERTO ALVEOLAR DIVIDIDO

Num alvéolo de extração cicatrizado tardiamente, um achado comum é uma perda de largura alveolar devido à reabsorção da placa vestibular. Para alargar o alvéolo, é efectuada uma incisão na crista sem reflexão para além da crista bucal. Esta incisão serve para identificar o ponto de ajuste para a osteotomia com um osteótomo ou uma faca piezoeléctrica. Geralmente, esta técnica requer uma largura alveolar mínima de cerca de 4 mm, mas se for utilizada uma faca piezoeléctrica, uma largura de 3 mm é facilmente gerida.

Os cortes verticais na lâmina vestibular são efectuados às cegas, sem reflexão do retalho, a cerca de 1 ou 2 mm de distância das raízes dentárias adjacentes e ligados sagitalmente a uma profundidade de cerca de 10 mm. Posteriormente, a lâmina vestibular é dividida sagitalmente e a fratura é conseguida sem descolamento do mucoperiósteo do segmento ósseo mobilizado, designado por retalho ósseo. O segmento mobilizado pode ser deslocado lateralmente até 5 mm. O defeito interósseo criado por este procedimento pode ser enxertado, ou pode ser colocado um implante com enxerto ósseo próximo. O encerramento primário ou quase primário pode ser conseguido se a incisão na crista for colocada alguns milímetros palatalmente. Um implante pode ser colocado cerca de 4 meses mais tarde. Esta técnica de retalho ósseo alveolar dividido aumenta eficazmente a maioria dos locais de extração dentária maxilar cicatrizados. Embora também possa ser utilizada na mandíbula, é de salientar que o osso duro na mandíbula é menos flexível, o que torna a fratura em greenstick menos provável, e que existe um maior risco de descolamento do retalho.

OSTEOTOMIAS DE REPOSICIONAMENTO ALVEOLAR

Por vezes, o alvéolo tem massa óssea suficiente, mas a crista alveolar está numa posição não axial, como na mordida cruzada anterior ou lateral. Um segmento alveolar pode ser libertado por osteotomia, reposicionado e fixado sem enxerto. A utilização de um biomimético pode ajudar na cicatrização deste processo.

OSTEOGÉNESE DE DISTRACÇÃO ALVEOLAR HORIZONTAL

Um local em que a largura alveolar pode ser aumentada por distração é a mandíbula posterior. Esta área, que por vezes é difícil de enxertar, pode ser dividida numa operação relativamente breve, na qual não é necessário enxerto ósseo. O expansor do retalho ósseo é colocado no local e ativado uma semana mais tarde. A largura adequada é alcançada em 7 a 10 dias, porque a ativação é de 0,2 a 0,4 mm por dia. Pode ser aplicado um biomimético no momento da osteotomia ou no período de peridistracção. O local é deixado a cicatrizar durante cerca de 6 semanas após a distração estar concluída, e o distractor é removido. Nessa altura, os implantes são colocados através da zona de distração no osso apical. Um expansor ósseo Laster (Surgi-Tec) é colocado no local. O expansor ósseo estende-se 8 a 10 mm verticalmente no alvéolo.[229]

OSTEOGÉNESE DE DISTRACÇÃO ALVEOLAR VERTICAL

A osteogénese de distração alveolar vertical é agora considerada uma técnica bem fundamentada, mas ainda não é amplamente utilizada. A distração vertical requer quase sempre um enxerto ósseo suplementar antes ou depois da distração. A osteogénese de distração vertical é tecnicamente difícil, uma consideração que pode desencorajar a seleção desta alternativa de tratamento. Mais uma vez, o rhPDGF-BB pode ser aplicado quer no momento da osteotomia, quer durante o período de distração. A indicação mais comum para a osteogénese de distração vertical é o rebordo alveolar anterior do maxilar que tem de ser movido para baixo e, normalmente, para a frente por razões estéticas.[230]

CAPÍTULO-7

CONCLUSÃO

A engenharia de tecidos inaugurou uma nova era na medicina terapêutica, progredindo rapidamente para abranger todos os tecidos do corpo. O que era apenas uma ideia há três décadas atrás, surgiu agora como uma potencial terapia para várias doenças. A obtenção de um avanço na regeneração, que conduza a bioprodutos prontos a utilizar para a substituição de tecidos e órgãos, depende de uma compreensão profunda do desenvolvimento embrionário e da biologia das células estaminais. A regeneração dos tecidos orais, em particular, apresenta desafios significativos, exigindo a replicação do desenvolvimento biológico em múltiplos tipos de tecidos e interfaces. Os progressos na engenharia de tecidos abrangem diversas áreas, como a biologia celular, o desenvolvimento de novos suportes, técnicas de fabrico e métodos de caraterização. A terapia com células estaminais e a engenharia de tecidos irreversivelmente danificados estão a passar da ficção para a realidade. No entanto, os paradigmas actuais produzem frequentemente resultados limitados e variáveis, impedindo uma verdadeira regeneração biológica dos tecidos. A tradução da investigação em engenharia de tecidos para a prática clínica continua a ser o principal objetivo, impulsionando os avanços neste domínio.

Descobertas recentes sugerem que estão em curso mudanças transformadoras na medicina dentária clínica tradicional. Os métodos de engenharia de tecidos guiados estão a sofrer um aumento, oferecendo novas vias para gerir as doenças periodontais para além das medidas convencionais de controlo de infecções. As doenças periodontais, que se encontram entre as condições orais mais prevalecentes a nível mundial depois das cáries, têm sido associadas a doenças sistémicas como a diabetes e problemas cardiovasculares, salientando a necessidade de terapias de substituição de tecidos orais mais reprodutíveis.

Embora seja viável a regeneração de defeitos periodontais de pequena e média dimensão utilizando construções de células-caffold in vitro, a reconstrução previsível de estruturas periodontais completas continua a ser um desafio. Os avanços futuros dependem de uma compreensão mais profunda dos mecanismos celulares e moleculares, do potencial de diferenciação das células estaminais e da compatibilidade das células estaminais e dos materiais com os tecidos do hospedeiro.

A engenharia de tecidos também está a ser aplicada em aplicações craniofaciais, incluindo grandes reconstruções ósseas devido a traumatismos, cancro ou aumento de implantes dentários. A investigação atual explora a adição de factores proteicos às superfícies dos implantes/materiais, embora subsistam questões relativas aos mecanismos de aplicação, ao controlo dos padrões de libertação e à maximização do potencial regenerativo, minimizando a toxicidade e os efeitos secundários. Na medicina dentária de restauração, os avanços recentes centram-se na regeneração biológica de todo o complexo dentário. Passando de implantes baseados em metal para abordagens biológicas baseadas em células, a ênfase está na formação de um conjunto dinâmico de tecidos, incluindo raízes, ligamento periodontal, nervo, tecidos vasculares e o complexo dentina-polpa. Embora persistam desafios, o potencial para abordagens clinicamente seguras para a reparação e regeneração dos tecidos orais é promissor, particularmente com a utilização de células estaminais dos tecidos dentários.

Em conclusão, embora se tenham registado alguns êxitos, ainda há desafios significativos a ultrapassar no desenvolvimento de abordagens reprodutíveis e clinicamente seguras para a reparação e regeneração dos tecidos orais. No entanto, com um corpo de conhecimentos em expansão e avanços na investigação de células estaminais dentárias, o futuro é promissor não só para aplicações craniofaciais, mas também para o tratamento de doenças fora desta região do corpo.

REFERÊNCIAS

1. Kim YS, Smoak MM, Melchiorri AJ, Mikos AG. Uma visão geral do mercado de engenharia de tecidos nos Estados Unidos de 2011 a 2018. Tissue Eng Part A. 2019 Jan;25(1-2):1-8.

2. Whitney GA, Jayaraman K, Dennis JE, Mansour JM. Scaffold-free cartilage subjected to frictional shear stress demonstrates damage by cracking and surface peeling. J Tissue Eng Regen Med. 2017 Feb;11(2):412-424.

3. Wikesjo UM, Lim WH, Thomson RC, Cook AD, Wozney JM, Hardwick WR. Periodontal repair in dogs: evaluation of a bioabsorbable space-providing macroporous membrane with recombinant human bone morphogenetic protein-2. J Periodontol. 2003 maio;74(5):635-47

4. Langer R, Vacanti JP. Engenharia de tecidos. Science. 1993 May 14;260(5110):920-6.

5. Thomas D, Singh D. Novas técnicas de engenharia de tecido de vasculatura 3D para procedimentos cirúrgicos. Am J Surg. 2019 Jul;218(1):235-236.

6. Lynch SE. Introduction. Lynch SE, Genco RJ, Marx RE (eds). Engenharia de Tecidos: Aplicações em Cirurgia Maxilofacial e Periodontia.

7. Lowry J. Bone Regeneration and Repair: Biology and Clinical Applications. Ann R Coll Surg Engl. 2006 maio;88(3):334.

8. Marx RE, Carlson ER, Eichstaedt RM, Schimmele SR, Strauss JE, Georgeff KR. Plasma rico em plaquetas: Aumento do fator de crescimento para enxertos ósseos. Oral Surg Oral Med Oral Pathol Oral Radiol Endod. 1998 Jun;85(6):638-46.

9. Boyapati L, Wang HL. O papel do plasma rico em plaquetas no aumento do seio maxilar: uma revisão crítica. Implant Dent. 2006 Jun;15(2):160-70.

10. Esposito M, Grusovin MG, Coulthard P, Worthington HV. A eficácia de vários procedimentos de aumento ósseo para implantes dentários: uma revisão sistemática Cochrane de ensaios clínicos controlados e randomizados. Int J Oral Maxillofac Implants. 2006 Set-Out;21(5):696-710.

11. Nevins M, Giannobile WV, McGuire MK, Kao RT, Mellonig JT, Hinrichs JE, McAllister BS, Murphy KS, McClain PK, Nevins ML, Paquette DW, Han TJ, Reddy MS, Lavin PT, Genco RJ, Lynch SE. O fator de crescimento derivado de plaquetas estimula o preenchimento ósseo e a taxa de ganho de nível de fixação: resultados de um grande ensaio multicêntrico controlado e aleatório. J Periodontol. 2005 Dec;76(12):2205- 15.

12. Lanza RP, Cibelli JB, West MD, Dorff E, Tauer C, Green RM. The ethical reasons for stem cell research. Science. 2001 May 18;292(5520):1299.

13. Evans MJ, Kaufman MH. Estabelecimento em cultura de células pluripotenciais a partir de embriões de ratinho. Nature. 1981 Jul 9;292(5819):154-6.

14. Martin GR. Isolamento de uma linha de células pluripotentes de embriões de ratinho cultivados em meio condicionado por células estaminais de teratocarcinoma. Proc Natl Acad Sci U S A. 1981 Dec;78(12):7634-8.

15. Shamblott MJ, Axelman J, Wang S, Bugg EM, Littlefield JW, Donovan PJ, Blumenthal PD, Huggins GR, Gearhart JD. Derivação de células estaminais pluripotentes a partir de células germinativas primordiais humanas em cultura. Proc Natl Acad Sci U S A. 1998 Nov 10;95(23):13726-31.

16. Thomson JA, Itskovitz-Eldor J, Shapiro SS, Waknitz MA, Swiergiel JJ, Marshall VS,

Jones JM. Embryonic stem cell lines derived from human blastocysts (Linhas de células estaminais embrionárias derivadas de blastocistos humanos). Science. 1998 Nov 6;282(5391):1145-7.

17. Takahashi K, Yamanaka S. Induction of pluripotent stem cells from mouse embryonic and adult fibroblast cultures by defined factors. Cell. 2006 Aug 25;126(4):663-76.

18. Langer R, Vacanti JP. Engenharia de tecidos. Science. 1993 May 14;260(5110):920-6.

19. Ginis I, Luo Y, Miura T, Thies S, Brandenberger R, Gerecht-Nir S, Amit M, Hoke A, Carpenter MK, Itskovitz-Eldor J, Rao MS. Differences between human and mouse embryonic stem cells. Dev Biol. 2004 May 15;269(2):360-80.

20. Park JH, Kim SJ, Lee JB, Song JM, Kim CG, Roh S 2nd, Yoon HS. Estabelecimento de uma linha de células germinativas embrionárias humanas e comparação com células estaminais embrionárias humanas e de ratinho. Mol Cells. 2004 Apr 30;17(2):309-15. Retração em: Shin HS. Mol Cells. 2006 Feb 28;21(1):166.

21. Kanawaty A, Henderson J. Genomic analysis of induced pluripotent stem (iPS) cells: routes to reprogramming (Análise genómica de células estaminais pluripotentes induzidas (iPS): vias para a reprogramação). Bioessays. 2009 Feb;31(2):134-8.

22. McGuire MK, Kao RT, Nevins M, Lynch SE. O rhPDGF-BB promove a cicatrização de defeitos periodontais: observações clínicas e radiográficas ao longo de 24 meses. Int J Periodontics Restorative Dent. 2006 Jun;26(3):223-31. Errata em: Int J Periodontics Restorative Dent. 2007 Feb;27(1):88.

23. Simion M, Rocchietta I, Kim D, Nevins M, Fiorellini J. Aumento do rebordo vertical através de bloco de osso bovino desproteinizado e fator de crescimento derivado de plaquetas-BB humano recombinante: um estudo histológico num modelo de cão. Int J Periodontics Restorative Dent. 2006 Oct;26(5):415-23.

24. Wozney JM, Rosen V, Celeste AJ, Mitsock LM, Whitters MJ, Kriz RW, Hewick RM, Wang EA. Novel regulators of bone formation: molecular clones and activities. Science. 1988 Dec 16;242(4885):1528-34.

25. Linkhart TA, Mohan S, Baylink DJ. Factores de crescimento para o crescimento e reparação óssea: IGF, TGF beta e BMP. Bone. 1996 Jul;19(1 Suppl):1S-12S.

26. Li Y, Chen SK, Li L, Qin L, Wang XL, Lai YX. Modelos animais de defeitos ósseos para testar a eficácia de biomateriais substitutos do osso. J Orthop Translat. 2015 Jun 16;3(3):95-104.

27. Hollinger JO, Buck DC, Bruder S. Biologia da cicatrização óssea: O seu impacto na terapia clínica. In: Lynch S, Gengo R, Marx R (eds). Engenharia de Tecidos: Applications in Maxillofacial Surgery and Periodontics (Aplicações em Cirurgia Maxilofacial e Periodontia). Chicago: Quintessence, 1999:17-53.

28. Barnes GL, Kostenuik PJ, Gerstenfeld LC, Einhorn TA. Regulação do fator de crescimento na reparação de fracturas. J Bone Miner Res. 1999 Nov;14(11):1805-15.

29. Einhorn TA, Lee CA. Bone regeneration: new findings and potential clinical applications. J Am Acad Orthop Surg. 2001 maio-Jun;9(3):157-65.

30. Gerstenfeld LC, Cullinane DM, Barnes GL, Graves DT, Einhorn TA. Fracture healing as a post-natal developmental process: molecular, spatial, and temporal aspects of its regulation. J Cell Biochem. 2003 Apr 1;88(5):873-84.

31. Gerstenfeld LC, Wronski TJ, Hollinger JO, Einhorn TA. Application of histomorphometric methods to the study of bone repair. J Bone Miner Res. 2005

Oct;20(10):1715-22.

32. Schmitz JP, Schwartz Z, Hollinger JO, Boyan BD. Characterization of rat calvarial nonunion defects. Ata Anat (Basel). 1990;138(3):185-92.

33. Aalami OO, Nacamuli RP, Lenton KA, Cowan CM, Fang TD, Fong KD, Shi YY, Song HM, Sahar DE, Longaker MT. Applications of a mouse model of calvarial healing: differences in regenerative abilities of juveniles and adults. Plast Reconstr Surg. 2004 Sep 1;114(3):713-20.

34. Lu C, Miclau T, Hu D, Hansen E, Tsui K, Puttlitz C, Marcucio RS. Cellular basis for age- related changes in fracture repair (Base celular para alterações relacionadas com a idade na reparação de fracturas). J Orthop Res. 2005 Nov;23(6):1300-7.

35. Xiao Y, Fu H, Prasadam I, Yang YC, Hollinger JO. Gene expression profiling of bone marrow stromal cells from juvenile, adult, aged and osteoporotic rats: with an emphasis on osteoporosis. Bone. 2007 Mar;40(3):700-15.

36. Lowry J. Bone Regeneration and Repair: Biology and Clinical Applications. Ann R Coll Surg Engl. 2006 maio;88(3):334.

37. Raisz LG. Fisiologia e fisiopatologia da remodelação óssea. Clin Chem. 1999 Aug;45(8 Pt 2):1353-8. Erratum in: Clin Chem 1999 Oct;45(10):1885.

38. Chavassieux P, Chapurlat R. Interesse da Histomorfometria Óssea na Investigação da Fisiopatologia Óssea: Fundação, Presente e Futuro. Front Endocrinol (Lausanne). 2022 Jul 28;13:907914.

39. Delmas PD, Malaval L. As proteínas do osso. In: Mundy GR, Martin TJ (ed). Physiology and Pharmacology of Bone (Fisiologia e Farmacologia do Osso). NewYork: Springer-Verlag, 1993:673-724.

40. Frost HM. Histomorfometria óssea: Análise da dinâmica do osso trabecular. In: Recker RR (ed). Bone Histomorphometry: Techniques and Interpretation. Boca Raton, FL: CRC Press, 1983:109132.

41. Boyce BF, Xing L. Osteoclasts, já não são escravos dos osteoblastos. Nat Med. 2006 Dec;12(12):1356.

42. Wong ME.A biologia da cicatrização alveolar após a remoção de dentes impactados.In: Helfrick JF, Ailing CC, Ailing RD (eds). Impacted Teeth. Philadelphia: Saunders, 1993:25-45.

43. Malizos KN, Papatheodorou LK. The healing potential of the periosteum molecular aspects. Injury. 2005 Nov;36 Suppl 3:S13-9.

44. Taba M Jr, Jin Q, Sugai JV, Giannobile WV. Conceitos actuais em bioengenharia periodontal. Orthod Craniofac Res. 2005 Nov;8(4):292-302.

45. Singer AJ, Clark RA. Cutaneous wound healing (cicatrização de feridas cutâneas). N Engl J Med. 1999 Sep 2;341(10):738-46.

46. Hammacher A, Hellman U, Johnsson A, Ostman A, Gunnarsson K, Westermark B, Wasteson A, Heldin CH. A maior parte do fator de crescimento derivado de plaquetas purificado de plaquetas humanas é um heterodímero de uma cadeia A e uma cadeia B. J Biol Chem. 1988 Nov 5;263(31):16493-8.

47. Hart CE, Bailey M, Curtis DA, Osborn S, Raines E, Ross R, Forstrom JW. Purificação de PDGF-AB e PDGF-BB a partir de extractos de plaquetas humanas e identificação dos três dímeros de PDGF em plaquetas humanas. Biochemistry. 1990 Jan 9;29(1):166-72.

48. Fang L, Yan Y, Komuves LG, Yonkovich S, Sullivan CM, Stringer B, Galbraith S,

Lokker NA, Hwang SS, Nurden P, Phillips DR, Giese NA. O PDGF C é um agonista seletivo do recetor alfa do fator de crescimento derivado das plaquetas que é altamente expresso nos grânulos alfa das plaquetas e no músculo liso vascular. Arterioscler Thromb Vasc Biol. 2004 Apr;24(4):787-92.

49. Deuel TF, Senior RM, Huang JS, Griffin GL. Chemotaxis of monocytes and neutrophils to platelet-derived growth fator. J Clin Invest. 1982 Apr;69(4):1046-9.

50. Tzeng DY, Deuel TF, Huang JS, Senior RM, Boxer LA, Baehner RL. Platelet-derived growth fator promotes polymorphonuclear leukocyte activation. Blood. 1984 Nov;64(5):1123-8.

51. Tzeng DY, Deuel TF, Huang JS, Baehner RL. O fator de crescimento derivado das plaquetas promove a ativação dos monócitos periféricos humanos. Blood. 1985 Jul;66(1):179-83.

52. Siegbahn A, Hammacher A, Westermark B, Heldin CH. Differential effects of the various isoforms of platelet-derived growth fator on chemotaxis of fibroblasts, monocytes, and granulocytes. J Clin Invest. 1990 Mar;85(3):916-20.

53. Inaba T, Shimano H, Gotoda T, Harada K, Shimada M, Ohsuga J, Watanabe Y, Kawamura M, Yazaki Y, Yamada N, et al. Expressão do recetor do fator de crescimento derivado de plaquetas beta em macrófagos derivados de monócitos humanos e efeitos do dímero do fator de crescimento derivado de plaquetas BB na função celular. J Biol Chem. 1993 Nov 15;268(32):24353-60.

54. Berglundh T, Abrahamsson I, Lang NP, Lindhe J. Formação de osso alveolar de novo adjacente a implantes endósseos. Clin Oral Implants Res. 2003 Jun;14(3):251-62.

55. Cardaropoli G, Araujo M, Lindhe J. Dinâmica da formação de tecido ósseo em locais de extração dentária. Um estudo experimental em cães. J Clin Periodontol. 2003 Sep;30(9):809-18.

56. Nagai MK, Embil JM. Becaplermin: fator de crescimento derivado de plaquetas recombinante, um novo tratamento para a cicatrização de úlceras do pé diabético. Expert Opin Biol Ther. 2002 Feb;2(2):211-8.

57. Tyndall WA, Beam HA, Zarro C, O'Connor JP, Lin SS. Diminuição da expressão do fator de crescimento derivado das plaquetas durante a consolidação de fracturas em animais diabéticos. Clin Orthop Relat Res. 2003 Mar;(408):319-30.

58. Pietrzak WS, Eppley BL. Plasma rico em plaquetas: biologia e nova tecnologia. J Craniofac Surg.
2005 Nov;16(6):1043-54.

59. Alvarez RH, Kantarjian HM, Cortes JE. Biologia do fator de crescimento derivado de plaquetas e o seu envolvimento na doença. Mayo Clin Proc. 2006 Sep;81(9):1241-57.

60. Fredriksson L, Li H, Eriksson U. The PDGF family: four gene products form five dimeric isoforms. Cytokine Growth Fator Rev. 2004 Aug;15(4):197-204.

61. Heldin CH, Westermark B. Mechanism of action and in vivo role of platelet-derived growth fator. Physiol Rev. 1999 Oct;79(4):1283-316.

62. Betsholtz C. Insight into the physiological functions of PDGF through genetic studies in mice. Cytokine Growth Fator Rev. 2004 Aug;15(4):215-28.

63. Tallquist M, Kazlauskas A. PDGF signaling in cells and mice. Cytokine Growth Fator Rev. 2004 Aug;15(4):205-13.

64. Spector M. Novel cell-scaffold interactions encountered in tissue engineering: contractile behavior of musculoskeletal connective tissue cells. Tissue Eng. 2002

Jul;8(3):351-7.

65. Bonassar LJ, Vacanti CA. Tissue engineering: the first decade and beyond (Engenharia de tecidos: a primeira década e mais além). J Cell Biochem Suppl. 1998;30-31:297-303.

66. Yannas IV, Lee E, Orgill DP, Skrabut EM, Murphy GF. Synthesis and characterization of a model extracellular matrix that induces partial regeneration of adult mammalian skin. Proc Natl Acad Sci U S A. 1989 Feb;86(3):933-7.

67. Yannas IV, Tzeranis DS, So PTC. Mecanismo de regeneração da pele e dos nervos periféricos esclarecido nas escalas de órgão e molecular. Curr Opin Biomed Eng. 2018 Jun;6:1-7.

68. Slavkin HC, Bartold PM. Desafios e potencialidades da engenharia de tecidos. Periodontol 2000. 2006;41:9-15.

69. Blumenthal NM, Koh-Kunst G, Alves ME, Miranda D, Sorensen RG, Wozney JM, Wikesjo UM. Efeito da implantação cirúrgica da proteína morfogenética óssea humana recombinante-2 numa esponja de colagénio bioabsorvível ou num suporte de massa de fosfato de cálcio em defeitos periodontais intra-ósseos no babuíno. J Periodontol. 2002 Dec;73(12):1494-506.

70. Russell JL. Grafton demineralized bone matrix: performance consistency, utility, and value. Tissue Eng. 2000 Aug;6(4):435-40.

71. Anderegg CR, Martin SJ, Gray JL, Mellonig JT, Gher ME. Avaliação clínica da utilização de aloenxerto ósseo liofilizado descalcificado com regeneração tecidular guiada no tratamento de invasões de furca de molares. J Periodontol. 1991 Abr;62(4):264-8.

72. Gager AH, Schultz AJ. Tratamento de defeitos periodontais com uma membrana absorvível (poliglactina 910) com e sem enxerto ósseo: relatos de casos. J Periodontol. 1991 Abr;62(4):276-83.

73. Rummelhart JM, Mellonig JT, Gray JL, Towle HJ. Uma comparação entre o aloenxerto ósseo liofilizado e o aloenxerto ósseo liofilizado desmineralizado em defeitos ósseos periodontais humanos. J Periodontol. 1989 Dec;60(12):655-63.

74. Bowers GM, Chadroff B, Carnevale R, Mellonig J, Corio R, Emerson J, Stevens M, Romberg E. Avaliação histológica da formação de novos aparelhos de fixação em humanos. Parte III. J Periodontol. 1989 Dec;60(12):683-93.

75. Mellonig JT. Avaliação histológica humana de um xenoenxerto ósseo derivado de bovino no tratamento de defeitos ósseos periodontais. Int J Periodontics Restorative Dent. 2000 Feb;20(1):19-29.

76. Richardson CR, Mellonig JT, Brunsvold MA, McDonnell HT, Cochran DL. Clinical evaluation of Bio-Oss: a bovine-derived xenograft for the treatment of periodontal osseous defects in humans (Avaliação clínica de Bio-Oss: um xenoenxerto derivado de bovino para o tratamento de defeitos ósseos periodontais em humanos). J Clin Periodontol. 1999 Jul;26(7):421-8.

77. Camelo M, Nevins ML, Schenk RK, Simion M, Rasperini G, Lynch SE, Nevins M. Avaliação clínica, radiográfica e histológica de defeitos periodontais humanos tratados com Bio-Oss e Bio-Gide. Int J Periodontics Restorative Dent. 1998 Aug;18(4):321-31.

78. Marx RE. PRP e BMP: Uma comparação da sua utilização e eficácia em enxertos sinusais. In: Jensen OT (ed). The Sinus Bone Graft, ed 2. Chicago: Quintessence, 2006:289-304.

79. Majors AK, Boehm CA, Nitto H, Midura RJ, Muschler GF. Characterization of

human bone marrow stromal cells with respect to osteoblastic differentiation (Caracterização das células estromais da medula óssea humana relativamente à diferenciação osteoblástica). J Orthop Res. 1997 Jul;15(4):546- 57.

80. Marx RE, Garg AK. A biologia das plaquetas e o mecanismo do plasma rico em plaquetas. In: Dental and Craniofacial Applications of Platelet-Rich Plasma (Aplicações dentárias e craniofaciais do plasma rico em plaquetas). Chicago: Quintessence, 2005:3-30.

81. Kratchmarova I, Blagoev B, Haack-Sorensen M, Kassem M, Mann M. Mechanism of divergent growth fator effects in mesenchymal stem cell differentiation (Mecanismo dos efeitos divergentes dos factores de crescimento na diferenciação das células estaminais mesenquimais). Science. 2005 Jun 3;308(5727):1472-7.

82. Franceschi RT. Abordagens biológicas para a regeneração óssea através da terapia genética. J Dent Res. 2005 Dec;84(12):1093-103.

83. Marx RE. Plasma rico em plaquetas: evidência para apoiar a sua utilização. J Oral Maxillofac Surg. 2004 Abr;62(4):489-96.

84. Davies JE, Lowenberg B, Shiga A. The bone-titanium interface in vitro. J Biomed Mater Res. 1990 Oct;24(10):1289-306.

85. Froum SJ, Wallace SS, Elian N, Cho SC, Tarnow DP. Comparação de aloenxerto de osso esponjoso mineralizado (Puros) e matriz óssea bovina anorgânica (Bio-Oss) para aumento do seio maxilar: histomorfometria 26 a 32 semanas após o enxerto. Int J Periodontics Restorative Dent. 2006 Dec;26(6):543-51.

86. Landi L, Pretel RW Jr, Hakimi NM, Setayesh R. Elevação do pavimento do seio maxilar utilizando uma combinação de DFDBA e hidroxiapatite porosa derivada de bovino: um relatório histológico e histomorfométrico preliminar. Int J Periodontics Restorative Dent. 2000 Dec;20(6):574-83.

87. Canfield AE, Doherty MJ, Ashton BA. Osteogenic potential of vascular pericytes. In: Davies JE (ed). Bone Engineering. Toronto: EM Squared, 2000:143-152.

88. Burkus JK, Sandhu HS, Gornet MF, Longley MC. Utilização de rhBMP-2 em combinação com aloenxertos corticais estruturais: resultados clínicos e radiográficos na cirurgia da coluna lombar anterior. J Bone Joint Surg Am. 2005 Jun;87(6):1205-12.

89. Marx RE, Carlson ER, Eichstaedt RM, Schimmele SR, Strauss JE, Georgeff KR. Plasma rico em plaquetas: Aumento do fator de crescimento para enxertos ósseos. Oral Surg Oral Med Oral Pathol Oral Radiol Endod. 1998 Jun;85(6):638-46.

90. Marx RE, Garg AK. Aceleração da regeneração óssea em procedimentos dentários. In: Dental and Craniofacial Applications of Platelet-Rich Plasma (Aplicações dentárias e craniofaciais do plasma rico em plaquetas). Chicago: Quintessence, 2005:53-86.

91. Kevy SV, Jacobson MS. Comparação de métodos para a preparação de gel de plaquetas autólogo no local de tratamento. J Extra Corpor Technol. 2004 Mar;36(1):28-35.

92. Peleg M, Mazor Z, Garg AK. Enxerto de aumento do seio maxilar e colocação simultânea de implantes em pacientes com 3 a 5 mm de altura de osso alveolar residual. Int J Oral Maxillofac Implants. 1999 Jul-Ago;14(4):549-56.

93. Kassolis JD, Rosen PS, Reynolds MA. Aumento do rebordo alveolar e do seio maxilar utilizando plasma rico em plaquetas em combinação com aloenxerto ósseo liofilizado: série de casos. J Periodontol. 2000 Oct;71(10):1654-61.

94. Garg AK. Augmentation grafting of the maxillary sinus for placement of dental implants: anatomy, physiology, and procedures. Implant Dent. 1999;8(1):36-46.

95. Lataillade JJ, Clay D, David C, Boutin L, Guerton B, Drouet M, Herodin F, Le

Bousse-Kerdiles MC. As caraterísticas fenotípicas e funcionais das células CD34+ estão relacionadas com o seu ambiente anatómico: a sua versatilidade é um pré-requisito para a sua biodisponibilidade? J Leukoc Biol. 2005 May;77(5):634-43.

96. Burkus JK, Transfeldt EE, Kitchel SH, Watkins RG, Balderston RA. Resultados clínicos e radiográficos da fusão intercorporal lombar anterior utilizando a proteína morfogenética óssea humana recombinante-2. Spine (Phila Pa 1976). 2002 Nov 1;27(21):2396-408.

97. Govender S, Csimma C, Genant HK, et al. Proteína morfogenética óssea humana recombinante - 2 para o tratamento de fracturas abertas da tíbia: Um estudo prospetivo, controlado e aleatório de quatrocentos e cinquenta pacientes. J Bone Joint Surg Am 2002;84A:2123-2134.

98. Becker W, Becker BE, Berg L, Samsam C. Análise clínica e volumétrica de defeitos intra-ósseos de três paredes após desbridamento com retalho aberto. J Periodontol. 1986 maio;57(5):277-85.

99. Becker W, Becker BE, Berg L, Prichard J, Caffesse R, Rosenberg E. Nova fixação após tratamento com procedimentos de isolamento radicular: relatório para furcações de Classe III e Classe II tratadas e defeitos ósseos verticais. Int J Periodontics Restorative Dent. 1988;8(3):8-23.

100.Becker W, Becker BE. Tratamento de defeitos intra-ósseos mandibulares de 3 paredes através de desbridamento com retalho e membranas de barreira de politetrafluoroetileno expandido. Avaliação a longo prazo de 32 pacientes tratados. J Periodontol. 1993 Nov;64(11 Suppl):1138-44.

101.Kim CS, Choi SH, Chai JK, Cho KS, Moon IS, Wikesjo UM, Kim CK. Periodontal repair in cirurgically created intrabony defects in dogs: influence of the number of bone walls on healing response. J Periodontol. 2004 Feb;75(2):229-35.

102.Nevins MN, Becker W, Kornman K (eds). Actas do Workshop Mundial de Periodontia Clínica, 23-27 de julho de 1989. Chicago: Academia Americana de Periodontia, 1989.

103.Lynch SE. Métodos de avaliação de procedimentos regenerativos. J Periodontol. 1992 Dec;63(12 Suppl):1085-92.

104.Caton J, Zander HA. Reparação óssea de uma bolsa infra-óssea sem nova fixação de tecido conjuntivo. J Clin Periodontol. 1976 Feb;3(1):54-8.

105.Ross SE, Cohen DW. O destino de um auto-enxerto de tecido ósseo livre. Um relato de caso clínico e histológico. Periodontics. 1968 Aug;6(4):145-51.

106.Schallhorn RG, Hiatt WH, Boyce W. Transplantes ilíacos na terapia periodontal. J Periodontol. 1970 Oct;41(10):566-80.

107.Schallhorn RG, Hiatt WH. Aloenxertos humanos de osso esponjoso ilíaco e medula óssea em defeitos ósseos periodontais. II. Observações clínicas. J Periodontol. 1972 Feb;43(2):67-81.

108.Dragoo MR, Sullivan HC. Uma avaliação clínica e histológica de enxertos de osso ilíaco autógeno em humanos. I. Cicatrização de feridas 2 a 8 meses. J Periodontol. 1973 Oct;44(10):599-613.

109.Hiatt WH, Schallhorn RG. Transplantes intra-orais de osso esponjoso e medula óssea em lesões periodontais. J Periodontol. 1973 Abr;44(4):194-208.

110.Dragoo MR, Sullivan HC. Uma avaliação clínica e histológica de enxertos de osso ilíaco autógeno em humanos. II. Reabsorção radicular externa. J Periodontol. 1973

Oct;44(10):614-25.

111.Hiatt WH, Schallhorn RG, Aaronian AJ. A indução da formação de novo osso e cemento. IV. Exame microscópico do periodonto após procedimentos de regeneração periodontal com aloenxerto ósseo e medula óssea humana, autoenxerto e não enxerto. J Periodontol. 1978 Oct;49(10):495- 512.

112.Evans RL. Uma observação clínica e histológica da cicatrização de uma lesão intra-óssea. Int J Periodontics Restorative Dent. 1981;1(2):20-5.

113.Dragoo MR, Kaldahl WB. Avaliação clínica e histológica de aloplastos e aloenxertos em cirurgia periodontal regenerativa em humanos. Int J Periodontics Restorative Dent. 1983;3(2):8-29.

114.Bowers GM, Chadroff B, Carnevale R, Mellonig J, Corio R, Emerson J, Stevens M, Romberg E. Avaliação histológica da formação de novos aparelhos de fixação em humanos. Parte I. J Periodontol. 1989 Dec;60(12):664-74.

115.Lynch SE, Williams RC, Polson AM, Howell TH, Reddy MS, Zappa UE, Antoniades HN. Uma combinação de factores de crescimento derivados de plaquetas e semelhantes à insulina melhora a regeneração periodontal. J Clin Periodontol. 1989 Sep;16(8):545-8.

116.Antoniades HN. Fator de crescimento derivado de plaquetas humano (PDGF): purificação de PDGF-I e PDGF-II e separação das suas subunidades reduzidas. Proc Natl Acad Sci U S A. 1981 Dec;78(12):7314-7

117.Ross R, Raines EW, Bowen-Pope DF. The biology of platelet-derived growth fator. Cell. 1986 Jul 18;46(2):155-69.

118.Johnsson A, Heldin CH, Wasteson A, Westermark B, Deuel TF, Huang JS, Seeburg PH, Gray A, Ullrich A, Scrace G, et al. O gene c-sis codifica um precursor da cadeia B do fator de crescimento derivado das plaquetas. EMBO J. 1984 May;3(5):921-8.

119.Lynch SE, Genco RJ, Marx RE (eds). Tissue Engineering: Aplicações em Cirurgia Maxilofacial e Periodontia, ed I. Chicago: Quintessence, 1999.

120.Centrella M, McCarthy TL, Kusmik WF, Canalis E. Relative binding and biochemical effects of heterodimeric and homodimeric isoforms of platelet-derived growth fator in osteoblast- enriched cultures from fetal rat bone. J Cell Physiol. 1991 Jun;147(3):420-6.

121.Piche JE, Graves DT. Study of the growth fator requirements of human bone-derived cells: a comparison with human fibroblasts. Bone. 1989;10(2):131-8.

122.Bowen-Pope DF, van Koppen A, Schatteman G. O PDGF é realmente importante? Testing the hypotheses. Trends Genet. 1991 Nov-Dez;7(11-12):413-8.

123.Soriano P. Desenvolvimento anormal dos rins e doenças hematológicas em ratinhos mutantes do betareceptor do PDGF. Genes Dev. 1994 Aug 15;8(16):1888-96.

124.Marx RE, Carlson ER, Eichstaedt RM, Schimmele SR, Strauss JE, Georgeff KR. Plasma de plaquetas: Aumento do fator de crescimento para enxertos ósseos. Oral Surg Oral Med Oral Pathol Oral Radiol Endod. 1998 Jun;85(6):638-46.

125.Schatteman GC, Morrison-Graham K, van Koppen A, Weston JA, Bowen-Pope DF. Regulation and role of PDGF recetor alpha-subunit expression during embryogenesis. Development. 1992 May;115(1):123-31.

126.Lowry J. Bone Regeneration and Repair: Biology and Clinical Applications. Ann R Coll Surg Engl. 2006 maio;88(3):334.

127.Sanchez AR, Sheridan PJ, Kupp LI. Será o plasma rico em plaquetas o fator de aumento perfeito? Uma revisão atual. Int J Oral Maxillofac Implants. 2003 Jan-Fev;18(1):93-103.

128.Lynch SE. Técnicas de regeneração óssea na região orofacial. In: Lieberman JR, Friedlaender GE (eds). Bone Regeneration and Repair: Biology and Clinical Applications. Totowa, NJ: Humana, 2005:359-390.

129.Magnusson PU, Looman C, Ahgren A, Wu Y, Claesson-Welsh L, Heuchel RL. A atividade constitutiva do recetor-beta do fator de crescimento derivado das plaquetas promove a angiogénese in vivo e in vitro. Arterioscler Thromb Vasc Biol. 2007 Oct;27(10):2142-9.

130.Nash TJ, Howlett CR, Martin C, Steele J, Johnson KA, Hicklin DJ. Effect of platelet-derived growth fator on tibial osteotomies in rabbits. Bone. 1994 Mar-Abr;15(2):203-8.

131.Joyce ME, Jingushi S, Scully SP, Bolander ME. Role of growth factors in fracture healing (Papel dos factores de crescimento na consolidação de fracturas). Prog Clin Biol Res. 1991;365:391-416.

132.Mitlak BH, Finkelman RD, Hill EL, Li J, Martin B, Smith T, D'Andrea M, Antoniades HN, Lynch SE. The effect of systemically administered PDGF-BB on the rodent skeleton. J Bone Miner Res. 1996 Feb;11(2):238-47.

133.Rhenwald JG. Métodos para crescimento clínico e cultivo dérmico de queratinócitos epidérmicos humanos normais e células mesoteliais. In: Baserga R (ed). Cell Growth and Division: A Practical Approach. NewYork: Oxford University Press, 1989:156-164.

134.Gentzkow G, Jensen J, Poliak R, et al. Melhoria da cicatrização de úlceras do pé diabético após enxerto com um substituto dérmico humano vivo. Wounds 1999; I 1:77-84.

135.Tenner J, Hardin-Young J, Parenteau NL. Pele com engenharia de tecidos. In: Patrick CW Jr Midos AG, McIntire LV (eds). Frontiers in Tissue Engineering (Fronteiras na Engenharia de Tecidos). New York: Elsevier Science, 1998:664 677.

136.Quattlebaum JB, Mellonig JT, Hensel NF. Antigenicidade do aloenxerto de osso cortical liofilizado em defeitos ósseos periodontais humanos. J Periodontol. 1988 Jun;59(6):394-7.

137.Harris RJ. Um estudo comparativo do recobrimento radicular obtido com uma matriz dérmica acelular versus um enxerto de tecido conjuntivo: resultados de 107 defeitos de recessão em 50 pacientes tratados consecutivamente. Int J Periodontics Restorative Dent. 2000 Feb;20(1):51-9.

138.Aichelmann-Reidy ME, Yukna RA, Evans GH, Nasr HF, Mayer ET. Avaliação clínica da derme de aloenxerto acelular para o tratamento da recessão gengival humana. J Periodontol. 2001 Aug;72(8):998-1005.

139.Novaes AB Jr, Grisi DC, Molina GO, Souza SL, Taba M Jr, Grisi MF. Estudo clínico comparativo de 6 meses entre enxerto de tecido conjuntivo subepitelial e enxerto de matriz dérmica acelular para o tratamento de recessão gengival. J Periodontol. 2001 Nov;72(11):1477-84.

140.Paolantonio M, Dolci M, Esposito P, D'Archivio D, Lisanti L, Di Luccio A, Perinetti G. Enxerto de matriz dérmica acelular subpedicular e enxerto de tecido conjuntivo autógeno no tratamento de recessões gengivais: um estudo clínico comparativo de 1 ano. J Periodontol. 2002 Nov;73(11):1299- 307.

141.Tal H, Moses O, Zohar R, Meir H, Nemcovsky C. Cobertura radicular de recessão gengival avançada: um estudo comparativo entre aloenxerto de matriz dérmica acelular e enxertos de tecido conjuntivo subepitelial. J Periodontol. 2002 Dec;73(12):1405-11.

142.Woodyard JG, Greenwell H, Hill M, Drisko C, Iasella JM, Scheetz J. O efeito clínico da matriz dérmica acelular na espessura gengival e no recobrimento radicular em comparação com o retalho posicionado coronalmente apenas. J Periodontol. 2004 Jan;75(1):44-56.

143.Henderson RD, Greenwell H, Drisko C, Regennitter FJ, Lamb JW, Mehlbauer MJ, Goldsmith LJ, Rebitski G. Cobertura radicular previsível em vários locais utilizando um aloenxerto de matriz dérmica acelular. J Periodontol. 2001 maio;72(5):571-82.

144.Harris RJ. Matriz dérmica celular utilizada para recobrimento radicular: Observação de 18 meses de acompanhamento. Int J Periodontics Restorative Dent. 2002 Abr;22(2):156-63.

145.Van der Pauw MT, Van den Bos T, Everts V, Beertsen W. A proteína derivada da matriz do esmalte estimula a fixação dos fibroblastos do ligamento periodontal e aumenta a atividade da fosfatase alcalina e a libertação do fator de crescimento transformador beta1 dos fibroblastos do ligamento periodontal e gengivais. J Periodontol. 2000 Jan;71(1):31-43.

146.Lyngstadaas SRAndersson C, Lundberg E, Ekdahl H. Expressão de interleucina em células PDL humanas em cultura que crescem em Emdogain [resumo 2986], J Dent Res 2000:79(edição especial):517.

147.Hoang AM, Oates TW, Cochran DL. Respostas de cicatrização de feridas in vitro ao derivado da matriz do esmalte. J Periodontol. 2000 Aug;71(8):1270-7.

148.Yoneda S, Kasugai S, Itoh D, et al. Efeito do derivado da matriz do esmalte (Emdogain) nas células osteoblásticas. J Dent Res 2000;79(edição especial):474.

149.Schwartz Z, Carnes DL Jr, Pulliam R, Lohmann CH, Sylvia VL, Liu Y, Dean DD, Cochran DL, Boyan BD. Porcine fetal enamel matrix derivative stimulates proliferation but not differentiation of pre-osteoblastic 2T9 cells, inhibits proliferation and stimulates differentiation of osteoblast-like MG63 cells, and increases proliferation and differentiation of normal human osteoblast NHOst cells. J Periodontol. 2000 Aug;71(8):1287-96.

150.Roccuzzo M, Bunino M, Needleman I, Sanz M. Cirurgia plástica periodontal para tratamento de recessões gengivais localizadas: uma revisão sistemática. J Clin Periodontol. 2002;29 Suppl 3:178-94; discussão 195-6.

151.McGuire MK, Nunn M. Avaliação de defeitos de recessão humana tratados com retalhos avançados coronalmente e derivados da matriz de esmalte ou tecido conjuntivo. Parte 1: Comparação de parâmetros clínicos. J Periodontol. 2003 Aug;74(8):1110-25.

152.Tarnow DP, Cho SC, Wallace SS. O efeito da distância inter-implante na altura da crista óssea inter-implantar. J Periodontol. 2000 Apr;71(4):546-9.

153.Grander U, Gracis S, Capelli M. Influência da relação 3-D osso-implante na estética. Int J Periodontics Restorative Dent. 2005 Abr;25(2):113-9.

154.Buser D, Dula K, Hirt HP, Schenk RK. Aumento do rebordo lateral utilizando auto-enxertos e membranas de barreira: um estudo clínico com 40 pacientes parcialmente desdentados. J Oral Maxillofac Surg. 1996 Abr;54(4):420-32; discussão 432-3.

155.Simion M, Trisi P, Piattelli A. Aumento do rebordo vertical utilizando uma técnica de membrana associada a implantes osseointegrados. Int J Periodontics Restorative Dent. 1994 Dec;14(6):496-511.

156.Jovanovic SA, Nevins M. Formação óssea utilizando membranas de barreira reforçadas com titânio. Int J Periodontics Restorative Dent. 1995 Feb;15(1):56-69.

157.Tinti C, Parma-Benfenati S. Aumento do rebordo vertical: protocolo cirúrgico e avaliação retrospetiva de 48 implantes inseridos consecutivamente. Int J Periodontics

Restorative Dent. 1998 Oct;18(5):434-43.

158.Jensen OT, Cockrell R, Kuhike L, Reed C. Osteogénese de distração alveolar maxilar anterior: um estudo clínico prospetivo de 5 anos. Int J Oral Maxillofac Implants. 2002 Jan-Fev;17(1):52-68.

159.McAllister BS. Evidência histológica e radiográfica do aumento do rebordo vertical utilizando a osteogénese de distração: 10 distractores colocados consecutivamente. J Periodontol. 2001 Dec;72(12):1767-79.

160.Buser D, Dula K, Belser U, Hirt HP, Berthold H. Aumento localizado do rebordo utilizando regeneração óssea guiada. 1. Procedimento cirúrgico na maxila. Int J Periodontics Restorative Dent. 1993;13(1):29-45.

161.Buser D, Dula K, Belser UC, Hirt HP, Berthold H. Aumento localizado do rebordo utilizando regeneração óssea guiada. II. Procedimento cirúrgico na mandíbula. Int J Periodontics Restorative Dent. 1995 Feb;15(1):10-29.

162.Marx RE, Carlson ER, Eichstaedt RM, Schimmele SR, Strauss JE, Georgeff KR. Plasma de plaquetas: Aumento do fator de crescimento para enxertos ósseos. Oral Surg Oral Med Oral Pathol Oral Radiol Endod. 1998 Jun;85(6):638-46.

163.Kassolis JD, Rosen PS, Reynolds MA. Aumento do rebordo alveolar e do seio maxilar utilizando plasma rico em plaquetas em combinação com aloenxerto ósseo liofilizado: série de casos. J Periodontol. 2000 Oct;71(10):1654-61.

164.Camargo PM, Lekovic V, Weinlaender M, Vasilic N, Madzarevic M, Kenney EB. Plasma plaquetário e mineral ósseo poroso bovino combinados com regeneração tecidual guiada no tratamento de defeitos intra-ósseos em humanos. J Periodontal Res. 2002 Aug;37(4):300-6.

165.Rodriguez A, Anastassov GE, Lee H, Buchbinder D, Wettan H. Aumento do seio maxilar com osso bovino desproteinizado e plasma rico em plaquetas com inserção simultânea de implantes endósseos. J Oral Maxillofac Surg. 2003 Feb;61(2):157-63.

166.Marx RE, Garg AD. Dental and Craniofacial Applications of Platelet-Rich Plasma (Aplicações dentárias e craniofaciais do plasma rico em plaquetas). Chicago: Quintessence, 2005.

167.Jackson RF. Utilização de plasma rico em plaquetas para promover a cicatrização e prevenir a formação de seromas em procedimentos de abdominoplastia. Am J Cosmet Surg 2003;20:187-192.

168.Yazawa M, Ogata H, Nakajima T, Mori T, Watanabe N, Handa M. Estudos básicos sobre as aplicações clínicas do plasma rico em plaquetas. Cell Transplant. 2003;12(5):509-18.

169.Anitua E, Andia I, Ardanza B, Nurden P, Nurden AT. As plaquetas autólogas como fonte de proteínas para a cicatrização e regeneração de tecidos. Thromb Haemost. 2004 Jan;91(1):4-15.

170.Trowbridge CC, Stammers AH, Woods E, Yen BR, Klayman M, Gilbert C. Utilização de gel de plaquetas e seus efeitos na infeção em cirurgia cardíaca. J Extra Corpor Technol. 2005 Dec;37(4):381-6.

171.Sanchez AR, Eckert SE, Sheridan PJ, Weaver AL. Influência do plasma rico em plaquetas adicionado a enxertos de osso xenogénico na densidade mineral óssea associada a implantes dentários. Int J Oral Maxillofac Implants. 2005 Jul-Ago;20(4):526-32.

172.Nyman S, Karring T, Lindhe J, Planten S. Cicatrização após implantação de raízes afectadas por periodontite no tecido conjuntivo gengival. J Clin Periodontol. 1980

Oct;7(5):394-401.

173.Schenk RK, Buser D, Hardwick WR, Dahlin C. Padrão de cicatrização da regeneração óssea em defeitos protegidos por membrana: um estudo histológico na mandíbula canina. Int J Oral Maxillofac Implants. 1994 Jan-Fev;9(1):13-29.

174.Mecall RA, Rosenfeld AL. Influência dos padrões de reabsorção do rebordo residual na colocação do encaixe do implante e na posição do dente. 1. Int J Periodontics Restorative Dent. 1991;11(1):8-23.

175.Simion M, Trisi P, Piattelli A. Aumento do rebordo vertical utilizando uma técnica de membrana associada a implantes osseointegrados. Int J Periodontics Restorative Dent. 1994 Dec;14(6):496-511.

176.Jovanovic SA, Schenk RK, Orsini M, Kenney EB. Formação óssea supracrestal em redor de implantes dentários: um estudo experimental em cães. Int J Oral Maxillofac Implants. 1995 Jan-Fev;10(1):23-31.

177.Renvert S, Claffey N, Orafi H, Albrektsson T. Crescimento ósseo supracrestal em torno de implantes de titânio parcialmente inseridos em cães. Um estudo piloto. Clin Oral Implants Res. 1996 Dec;7(4):360-5.

178.Tinti C, Parma-Benfenati S, Polizzi G. Aumento do rebordo vertical: qual é o limite? Int J Periodontics Restorative Dent. 1996 Jun;16(3):220-9.

179.Simion M, Jovanovic SA, Trisi P, Scarano A, Piattelli A. Aumento do rebordo vertical em redor de implantes dentários utilizando uma técnica de membrana e osso autógeno ou aloenxertos em humanos. Int J Periodontics Restorative Dent. 1998 Feb;18(1):8-23.

180.Schliephake H, Kracht D. Aumento do rebordo vertical utilizando membranas polilácticas em conjunto com implantes imediatos em locais de extração periodontalmente comprometidos: um estudo experimental em cães. Int J Oral Maxillofac Implants. 1997 maio-Jun;12(3):325-34.

181.Parma-Benfenati S, Tinti C, Albrektsson T, Johansson C. Avaliação histológica do aumento do rebordo vertical guiado em redor de implantes em humanos. Int J Periodontics Restorative Dent. 1999 Oct;19(5):424-37.

182.Urist MR. Bone: formation by autoinduction (Osso: formação por autoindução). Science. 1965 Nov 12;150(3698):893-9.

183.Wang EA, Rosen V, Cordes P, Hewick RM, Kriz MJ, Luxenberg DP, Sibley BS, Wozney JM. Purificação e caraterização de outros factores distintos de indução óssea. Proc Natl Acad Sci U S A. 1988 Dec;85(24):9484-8.

184.Wozney JM, Rosen V, Celeste AJ, Mitsock LM, Whitters MJ, Kriz RW, Hewick RM, Wang EA. Novel regulators of bone formation: molecular clones and activities. Science. 1988 Dec 16;242(4885):1528-34.

185.Ozkaynak E, Rueger DC, Drier EA, Corbett C, Ridge RJ, Sampath TK, Oppermann H. OP-1 cDNA codifica uma proteína osteogénica da família TGF-beta. EMBO J. 1990 Jul;9(7):2085-93.

186.Celeste AJ, Iannazzi JA, Taylor RC, Hewick RM, Rosen V, Wang EA, Wozney JM. Identification of transforming growth fator beta family members present in bone-inductive protein purified from bovine bone. Proc Natl Acad Sci U S A. 1990 Dec;87(24):9843-7.

187.Scheufler C, Sebald W, Hulsmeyer M. Crystal structure of human bone morphogenetic protein-2 at 2.7 A resolution. J Mol Biol. 1999 Mar 19;287(1):103-15.

188.Israel DI, Nove J, Kerns KM, Kaufman RJ, Rosen V, Cox KA, Wozney JM. As proteínas morfogenéticas ósseas heterodiméricas apresentam uma atividade melhorada in vitro e in vivo. Growth Factors. 1996;13(3-4):291-300.

189.Israel Dl, Nove J, Kerns KM, Moutsatsos IK, Kaufman RJ. Expressão e caraterização da proteína morfogenética óssea-2 em células de ovário de hamster chinês. Growth Factors 1992;7:139-150.

190.Miyazono K, Kusanagi K, Inoue H. Divergência e convergência da sinalização TGF-beta/BMP. J Cell Physiol. 2001 Jun;187(3):265-76.

191.Shore EM, Xu M, Feldman GJ, Fenstermacher DA, Cho TJ, Choi IH, Connor JM, Delai P, Glaser DL, LeMerrer M, Morhart R, Rogers JG, Smith R, Triffitt JT, Urtizberea JA, Zasloff M, Brown MA, Kaplan FS. A recurrent mutation in the BMP type I recetor ACVR1 causes inherited and sporadic fibrodysplasia ossificans progressiva. Nat Genet. 2006 May;38(5):525-7.

192.Kirsch T, Sebald W, Dreyer MK. Estrutura cristalina do complexo do ectodomínio BMP-2-BRIA. Nat Struct Biol. 2000 Jun;7(6):492-6.

193.Nickel J, Dreyer MK, Kirsch T, Sebald W. The crystal structure of the BMP-2:BMPR-IA complex and the generation of BMP-2 antagonists. J Bone Joint Surg Am. 2001;83-A Suppl 1(Pt 1):S7-14.

194.Allendorph GP, Vale WW, Choe S. Structure of the ternary signaling complex of a TGF-beta superfamily member (Estrutura do complexo ternário de sinalização de um membro da superfamília TGF-beta). Proc Natl Acad Sci U S A. 2006 May 16;103(20):7643-8.

195.Hassel S, Schmitt S, Hartung A, Roth M, Nohe A, Petersen N, Ehrlich M, Henis YI, Sebald W, Knaus P. Initiation of Smad-dependent and Smad-independent signaling via distinct BMP- recetor complexes. J Bone Joint Surg Am. 2003;85-A Suppl 3:44-51.

196.Nohe A, Hassel S, Ehrlich M, Neubauer F, Sebald W, Henis YI, Knaus P. O modo de oligomerização do recetor da proteína morfogenética óssea (BMP) determina diferentes vias de sinalização da BMP-2. J Biol Chem. 2002 Feb 15;277(7):5330-8.

197.Ripamonti U, Reddi AH. Regeneração periodontal: papel potencial das proteínas morfogenéticas ósseas. J Periodontal Res. 1994 Jul;29(4):225-35.

198.Lee MB. Proteínas morfogenéticas ósseas: antecedentes e implicações para a reconstrução oral. Uma revisão. J Clin Periodontol. 1997 Jun;24(6):355-65.

199.Reddi AH, Wientroub S, Muthukumaran N. Princípios biológicos da indução óssea. Orthop Clin North Am. 1987 Apr;18(2):207-12.

200.Lindholm TC, Lindholm TS, Alitalo I, Urist MR. A proteína morfogenética óssea bovina (bBMP) induziu a reparação de defeitos de trefina craniana em ovelhas. Clin Orthop Relat Res. 1988 Feb;227:265-8.

201.Johnson EE, Urist MR, Finerman GA. Enxerto de aumento da proteína morfogenética óssea de não uniões femorais resistentes. Um relatório preliminar. Clin Orthop Relat Res. 1988 maio;(230):257- 65.

202.Johnson EE, Urist MR, Finerman GA. Não-união tibial metafisária distal. Deformidade e perda óssea tratadas por redução aberta, fixação interna e proteína morfogenética óssea humana (hBMP). Clin Orthop Relat Res. 1990 Jan;(250):234-40.

203.Nevins M, Kirker-Head C, Nevins M, Wozney JA, Palmer R, Graham D. Formação óssea no seio maxilar de cabra induzida por implantes de esponja de colagénio absorvível impregnados com proteína morfogenética óssea humana recombinante-2. Int J Periodontics Restorative Dent. 1996 Feb;16(1):8-19.

204.Kirker-Head CA, Nevins M, Palmer R, Nevins ML, Schelling SH. Um novo modelo animal para o aumento do pavimento do seio maxilar: parâmetros de avaliação. Int J Oral Maxillofac Implants. 1997 maio-Jun;12(3):403-11.

205.Uludag H, D'Augusta D, Palmer R, Timony G, Wozney J. Characterization of rhBMP-2 pharmacokinetics implanted with biomaterial carriers in the rat ectopic model. J Biomed Mater Res. 1999 Aug;46(2):193-202.

206.Uludag H, Friess W, Williams D, Porter T, Timony G, D'Augusta D, Blake C, Palmer R, Biron B, Wozney J. rhBMP-collagen sponges as osteoinductive devices: effects of in vitro sponge characteristics and protein pI on in vivo rhBMP pharmacokinetics. Ann N Y Acad Sci. 1999 Jun 18;875:369-78.

207.Uludag H, D'Augusta D, Golden J, Li J, Timony G, Riedel R, Wozney JM. Implantação de proteínas morfogenéticas ósseas humanas recombinantes com transportadores de biomateriais: Uma correlação entre a farmacocinética da proteína e a osteoindução no modelo ectópico do rato. J Biomed Mater Res. 2000 May;50(2):227-38.

208.Riedel GE, Valentin-Opran A. Avaliação clínica da rhBMP-2/ACS no trauma ortopédico: um relatório de progresso. Orthopedics. 1999 Jul;22(7):663-5.

209.Yasko AW, Lane JM, Fellinger EJ, Rosen V, Wozney JM, Wang EA. A cicatrização de defeitos ósseos segmentares, induzida pela proteína morfogenética óssea humana recombinante (rhBMP-2). Um estudo radiográfico, histológico e biomecânico em ratos. J Bone Joint Surg Am. 1992 Jun;74(5):659-70. Erratum in: J Bone Joint Surg Am 1992 Aug;74(7):1111.

210.Boyne PJ, James RA. Enxerto do assoalho do seio maxilar com medula e osso autógenos. J Oral Surg. 1980 Aug;38(8):613-6.

211.Tatum H Jr. Reconstruções com implantes na maxila e no seio maxilar. Dent Clin North Am. 1986 Abr;30(2):207-29.

212.Smiler DG, Johnson PW, Lozada JL, Misch C, Rosenlicht JL, Tatum OH Jr, Wagner JR. Enxertos de elevação do seio maxilar e implantes endósseos. Tratamento da maxila posterior atrófica. Dent Clin North Am. 1992 Jan;36(1):151-86; discussão 187-8.

213.Kent JN, Block MS. Enxerto ósseo simultâneo do pavimento do seio maxilar e colocação de implantes revestidos a hidroxilapatite. J Oral Maxillofac Surg. 1989 Mar;47(3):238-42.

214.Damien CJ, Parsons JR. Bone graft and bone graft substitutes: a review of current technology and applications. J Appl Biomater. 1991 Fall;2(3):187-208.

215.Urist MR. Bone: formation by autoinduction (Osso: formação por autoindução). Science. 1965 Nov 12;150(3698):893-9.

216.Bentz H, Nathan RM, Rosen DM, Armstrong RM, Thompson AY, Segarini PR, Mathews MC, Dasch JR, Piez KA, Seyedin SM. Purificação e caraterização de um fator osteoindutor único do osso bovino. J Biol Chem. 1989 Dec 5;264(34):20805-10.

217.Ilizarov GA. O efeito da tensão-esforço na génese e crescimento dos tecidos: Parte II. A influência da taxa e frequência da distração. Clin Orthop Relat Res. 1989 Feb;(239):263-85.

218.Ilizarov GA. O efeito da tensão-esforço na génese e crescimento dos tecidos. Parte I. A influência da estabilidade da fixação e da preservação dos tecidos moles. Clin Orthop Relat Res. 1989 Jan;(238):249-81.

219.Nosaka Y, Tsunokuma M, Hayashi H, Kakudo K. Colocação de implantes em osteogénese de distração: um estudo piloto em cães. Int J Oral Maxillofac Implants. 2000

Mar-Abr;15(2):185-92.

220.Gaggl A, Schultes G, Regauer S, Karcher H. Processo de cicatrização após distração do rebordo alveolar em ovinos. Oral Surg Oral Med Oral Pathol Oral Radiol Endod. 2000 Oct;90(4):420-9.

221.Tavakoli K, Yu Y, Shahidi S, Bonar F, Walsh WR, Poole MD. Expressão de factores de crescimento na zona de distração mandibular: um estudo em ovinos. Br J Plast Surg. 1999 Sep;52(6):434-9.

222.Sato M, Yasui N, Nakase T, Kawahata H, Sugimoto M, Hirota S, Kitamura Y, Nomura S, Ochi T. Expression of bone matrix proteins mRNA during distraction osteogenesis. J Bone Miner Res. 1998 Aug;13(8):1221-31.

223.Jensen OT, Greer RO Jr, Johnson L, Kassebaum D. Aumento de enxerto ósseo guiado verticalmente num novo modelo mandibular canino. Int J Oral Maxillofac Implants. 1995 maio-Jun;10(3):335-44.

224.Jensen OT Kuhlke L, Reed C. Considerações protéticas e planeamento do tratamento por classificação para osteogénese de distração alveolar. In: Jensen OT (ed). Osteogénese de distração alveolar. Chicago: Quintessence, 2002:29-40.

225.Jensen OT, Cockrell R, Kuhike L, Reed C. Osteogénese de distração alveolar maxilar anterior: um estudo clínico prospetivo de 5 anos. Int J Oral Maxillofac Implants. 2002 Jan-Fev;17(1):52-68.

226.Jensen OT Ueda M, Laster Z, Mommaerts M, Rachmiel A. Distração alveolar osteogénese. Selected Readings Oral Maxillofac Surg 2002; 10(4): 1-48.

227.Swennen G, Dempf R, Schliephake H. Osteogénese de distração cranio-facial: uma revisão da literatura. Parte II: Estudos experimentais. Int J Oral Maxillofac Surg. 2002 Apr;31(2):123-35.

228.Takushima A, Kitano Y, Harii K. Osteogenic potential of cultured periosteal cells in a distracted bone gap in rabbits. J Surg Res. 1998 Jul 15;78(1):68-77.

229.Tsubota S, Tsuchiya H, Shinokawa Y, Tomita K, Minato H. Transplante de células semelhantes a osteoblastos para o calo distraído em coelhos. J Bone Joint Surg Br. 1999 Jan;81(1):125-9.

230.Richards M, Huibregtse BA, Caplan AI, Goulet JA, Goldstein SA. As injecções de células progenitoras derivadas da medula aumentam a formação de osso novo durante a distração. J Orthop Res. 1999 Nov;17(6):900-8.

231.Takamine Y, Tsuchiya H, Kitakoji T, Kurita K, Ono Y, Ohshima Y, Kitoh H, Ishiguro N, Iwata H. Distraction osteogenesis enhanced by osteoblastlike cells and collagen gel. Clin Orthop Relat Res. 2002 Jun;(399):240-6.

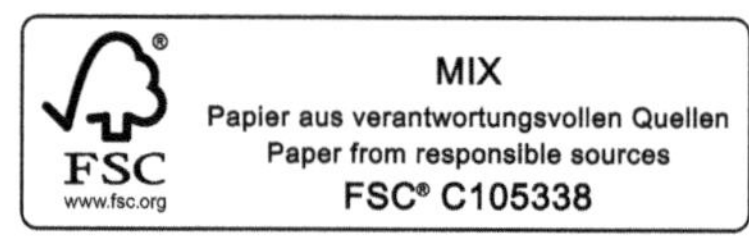

Printed by Books on Demand GmbH, Norderstedt / Germany